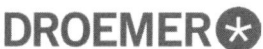

Dirk Bockmühl

KEIM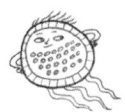
DAHEIM

Alles über Bakterien, Pilze und Viren
Professor Bockmühls Hygiene-Sprechstunde

Mit Illustrationen von
claire Lenkova

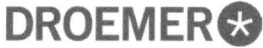

Alle Angaben in diesem Buch wurden sorgfältig geprüft.
Dennoch können Autor und Verlag keine Gewähr
für deren Richtigkeit übernehmen.

Ein ausführliches Literaturverzeichnis findet man
auf der Verlagshomepage unter:
www.droemer-knaur.de

Besuchen Sie uns im Internet:
www.droemer.de

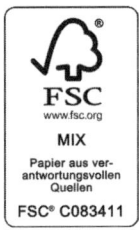

© 2018 Dirk Bockmühl
© 2018 Droemer Verlag
Ein Imprint der Verlagsgruppe
Droemer Knaur GmbH & Co. KG, München
Alle Rechte vorbehalten. Das Werk darf – auch teilweise –
nur mit Genehmigung des Verlags wiedergegeben werden.
Redaktion: Heike Gronemeier
Covergestaltung: Rothfos & Gabler, Hamburg
Coverabbildung: Shutterstock; iStock; Fabian Stürtz
Illustrationen: claire Lenkova
Layout und Satz: Sandra Hacke
Druck und Bindung: CPI books GmbH, Leck
ISBN 978-3-426-27759-1

2 4 5 3 1

INHALT

Vorwort 9

TEIL I: DIE UNSICHTBARE WELT UM UNS 13

1 Mikroben und Menschen – ein Dream-Team? 15
Unsere unsichtbaren Mitbewohner 15
Probiotika: Bakterien, die sich nützlich machen 18

2 Keim oder nicht Keim, das ist hier die Frage 23
Was sind eigentlich Mikroorganismen? 23
Bakterien und Pilze: Die bekanntesten Mikroben 26
Ohne Wirt geht nix: Viren und Parasiten 32
Alt, älter, Archaeen 35

3 Was ein Keim zum Leben braucht 37
Manche mögen's heiß 37
Was der Mikrobe Leib und Seele zusammenhält 41
Wasser ist Leben 44

4 Die Schurkenstreiche der Mikroben 47
Böse hoch drei: Infektionen,
Vergiftungen und Allergien durch Keime 47
Mikrobielle Bandenkriminalität 61
Wenn's uns stinkt 63

5 Freund oder Feind? 65
Auf in den Kampf: Was gegen Keime hilft 69
Hygiene 69 · Konservierung 71 · Desinfektion 74 ·
Sterilisation 77
Die wichtigsten antimikrobiellen Wirkstoffe 82

Alkohol 82 · Phenol 87 · Bleiche 88 · Quats 91 ·
Säuren und Laugen 93 · Silber, Kupfer & Co. 96 ·
Aldehyde 100 · ... und vieles mehr 101
Eine kleine Einkaufsliste gegen Keime 102

TEIL II: EINE MIKROBIOLOGISCHE HAUSFÜHRUNG 109

6 Keim daheim 111
Wie Reinigung funktioniert
und wie man damit Geld spart 114
Der Sinnersche Kreis 115
Mögen Sie Chemie? 117

7 In Bad und WC alles okay? 121
Warum das Klo besser ist als sein Ruf 122
Besondere Situationen
erfordern besondere Maßnahmen 124
Großes Kino – der Biofilm 130
Biofilme selber züchten (ohne Kleben, ohne Schrauben) 135
Kosmetika – Träume zum Auftragen 138
Unreine Haut 140 · Körpergeruch 141 · Kopfschuppen 150 · Karies und Zahnfleischentzündungen 153
Schimmelpilze oder der Fluch des Pharao 166

8 Die Küche – der gefährlichste Ort der Wohnung 171
Wunderwerk Kühlschrank 172
Ein Alien in der Küche 191
Von Horrorschwämmen und Killerlappen 194
Ein Loblied auf die Spülmaschine 200
Die Kaffeemaschine und ihre Tücken 212

Inhalt 7

9 Bettgeflüster – das Schlafzimmer	219
Ungebetene Gäste im Bett	220
Risiken und Nebenwirkungen lebender Kuscheltiere	224
10 Die Waschküche – nicht nur sauber, sondern rein?	231
Keime in der Waschmaschine	241
Wäschegeruch statt Wäscheduft	245

TEIL III: DER BLICK AUS DER HAUSTÜR 251

11 Ein Besuch im Krankenhaus	253
Die Erkenntnis des Herrn Semmelweis	254
Wie Resistenzen entstehen	258
Die »klassischen« Krankenhauskeime	262
Das richtige Mittel zur rechten Zeit	264
12 Das WG-Experiment, oder: Sind wir zu sauber?	267
Die Hygiene-Hypothese	270
Zauberformel »gezielte Hygiene«	274

DER KEIM-KNIGGE: SECHS GOLDENE REGELN IM UMGANG MIT MIKROORGANISMEN 279

Danksagung 287

VORWORT

Was war eigentlich Ihr seltsamstes Telefongespräch in letzter Zeit? Meins ereignete sich, als ich zwischen zwei Vorlesungen in meinem Büro saß, gerade in mein Käsebrot beißen wollte und das Telefon klingelte. Es war ein Kollege aus einer Firma, mit dem wir schon viele Kooperationen gemacht hatten. »Entschuldige, dass ich dich störe«, raunte er mir zu, nachdem ich abgenommen hatte. »Aber mein Geschirrspüler will mich umbringen!« »Ja, klar«, gab ich kauend mit einem Grinsen zurück. »Aber die Weltraumpolizei ist sicher bereits eingeschaltet, denn das klingt mir schon sehr nach schlechter Science-Fiction.« »Wenn du es nicht glaubst, ruf doch mal den Link auf, den ich dir gerade geschickt habe.« Das war schnell erledigt, und tatsächlich titelte das amerikanische Internetmagazin *Science Daily*: »My dishwasher is trying to kill me«. Da hatte nämlich eine slowenische Forschergruppe einige krankheitserregende Pilzarten in Spülmaschinen nachgewiesen, darunter auch eine Art mit dem düsteren Namen »schwarze Hefe«, die unter bestimmten Umständen schwere Infektionen hervorrufen könne.

Mein Kollege und ich telefonierten noch eine ganze Weile weiter und erörterten diese Studie und die Einschätzung des Wissenschaftsmagazins. Ich will Sie mit den Details nicht langweilen, aber lassen Sie mich das Fazit mal in eine Frage verpacken: Wenn in der Geschirrspülmaschine eine so tödliche Gefahr lauert, warum kennen Sie niemanden, der dadurch umgekommen ist? Ich jedenfalls würde lieber sterben, als unser Geschirr wieder von Hand zu spülen, so viel ist sicher. Klar ist auch: wenn man jemanden mit einem Geschirrspüler umbringen will, muss man sich ordentlich anstrengen, und die Keime im Gerät dürften dabei vermutlich keine Rolle spielen. Bevor Sie nun einen großen Bogen um diese vermeintlich mörderische Maschine in Ihrer Küche machen: Der Geschirrspüler ist eine fantastische Methode, um schmutziges Geschirr wieder sauber und keimfrei zu kriegen, zum Beispiel, wenn man mit rohem Hühnchen hantiert hat, was nun

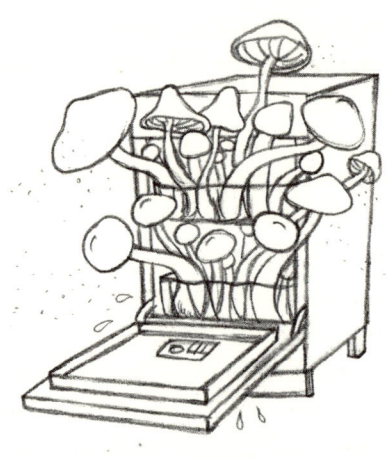

wirklich nicht risikofrei ist, weil sich in so einem toten Huhn Heerscharen von Bakterien tummeln, die nur darauf warten, Ihnen einen ordentlichen Brechdurchfall zu verpassen. Deshalb garen Sie Hühnchenfleisch ja auch gut durch und stecken das Schneidbrettchen von der Zubereitung eben (hoffentlich) in den Geschirrspüler. Wenn nun die ganze Welt aufhören würde, heikles Geschirr in die Spülmaschine zu packen, weil dort angeblich irgendein Pilz darauf lauert, über die Menschheit herzufallen, hätten wir ein echtes Problem!

Wir werden uns im Laufe unserer gemeinsamen Zeit hier im Buch ein wenig genauer anschauen, was an solchen Artikeln dran ist, wann Mikroorganismen wirklich gefährlich werden, aber auch wo sie sogar unentbehrlich für uns sind. Doch die unsichtbare Welt um uns herum in Gut und Böse zu unterteilen wäre zu einfach und bleibt weiterhin eher Sache der *Fiction* als der *Science*, obwohl sich unter den Mikroben fast so illustre Gestalten wie Luke Skywalker und Darth Vader tummeln. Gerade deswegen ist es wirklich gut, mehr über unsere mikrobiellen Begleiter zu wissen, um in den Situationen, in denen wir ihnen begegnen, richtig handeln zu können. Sie dürfen dann auch gerne ein bisschen mit der (Reinigerspray-) Pistole herumfuchteln, wenn Sie nicht ganz auf das »Star-Wars«-Gefühl verzichten wollen, aber manchmal müssen Sie bitte auch ganz lieb zu den kleinen Mikroorganismen sein, denn sie tun eine Menge für uns.

Was genau, das möchte ich Ihnen in diesem Buch näherbringen. Ich möchte Sie mitnehmen in die unsichtbare Welt der Mikroorganismen in uns und um uns. Eine Welt, die mich schon seit vielen Jahren fasziniert. So sehr, dass ich (fast) nichts lieber tue, als zu diesem Thema zu forschen und andere mit meiner Begeisterung anzustecken. Keine Angst, diese Ansteckung ist völlig gefahrlos. Vielleicht erzähle ich Ihnen erst mal ein bisschen was über diese wunderbar vielfältigen Wesen, bevor ich Sie dann gerne auch zu mir nach Hause einlade – zu einer mikrobiologischen Hausführung, bei der wir am Schluss noch einen kleinen Gang vor die Tür machen werden. Sie werden sehen, es gibt viel zu entdecken und auch eine Menge praktischer Tipps, die ich ganz am Ende zur Sicherheit noch einmal in einem Keim-Knigge zusammengefasst habe. Damit Sie sich in mikrobieller Gesellschaft zukünftig angemessen bewegen können.

So, meinetwegen kann es jetzt aber losgehen. Sind Sie bereit?

TEIL I

DIE UNSICHTBARE WELT UM UNS

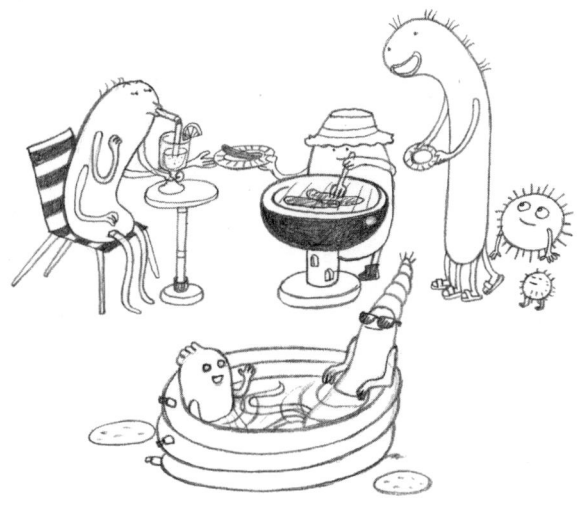

1
MIKROBEN UND MENSCHEN – EIN DREAM-TEAM?

Unsere unsichtbaren Mitbewohner

Wir sind nicht allein! Diesen Satz habe ich vor kurzem gelesen, als der ehemalige deutsche Astronaut Ulrich Walter mutmaßte, es müsse noch anderes Leben im Universum existieren und dies auch mathematisch begründete. Nun bin ich zwar als Mikrobiologe allgemein wissenschaftlich interessiert, mathematisch aber – nun ja, sagen wir – nicht allzu begabt, sodass ich den Ausführungen des Kosmosforschers nicht lange folgen konnte. Die Formeln, die die Existenz unserer Mitbewohner im All beweisen sollten, wurden mir dann doch zu lang. Eins aber ist auch für den durchschnittlich rechenkundigen Mikrobiologen unbestreitbar: Wir sind tatsächlich nicht allein, und zwar nirgendwo und zu keinem Zeitpunkt unseres Lebens. Um zu dieser Erkenntnis zu gelangen, muss man noch nicht mal ein Raumschiff betreten, um anschließend suchend in ferne Galaxien zu entschweben. Man kann getrost auf der Erde bleiben und abwarten. Denn unsere Begleiter werden uns ganz sicher finden. Ich meine jene Mikroorganismen, die wir zwar nicht sehen können, die aber enorm wichtig für uns sind und überall auf uns, in uns und um uns herum existieren. Bevor Sie sich nun vielleicht sogar ein klein wenig angewidert abwenden, lassen Sie mich eine Lanze für diese Lebewesen brechen, denn obwohl viele Menschen beim Wort »Mikroorganismen« direkt an Krankheitserreger, Pest und Verderben denken (oder wenigstens an eine gepflegte Magen-Darm-Grippe), spielen Mikroben vor allem eine Rolle, wenn es darum geht, uns zu nützen und zu schützen. Ich kann das sogar beweisen: Haben Sie schon mal ein Antibiotikum genommen? Dann sind Sie mit einiger Wahrscheinlichkeit in den zweifelhaften Genuss einer Nebenwirkung gekommen, die fast unumgänglich ist: Durchfall. Warum ist das so? Ganz einfach: Antibiotika sollen Bakterien bekämpfen, und zwar die, derentwegen Sie zum Arzt gegangen sind und denen Sie die Halsschmerzen, die Blasenentzündung oder was uns sonst gerne mal so heimsucht verdanken. Wenn Sie nun die Tablette mit dem Antibiotikum geschluckt haben, breitet sich der Wirkstoff in Ihrem Körper aus und findet hoffentlich auch irgendwann die Störenfriede, mit denen Sie sich infiziert haben. Nur: Bei Ihnen wohnen auch andere Bakterien, ohne die Sie ziemlich aufgeschmissen wären, weil sie bei der Verdauung helfen, indem sie bestimmte Nahrungsbestandteile zersetzen und erst in eine Form bringen, die für uns nutzbar ist. Zugegeben, der Darm ist nicht die beste Wohngegend, aber die kleinen Kerle fühlen sich dort wohl. Bis dann so ein Medikament des Weges kommt und ihnen hinterrücks den Garaus macht, weil das Antibiotikum nämlich nicht unterscheiden kann, ob es sich um »gute« Darmbakterien handelt oder um »böse« Erreger einer Mandelentzündung. Die Darmbakterien können also ihre Arbeit nicht mehr machen, und Ihr Mittagessen zieht halbverdaut seiner Wege.

Nicht nur im Darm, auch auf unserer Haut leben Bakterien und schützen uns, indem sie zum Beispiel helfen, den berühmten Säureschutzmantel der Haut aufzubauen. Das funktioniert, indem diese Mikroorganismen Bestandteile des Hautfettes, das wir alle abgeben und das unsere Haut geschmeidig und sanft halten soll, zu schwachen Säuren umbauen. Diese Säuren sorgen wiederum dafür, dass sich andere Keime, die etwa Hautkrankheiten auslösen, nicht mehr vermehren und somit keinen Unsinn anrichten können.

Dieses Prinzip funktioniert übrigens nicht nur auf der Haut: Sauerkraut zum Beispiel verdirbt nicht, weil der Weißkohl vorher mit Milchsäurebakterien versetzt worden ist und Fäulnisbakterien keine Säure mögen. Früher stampfte man bei der Herstellung von Sauerkraut ordentlich mit nackten Füßen im Fass mit dem gehobelten Weißkohl herum – und jetzt dürfen Sie mal raten, woher die Milchsäurebakterien kamen …

Sie sehen, wir sind besiedelt von hoffentlich überwiegend nützlichen Mikroorganismen und das nicht zu knapp. Wirklich nachgezählt hat natürlich niemand, aber man kann davon ausgehen, dass es ungefähr so viele Bakterienzellen sind wie Körperzellen, also circa 30 bis 40 Billionen. Wenn Sie nun das bereits oben erwähnte mathematische Problem plagt: eine Billion ist eine Eins mit 12 Nullen. Übrigens sind etwa 25 Billionen unserer Körperzellen rote Blutkörperchen; Fettzellen gibt es deutlich weniger – eine Information, die ich insbesondere nach Weihnachten nützlich finde, wenn sich zumindest meine Fettzellen offensichtlich überproportional vermehrt zu haben scheinen.

Aber Zahlen sind ja bekanntlich Schall und Rauch, und viel interessanter ist es doch, *was* wir da so mit uns herumschleppen. Auch darauf gibt es inzwischen zumindest den Versuch einer Antwort: Vor ein paar Jahren hat ein Konsortium amerikanischer Forscher das sogenannte humane Mikrobiom analysiert, also untersucht, welche Mikroben auf und in uns leben. Um es kurz zu machen: Jeder von uns beherbergt einen ziemlich eindrucksvollen Zoo an Bakterien und Pilzen, wobei die jeweilige Zusammensetzung unserer mikrobiellen Gemeinschaft einen genauso exakten (wenn nicht sogar exakteren) Rückschluss auf uns als Individuum zulässt wie unser Fingerabdruck. Wenn Sie jetzt an den letzten Fernsehkrimi denken, liegen Sie übrigens gar nicht falsch. Denn beim Betreten eines Raumes hinterlassen Sie eine so einzigartige Mischung von mikrobiellen Zellen, dass man anhand der Analyse der Zusammensetzung dieser Mikroorganismen darauf schließen kann, dass eben genau Sie in diesem Raum waren und niemand anders. Für Verbrecher ein beunruhigender Gedanke, denn auch die Spurensicherung weiß natürlich um diesen Zusammenhang, und wir können wohl davon ausgehen, dass der Sherlock Holmes des ausgehenden 21. Jahrhunderts sich nicht mehr mit richtigen Fingerabdrücken aufhält, sondern die Molekularbiologie nutzt, um Täter zu überführen.

Auch wenn die Forschung bei der Analyse des humanen Mikrobioms große Schritte vollzogen hat, sind wir heute dennoch weit davon entfernt, zu verstehen, wofür »unsere« Mikroorganismen wirklich im Einzelnen gut sind. Die bereits erwähnte Schutzfunktion unserer Hautflora oder die Hilfe bei der Verdauung durch die Darmbakterien ist zwar unumstritten, aber die Aufgabe der Mikroben in und auf uns ist sicher viel, viel umfangreicher. Ich würde nicht so weit gehen wie der Journalistikprofessor Michael Pollan aus Berkeley, der einmal geschrieben hat, einige seiner besten Freunde seien Bakterien, denn ich bin ziemlich altmodisch und unterhalte mich gerne von Angesicht zu Angesicht mit meinen Freunden, und das ist mit Bakterien nun einmal erwiesenermaßen schwierig. Aber die Richtung, in die Pollans Satz geht, die stimmt schon.

Lassen Sie uns doch in diesem Sinne direkt mal eine ganz spannende Gruppe von freundlichen Keimen anschauen.

Probiotika: Bakterien, die sich nützlich machen

Etwas Grundlegendes zu Beginn: Wir müssen uns nicht einbilden, über unsere Mikroflora herrschen zu können; vielmehr sollten wir uns mit dem Gedanken abfinden, dass sie uns beherrscht oder, wie Pollan es ausdrückt, dass wir unsere

Interessen mit denen unserer mikrobiellen Bewohner in Einklang bringen sollten. Ich mag in diesem Zusammenhang das Bild vom Gärtner, der ja den Pflanzen auch nicht befehlen kann zu wachsen, sondern durch Gießen und Düngen dafür sorgt, dass es seinen Schützlingen möglichst gut geht. Irgendwann, wenn genügend gepflegt, gedüngt und gejätet wurde, kann der Gärtner dann die Früchte seiner Arbeit ernten; sprich: sich an den Blüten erfreuen oder auch das selbst gezogene Obst und Gemüse genießen.

Aber helfen »unsere« Bakterien uns auch dabei, gesund zu werden oder zu bleiben? Das ist eine interessante Frage, auf die wiederum die Lebensmittelindustrie schon vor längerer Zeit eine Antwort gefunden hat: Probiotika! Sie kennen ja sicherlich diese Milchprodukte mit allerhand nützlichen Bakterienkulturen, die auf so klangvolle Namen wie *Lactobacillus acidophilus* oder *Lactobacillus casei* hören, und wissen wahrscheinlich auch, dass diese Milchsäurebakterien hauptsächlich dazu da sind, aus der flüssigen Milch den (einigermaßen) festen Joghurt zu machen. Doch was ist nun das Besondere an *probiotischen* Joghurts? Ich hatte ja schon erwähnt, dass unsere Darmflora ziemlich wichtig für uns ist und dass wir gerade erst zu verstehen beginnen, was diese kleinen Helferlein in unserem Darm wirklich alles für uns tun. Jeder kann sich wohl recht gut vorstellen, dass uns Bakterien beim Verdauen helfen, aber damit ist offenbar noch lange nicht Schluss. Ziemlich unumstritten ist, dass die Darmbakterien mithelfen, unser Immunsystem zu trainieren und ordentlich funktionieren zu lassen. Möglicherweise haben Sie schon davon gehört, dass Kinder, die gestillt worden sind, weniger Probleme mit Allergien haben. Dieses Phänomen lässt sich darauf zurückführen, dass die Aufnahme von Muttermilch bestimmte Bakterienarten im Darm besonders unterstützt, sodass diese wiederum ihre gesundheitsfördernde Wirkung entfalten können. Diese

Wohltäter heißen *Bifidobakterien* und sind, wie ihre oben genannten Verwandten, in einigen probiotischen Joghurts enthalten, lassen sich aber auch als Nahrungsergänzungsmittel in konzentrierter Form in der Apotheke kaufen. Die spannende Frage in diesem Zusammenhang lautet: Wirken diese Bakterien auch, wenn man sie mit der Nahrung aufnimmt und wenn man eigentlich längst aus dem Alter raus ist, in dem Muttermilch noch auf dem Speiseplan steht? Das zu beantworten ist in der Tat etwas kompliziert, denn es gibt zwar inzwischen unglaublich viele Studien zu dieser Thematik, aber ganz so einfach funktioniert die heile Darm-Welt nun einmal nicht … Das fängt schon damit an, dass die Bakterien, die Sie mit Ihrem Joghurt löffeln, erst einmal in den Darm kommen müssen. Der Weg dahin ist für so eine Bakterienzelle aber kein Spaziergang, er ähnelt eher dem Weg der Hobbits nach Mordor. Wenn Sie die Geschichte aus J. R. R. Tolkiens »Herr der Ringe« nicht kennen: auch da müssen kleine Wesen viele Gefahren meistern, um zu einem Ort zu gelangen, von dem man sich eigentlich lieber fernhält, weil es dort immer dunkel ist und stinkt. Auch wenn in unserem Verdauungstrakt keine Orks und Trolle lauern, gibt es für die lieben Milchsäurebakterien einen besonderen Ort des Schreckens: unseren Magen, der so viel aggressive Säure enthält, dass das den meisten Keimen den Garaus macht. Unseren kleinen Helden aber kommt hier eine Eigenschaft zugute, die Sie bei der Erwähnung der Lactobacilli weiter oben vielleicht schon erkannt haben – zumindest, wenn Sie sich wie ich durch ein paar Jahre Latein in der Schule quälen mussten. Die Kenntnis einer toten Sprache ist eben doch manchmal zu etwas nutze. Also: Der Zusatz *acidophilus* heißt so viel wie »säureliebend«, und das bedeutet, dass die mit dieser Vorliebe ausgestatteten Bakterienzellen eine ziemlich gute Chance haben, die Passage durch den Magen zu überleben.

Trotzdem: Ist die Zahl an Bakterien, die im Darm ankommt und dort Gutes tun soll, wirklich groß genug? Auf den ersten Blick schon, denn wir können davon ausgehen, dass Sie mit so einem Töpfchen Joghurt, sagen wir mal (damit es eine glatte Zahl ist) eine Milliarde Bakterien zu sich nehmen. Sie haben aber (wiederum grob geschätzt) eine *Billion* Darmbakterien! Das bedeutet, jede probiotische Joghurtbakterie muss sich gegen tausend bereits etablierte Bakterienzellen im Darm durchsetzen. Wie mühsam das ist, kann ich nur vermuten, aber wenn es bei uns in der Familie darum geht, was es zum Abendessen gibt, tue ich mich regelmäßig schwer, mich durchzusetzen, und da ist das Verhältnis gerade mal eins zu drei. Natürlich haben die Firmen, die diese Milchprodukte vertreiben, allerhand Studien in Auftrag gegeben, um die positiven Wirkungen der nützlichen Bakterienstämme zu belegen, und es gibt in einigen Fällen ganz gute Hinweise, dass das Konzept funktioniert. Aber seit einigen Jahren ist es in der Europäischen Union ziemlich schwierig geworden, eine gesundheitsfördernde Wirkung von Lebensmitteln zu bewerben; das geht überhaupt nur noch, wenn es wirklich fundierte wissenschaftliche Belege gibt. Deshalb hat die Probiotikindustrie uns Verbrauchern auch jahrelang erst mal ziemlich mühsam verklickern müssen, was diese Produkte überhaupt tun. Wobei sicher nicht jeder auf Anhieb von der Vorstellung begeistert war, Bakterien zu essen und sich auszumalen, was die dann so alles anstellen. Manches will man eben einfach nicht wissen!

Für alle unerschrockenen Leser kommt hier die Geschichte von der Entdeckung der Probiotika (die übrigens kein Märchen ist, auch wenn es so klingt): Es war einmal ein Arzt namens Alfred Nißle, der im Ersten Weltkrieg viele Soldaten behandeln musste. Neben den üblichen Kriegsverletzungen hatte es Dr. Nißle auch mit Männern zu tun, die an schweren, lebensbedrohlichen Durchfallerkrankungen litten. Erstaunlicherweise gab es aber auch Kameraden, die von dieser Problematik auf wundersame Weise verschont blieben. Nißle beschloss, der Sache auf den Grund zu gehen. Er untersuchte den Darminhalt eines Soldaten, der gesund geblieben war, obwohl er eigentlich hätte erkranken müssen, und isolierte einen bestimmten Bakterienstamm der bekannten Art *Escherichia coli*, den er für diesen Effekt verantwortlich machte. Tatsächlich ließen sich die durchfallgeplagten Soldaten kurieren, wenn er ihnen diese Bakterien in konzentrierter Form verabreichte. Das Bakterium *E.coli Stamm Nißle 1917* ist Grundlage eines Präparats, das Sie noch heute – neben vielen ähnlichen – rezeptfrei in der Apotheke kaufen können, um Ihrem Darm etwas Gutes zu tun.

Wenn es Sie beruhigt: Das sind natürlich nicht die gleichen (oder gar dieselben) Bakterien, die Ihren Joghurt machen, und die Geschichte der probiotischen Joghurtbakterien ist glücklicherweise auch weniger eklig: Bereits Anfang des 20. Jahrhunderts nämlich beschrieb der russische Immunologe Ilja Metschnikow den Zusammenhang zwischen dem durchweg hohen Lebensalter bestimmter bulgarischer Volksgruppen und dem Verzehr der landestypischen Milchprodukte und begründete damit schon vor Nißle das probiotische Prinzip. Von vielen Medizinern wurden sowohl die Milchprodukte aus dem Supermarkt als auch die probiotischen Nahrungsergänzungsmittel aus der Apotheke übrigens lange Zeit sehr kritisch beäugt, da deren Wirkung nicht einwandfrei belegt werden konnte. Mittlerweile wird jedoch das Potenzial dieser Methode allgemein akzeptiert, und wir dürfen jedenfalls annehmen, dass diese Produkte nicht schaden, also (um mal einen Werbespot einer bekannten Molkerei zu zitieren): Wenn's schön macht ...

2
KEIM ODER NICHT KEIM, DAS IST HIER DIE FRAGE

Jetzt habe ich die ganze Zeit von Mikroorganismen geredet, aber was haben wir uns unter Mikroorganismen eigentlich vorzustellen? Ein Kollege aus der Marketingabteilung der Firma, für die ich früher gearbeitet habe, sagte mal zu mir: »Ich rufe dich bei allem an, was kleiner ist als ein Hund.« Ich war damals als Mikrobiologe in einem Unternehmen, das Konsumgüter herstellt, ein wenig ein Exot unter vielen Betriebswirten und Chemikern. Eine meiner Aufgaben bestand darin, möglichst alle Fragen rund um die Mikrobiologie aus dem Stegreif beantworten zu können, bevorzugt, wenn mal wieder eine Grippewelle durch Deutschland brandete und die Frage aufkam, ob unsere Produkte auch gegen das Grippevirus wirkten, oder welche Keime denn für Pickel und Kopfschuppen verantwortlich zeichnen. In diesem Zusammenhang tauchte auch die nicht ganz einfach zu beantwortende Frage auf, mit welchen Organismen sich der Mikrobiologe eigentlich beschäftigt. Mein Kollege aus der Marketingabteilung hat es sich da recht einfach gemacht, und auch wenn seine Aussage nicht ganz ernst zu nehmen war – völlig falsch lag er damit eigentlich nicht.

Was sind eigentlich Mikroorganismen?

Als wissenschaftlicher Laie hat man vielleicht die Vorstellung, dass es Tiere und Pflanzen gibt und dann noch so ein paar exotische Geschöpfe wie Amöben und Quallen (gefühlt sind das auch Tiere), Pilze (eigentlich doch Pflanzen, oder nicht?) und eben Bakterien und Viren (die sind ziemlich klein). Mit einem ähnlichen Weltbild bin auch ich in mein Biologiestudium gestartet, musste aber meine Sicht auf die belebte Welt recht schnell überdenken. Noch bevor ich wusste, wo die besten Studentenkneipen waren, habe ich gelernt, dass es aus biologischer Sicht am sinnvollsten ist, Lebewesen in drei Gruppen einzuteilen, nämlich in Bakterien, Archaeen (sprich: Archä-en) und Eukaryota. Dabei fasst man in der Regel Bakterien und Archaeen noch als Gruppe zusammen, die sich »Prokaryota« nennt. Ich ahne, mit welchem Gesichtsausdruck Sie gerade diese Zeilen lesen, denn ganz ähnlich habe ich auch ausgesehen; aber keine Sorge, wir schauen uns das mal zusammen an:

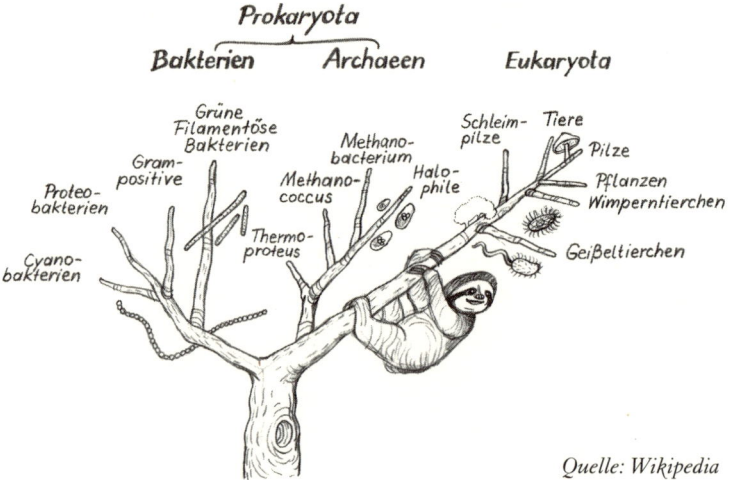

Quelle: Wikipedia

Was Sie hier vor sich sehen, ist der sogenannte phylogenetische Baum des Lebens, wobei »phylogenetisch« so viel heißt wie »stammesgeschichtlich«. Das Ganze ist also so etwas wie ein Familienstammbaum, nur dass hier nicht meine oder Ihre Verwandten und Vorfahren abgebildet sind, sondern die Verwandtschaft zwischen allen Lebewesen auf unserer Erde. Das Prinzip ist dabei gleich, das heißt, ein Schnittpunkt bedeutet einen gemeinsamen Vorfahren, und je kürzer die Strecke zwischen zwei Namen, desto enger sind die beiden verwandt.

Das ist wahrscheinlich immer noch ein bisschen abstrakt, wird aber klar, wenn wir uns das an unserer eigenen Familie verdeutlichen.

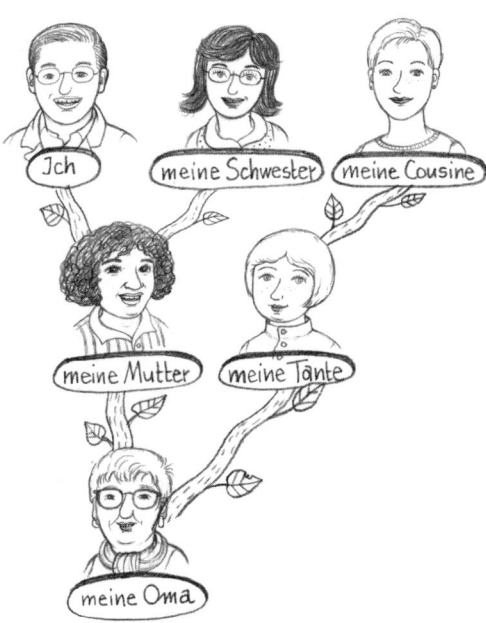

Der nächste gemeinsame Vorfahre zwischen mir und meiner Schwester ist meine Mutter. Der nächste gemeinsame Vorfahre meiner Tante und mir ist meine Oma. Da die Strecke zwischen mir und meiner Schwester kürzer ist als die zwischen meiner Tante und mir, sind meine Schwester und ich näher verwandt.

Das gleiche Spielchen kann man mit beliebigen Lebewesen machen, man muss dann nur die Entfernungen anpassen, damit es nicht so unübersichtlich wird. Also wird nicht jede einzelne Generation aufgelistet. Wenn Sie den oben abgebildeten phylogenetischen Stammbaum betrachten, werden Sie sehen, dass Tiere, Pilze und Pflanzen irgendwann in der Vergangenheit einen gemeinsamen Vorfahren hatten. Noch viel, viel früher hatten sogar »wir« (als Tiere, die wir sind) und die Bakterien einen gemeinsamen Vorfahren. Nur dass das eben nicht wie bei Ihnen und Ihrer Tante vielleicht sechzig Jahre her ist, sondern ein kleines bisschen länger. Der gemeinsame Vorfahre zwischen Tieren, Pflanzen und Pilzen zum Beispiel datiert so über den Daumen gepeilt 1 Milliarde Jahre zurück (nageln Sie mich da bitte nicht auf ein paar hunderttausend Jahre rauf oder runter fest).

Bakterien und Pilze: Die bekanntesten Mikroben

Warum erzähle ich Ihnen das eigentlich alles? Nun, wenn Sie auf den Stammbaum schauen, sehen Sie eine unglaublich breit verzweigte und verschiedenartige Gruppe von Lebewesen, die mit »Bakterien« überschrieben ist. Das ist schon mal bemerkenswert, denn wir neigen dazu, die Bakterien, die unseren Darm besiedeln und solche, die typischerweise auf unserer Haut leben oder die aus Milch Joghurt machen, recht pauschal zu betrachten, obwohl wir als Menschen deutlich näher mit einem Champignon verwandt sind als diese Bakterien untereinander. Für diesen zugegebenermaßen despektierlichen Vergleich allein hätte ich aber nicht so weit ausholen müssen, deshalb sollten wir uns noch eine andere Sache klarmachen: Jedes Lebewesen ist aus Zellen aufgebaut. Die Bakterien bestehen bekanntlich nur aus einer einzelnen, und wenn ich schon meiner Cousine nicht mehr besonders ähnlich sehe, können Sie sich vielleicht vorstellen, dass die Zellen, aus denen Sie und ich aufgebaut sind, nicht mehr viel mit einer Bakterienzelle gemein haben. Und das ist durchaus nicht unpraktisch, denn das macht es uns zum Beispiel relativ einfach, ein Antibiotikum zu finden, das die Zelle eines Tuberkulosebakteriums kaputtmacht, aber die Zellen des Lungengewebes direkt daneben eben nicht, weil die zelluläre Struktur, die durch das Antibiotikum angegriffen wird, in dieser Form gar nicht in unseren Zellen vorkommt. Antibiotika sind übrigens so eine Art chemischer Kampfstoff, der ursprünglich aus Pilzzellen gewonnen wurde, weil die sich gegen Bakterien verteidigen mussten. Ein Blick auf den phylogenetischen Stammbaum reicht, um zu erklären, warum das funktioniert: Pilzzellen sehen eher aus wie tierische Zellen und sollten daher ebenso »immun« gegen das Antibiotikum sein wie unsere Körperzellen.

Pilze und Bakterien sind also nicht verwandt, und obwohl wir gerne mal von »Bakterienflora« sprechen, haben all diese Mikroorganismen auch nichts mit Pflanzen zu tun. Und die Zellen von Bakterien und Pilzen sind ebenfalls grundverschieden. Das äußert sich auch darin, dass die oben erwähnten einzelnen Bakterienzellen für sich lebensfähig sind, was für Pilze nicht unbedingt gilt. Wenn Sie sich eine Hefe genauer ansehen (die, mit der wir Brot backen oder auch Bier brauen), so besteht dieser Pilz nur aus einer einzelnen Zelle. Bei dem Schimmelpilz, der auf Ihrem Camembert wächst, sieht das jedoch anders aus: Diese Zellen bilden lange Fäden (die

»Hyphen«), die sich wiederum zu einem dreidimensionalen Knäuel zusammenfinden können, das man »Mycel« (sprich: Müzehl) nennt. Erstaunlicherweise lassen sich nicht nur recht komplizierte Formen, wie der Hut eines Champignons, aus diesem ziemlich chaotischen Zusammenschluss formen, dieses Gebilde kann auch noch unwahrscheinlich groß werden. Das Ganze spielt sich allerdings meistens unter der Erde ab, wo so ein Pilzfadengeflecht sich im Boden ausbreitet. Und wie! Das größte Pilzmycel wurde in Oregon gefunden und hatte eine Ausdehnung von sage und schreibe 9 Quadratkilometern, was etwas mehr als 1200 Fußballfeldern entspricht. Oben auf der Erde ist davon nicht viel zu sehen, denn dort bekommen wir in der Regel nur die Fortpflanzungsorgane der Pilze zu Gesicht, eben die Hüte, die dann als Pilzgulasch im Topf landen.

Anders als Pilze können Bakterienzellen keine so komplizierten Strukturen bilden, denn die einzelnen Zellen bleiben nach der Teilung mehr oder weniger unabhängig. Zwar formen manche auch Ketten, die dadurch entstehen, dass die neu gebildeten Zellen gewissermaßen an der alten »klebenbleiben« und einige Ketten bakterieller Zellen sehen dadurch Pilzhyphen erstaunlich ähnlich, aber es sind eben nach wie vor unabhängige Zellen. Die eukaryotischen Pilze (siehe die Unterteilung in Pro- und Eukaryota auf dem Stammbaum des Lebens) haben also einen Schritt vollzogen, den die Bakterien nicht geschafft haben: den Schritt hin zum mehrzelligen Organismus. In Perfektion besteht so ein Mehrzeller aus Geweben und Organen, also aus hoch spezialisierten Zellverbünden; das finden wir aber erst bei Pflanzen und Tieren.

Falls ich Sie nun verwirrt haben sollte mit all den vielen Begriffen und Zellstrukturen – hier kommt eine kleine Zeichnung, die hoffentlich Klärung bringt:

Bakterienzellen (kugel- oder stäbchenförmig)
können Zellketten bauen

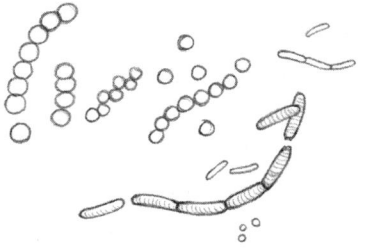

Hefen sind einzellige Pilze, die sich durch Knospung vermehren

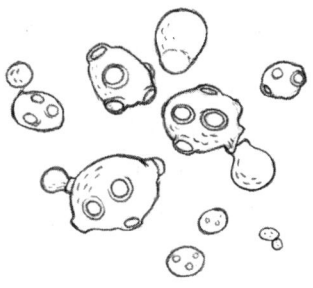

Das Pilzmycel ist ein dreidimensionales Geflecht aus Zellfäden (Hyphen)

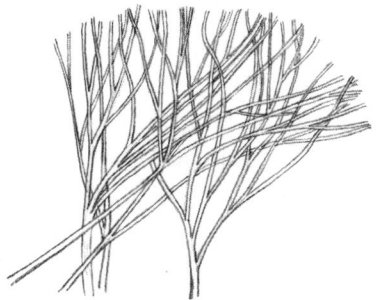

Wie Sie auf dem Bild links sehen, gibt es auch bei den Bakterien unterschiedliche Zellformen. Wobei die meisten Bakterien entweder eine Kugelform oder die Gestalt eines Stäbchens haben. Wissenschaftlich korrekt heißt eine kugelige Zelle *Coccus*, eine längliche *Bacillus*. Im Deutschen dürfen Sie übrigens auch von »Kokken« und »Bazillen« sprechen, wenn Ihnen diese Schreibweise besser gefällt. Warum ich Ihnen das nun wieder erzähle? Na ja, weil viele Bakterienarten so heißen, wie sie aussehen. Schauen wir uns doch ein paar Beispiele an. Hier kommen übrigens neben den Lateinern auch diejenigen von Ihnen richtig zum Zuge, die mal Altgriechisch gepaukt haben, denn viele Namen leiten sich aus dem Griechischen ab. *Staphylococcus* zum Beispiel, das ist ein kugelförmiges Bakterium, klar. Und da *staphylos* »Weinstock« oder »Weintraube« bedeutet, wäre auch klar, wie diese Kugelzellen zusammenhängen: in einer Traubenform nämlich. Noch ein Beispiel gefällig? Wie wäre es mit *Lactobacillus*? Das muss eine stäbchenförmige Zellform sein, wegen *Bacillus*; *Lacto-* kennen wir von »Lactose« (beziehungsweise heutzutage eher von »Lactoseintoleranz«), das ist der Milchzucker; *Lacto-* hat also etwas mit Milch zu tun (nach dem lateinischen Wort *lac* für Milch). Und was haben wir hier vor uns? Natürlich ein Milchsäurebakterium (hatten wir ja schon bei den Probiotika kennengelernt). Ein letztes? Gut, wollen Sie mal raten, wo *Pediococcus* wohnt? Keine Idee? Lateiner vor: *pes* ist lateinisch für »Fuß«. Wenn Sie sich jetzt mal neben der Zellform (Kugel selbstverständlich) auch den passenden Geruch vorstellen, wird Sie die Tatsache interessieren, dass *Pediococcus* auch bei der Herstellung verschiedener Käsesorten benutzt wird. Da erklärt sich doch so einiges!

Nun besteht der wissenschaftliche Name aller Organismen aber aus zwei Teilen, wie etwa bei *Staphylococcus aureus*. Hier bezeichnet der zweite Teil die Art und der erste Teil die (übergeordnete) Gattung. Das ist in etwa so wie bei den bayerischen Familiennamen, wo man gerne den Nachnamen vor dem Vornamen nennt. Der *Huber Schorsch* ist also ein Mitglied der Huberfamilie, genauer der Schorsch. *Staphylococcus aureus* ist demnach eine Art innerhalb der Staphylokokken, die eine goldene Färbung hat. Weil sich *aureus* vom lateinischen Wort *aurum* ableitet, und das heißt Gold. Gar nicht so kompliziert, oder?

Dass die Mikrobiologen immer mit diesen lateinischen Namen um sich werfen, ist übrigens nur zu einem ganz kleinen Teil Angeberei, sondern resultiert im Wesentlichen daraus, dass es nur für ganz wenige Mikroorganismen deutsche Namen gibt! Die Bierhefe etwa heißt korrekt *Saccharomyces cerevisiae* (wenn Sie in Spanien schon mal ein Bier bestellt haben, wissen Sie, warum); es wird aber auch Bier mit anderen Arten gebraut, zum Beispiel mit *Saccharomyces carlsbergensis*. Na, welches Bier könnte das sein? Das Tolle ist: Sollten Sie von der Craft-Bier-Welle erfasst worden sein und eine neue Hefe entdecken, dürfen Sie dieser einen Namen geben. Dabei ist es verpönt, Ihren eigenen zu benutzen. Wenn Sie also Meier heißen, sollten Sie die neu entdeckte Art nicht *Saccharomyces meieri* nennen. Üblicherweise würden Sie die neue Spezies vielleicht nach jemandem benennen, den Sie schätzen, oder aber auch nach der Stadt, in der Sie die Entdeckung gemacht haben; dabei könnten dann vielleicht bislang völlig vernachlässigte Namensgebungen von tiefer Poesie wie *Saccharomyces castroprauxeli* herauskommen.

Und wenn das Ding doch partout nach Ihnen heißen soll? Nun, auch da gibt es eine Möglichkeit, die allerdings mit ein paar Nachteilen verbunden ist. Früher war es nämlich durchaus üblich, einen Krankheitserreger zu entdecken, sich in einem heroischen Selbstversuch mit diesem selber zu infizieren und dann an der dadurch ausgelösten Erkrankung zünftigerweise auch zu versterben, auf dass die staunende Nachwelt den Erreger nach dem furchtlosen Forscher benenne. Ich persönlich würde die zuerst erwähnte Methode der Namensgebung vorziehen, aber da hat jeder so seine Vorlieben…

Ohne Wirt geht nix: Viren und Parasiten

Neben Pilzen und Bakterien gibt es noch eine weitere Gruppe von Mikroorganismen, die erstaunlicherweise gar nicht in unserem Stammbaum auftaucht – und das aus gutem Grund: Viren sind keine richtigen Lebewesen, sondern nur so etwas wie biologische Maschinen, die sich zwar mithilfe von Wirtszellen vermehren können, aber denen fast alles fehlt, was wir von lebendigen Wesen erwarten. Zu definieren, was »Leben« bedeutet, würde an dieser Stelle zu weit führen, doch vieles, das zum Leben dazugehört, wie ein zellulärer Aufbau, die eigenständige Fortpflanzung, die Umwandlung von Energie und die Kommunikation mit der Umwelt finden wir bei Viren nicht.

Für unsere Zwecke reicht es erst einmal, dass wir uns Folgendes merken: Viren können sich nur mithilfe anderer Zellen vermehren. Das bedeutet: Ein Viruspartikel auf einer Oberfläche bleibt allein, während eine Bakterienzelle sich teilen kann, sodass aus einer Zelle zwei werden, aus zweien vier, dann acht, 16, 32, 64, 128 und so weiter ... Das hat eine ganze Menge Auswirkungen, etwa auf die Frage, ob es gefährlich ist, mit dieser Oberfläche in Kontakt zu kommen. Den Schluss daraus zu ziehen, eine mit Viren kontaminierte Oberfläche sei ungefährlich, wäre aber falsch und möglicherweise fatal, denn manchmal reichen ein paar Viruspartikel, die wir aufnehmen, damit sich diese in unserem Körper (also mithilfe unserer Zellen) vermehren und womöglich ordentlich Schaden anrichten. Viele Viren sind auch deutlich unempfindlicher gegenüber äußeren Einwirkungen oder Desinfektionsmitteln und sind dadurch nicht so einfach unschädlich zu machen. Insgesamt sind Viren also Mikroorganismen, die man auf dem Schirm haben sollte, mögen sie auch noch so »unlebendig« sein.

Haben wir jetzt alles? Bakterien, Pilze und Viren; das wären die wichtigsten. Aber wie war das noch mit der Definition

»alles, was kleiner ist als ein Hund«? Ein bisschen größer als bislang darf es also schon noch werden, womit wir bei einer weiteren und diesmal sehr uneinheitlichen Gruppe von Geschöpfen wären, mit denen sich die Mikrobiologie befasst: den Parasiten. Die finden wir auf verschiedenen Ästen unseres Stammbaums, aber allesamt auf der Seite der Eukaryota. Es gibt einzellige und mehrzellige Organismen, die wir zu den Parasiten zählen; zum Beispiel Geißeltierchen und Amöben (einzellig) oder auch Band- und Fadenwürmer (mehrzellig). Warum werden diese so unterschiedlichen Wesen unter einem Begriff zusammengefasst? Ganz einfach, weil sie eine Eigenschaft vereint, allerdings eine ziemlich unsympathische: Alle Parasiten leben auf Kosten anderer Organismen. Das, so könnten Sie einwerfen, trifft auch auf verbeamtete Professoren zu, womit Sie nicht ganz falschliegen. Bei den Parasiten ist das Verhältnis zu ihrem Ernährer aber inniger als jenes zwischen Beamten und Steuerzahlern, weil sie direkt *auf* oder *in* ihrem Wirtsorganismus leben.

Nehmen wir den gemeinen Bandwurm: Der nistet sich im Darm von Tieren und Menschen ein und frisst dort alles, was vorbeikommt. Nicht ganz appetitlich, aber sehr effektiv. Dieses »Mitessertum« funktioniert so gut, dass Bandwurmpatienten radikal an Gewicht verlieren, wenn man dem Treiben keinen Einhalt gebietet. Ein findiger Mensch hat deswegen sogar einmal Bandwurmeier als Schlankheitsmittel verkauft, und die Kunden nahmen in der Tat ab – manche leider so stark, dass sie die Prozedur nicht überlebt haben, denn solche Bandwürmer können mehrere Meter lang werden, und da bleibt für die Darmbesitzer nicht mehr viel übrig vom Abendessen ... In der Regel hat so ein Parasit aber wenig Interesse daran, seinen Gastgeber umzubringen, denn dadurch würde er ja die eigene Nahrungsquelle trockenlegen. Manchmal aber, besonders, wenn dieser Fiesling seine Nachkommen reichlich in die Welt gesetzt hat, hat der Wirtsorganismus einfach seine Schuldigkeit getan und kann gehen. Wenn Sie jetzt einen richtig schlechten Eindruck von Parasiten bekommen haben, war das durchaus in meinem Sinne. Zur Ehrenrettung dieser Gesellen muss ich sagen, dass es auch vermeintlich harmlosere Varianten gibt, solche zum Beispiel, die »nur« unser Blut saugen, wie Mücken, Zecken und Flöhe. Zugegeben, nicht viel sympathischer, aber nicht ganz so gefährlich, wenn – ja, wenn nicht durch die Stiche dieser Blutsauger wiederum krankheitserregende Bakterien und Viren von einem zum anderen übertragen werden könnten. Eines der dramatischsten Beispiele hierfür ist die Pest, die zwar von Bakterien verursacht wird, sich aber dadurch enorm ausbreiten konnte, dass diese Pestbakterien über Flöhe und Ratten weitergereicht werden: Floh sticht Pestkranken, hüpft auf die Ratte und injiziert dieser die Bakterien ins Blut. Die Ratte (die gemeinerweise selbst nicht krank wird) fährt auf irgendeinem Schiff oder Karren in den nächsten Ort, wo schon wieder viele Flöhe darauf warten, über ihren Stich die Pesterreger aus der Ratte in das nächste menschliche Opfer zu transferieren. Auf diese Weise hat sich diese Seuche mehrmals in den vergangenen Jahrhunderten entlang der Handelsrouten über die halbe Welt verbreitet und so in ein paar Jahren ganze Landstriche entvölkert. Heutzutage hat die Pest viel von ihrem Schrecken verloren, weil viele Menschen glücklicherweise unter Bedingungen leben, wo der Kontakt zu Ratte und Floh nicht mehr so innig ist wie im Europa des Mittelalters. Anders als damals wissen wir heute auch, dass Bakterien die eigentlichen Verursacher der Pest sind, und gegen die können wir uns wehren, da Antibiotika bei den meisten bakteriellen Infektionen wirken. So auch im Falle der Pest.

Alt, älter, Archaeen

Da Sie ein aufmerksamer Leser sind, werden Sie vielleicht bemerkt haben, dass ich zu Anfang des Kapitels eine Gruppe von Mikroorganismen erwähnt habe, über die ich noch nichts gesagt habe. Ich meine die Archaeen. Wenn Sie noch einmal auf den Stammbaum schauen, sehen Sie, dass es sich dabei um einen recht großen Teil in der Baumkrone handelt, und zwar auf der Seite der Prokaryota. Diese Organismen, die man deswegen auch früher als »Archaebakterien« bezeichnet hat, sind möglicherweise den wenigsten bekannt, obwohl ihr Einfluss auf uns enorm ist. Archaeen heißen so, weil sie als besonders urtypisch – archaisch – gelten und wohl schon auf der Erde existierten, als diese noch nicht so heimelig war wie heute. Und so finden wir unter ihnen absolute Spezialisten, wenn es um das Besiedeln von Lebensräumen geht, in denen niemand sonst wohnen möchte: giftige, schwefelhaltige Vulkane auf dem Meeresgrund etwa, Salzseen, Eiswüsten oder siedend heiße Quellen. Orte also, bei denen man gewettet hätte, dass dort kein Wesen existieren kann, und dennoch gibt es dort Leben, eben die Archaeen. Doch damit nicht genug: Tiere, die in der Lage sind, Zellulose als Nahrung zu nutzen (also zum Beispiel die Kuh, die mit Heu gefüttert wird, oder die Termiten, die ein hölzernes Bauwerk zum Einsturz bringen) können die Zellulose nur deshalb verdauen, weil sie in ihrem Verdauungstrakt Archaeen quasi als Haustiere halten. Das sind nämlich so ziemlich die Einzigen, die Zellulose biochemisch spalten können und damit in eine Form bringen, mit der auch die Kuh etwas anfangen kann. Dieser

Prozess ist kompliziert, weshalb das Verdauen bei den Wiederkäuern auch so umständlich abläuft, und bildet leider auch ein Nebenprodukt, das uns heutzutage viele Probleme macht. Die Rede ist von Methan, das irgendwann hinten oder vorne aus der Kuh herauswill (Heißt das eigentlich bei der Kuh auch »Bäuerchen«? Würde eigentlich passen …) und so in die Atmosphäre gelangt, wo es dummerweise den Treibhauseffekt fördert. Über die Hälfte der Methanemissionen in Deutschland gehen laut Umweltbundesamt auf das Konto der Landwirtschaft – zu wesentlichen Teilen eben aufgrund dieser Prozesse. Wieder einmal zeigt sich demnach: alles hat zwei Seiten, auch die Kuh – verzeihen Sie den Kalauer.

Jetzt sind wir aber wirklich durch mit dem, was die Mikrobiologen beschäftigt, und ich hoffe, ich konnte Sie ein wenig mit meiner Begeisterung für die Mikrobiologie »infizieren« und diese unsichtbaren Organismen wurden zumindest vor Ihrem geistigen Auge mit Leben erfüllt. Ich sollte vielleicht noch etwas zu den Begriffen sagen, die ich benutze: Dass es Unterschiede zwischen Viren, Pilzen und Bakterien gibt, haben wir ja erläutert. Wenn ich »Mikroorganismen« im Allgemeinen anspreche, nutze ich im Verlauf des Buches gerne ein paar Synonyme, hauptsächlich »Mikroben« und »Keime«. Ich tue das vornehmlich aus sprachlichen Gründen, wobei mir die ganz Genauen unter Ihnen natürlich zumindest bei der Verwendung des Wortes »Keim« Ungenauigkeit vorwerfen könnten – weil mit Keimen klassischerweise vor allem Krankheitserreger gemeint sind. Ich werde dennoch in diesem Buch die drei Begriffe Mikroorganismus, Keim und Mikrobe sinngleich verwenden, etwas Abwechslung kann schließlich nicht schaden. Aber ich rede und rede: Wir wollten doch längst einen Blick in unseren Alltag mit Bakterien, Viren und Co. werfen, und genau das werden wir jetzt auch tun.

3
WAS EIN KEIM ZUM LEBEN BRAUCHT

Manche mögen's heiß

Wann fühlen Sie sich so richtig wohl? Wie wäre es damit: Sie sitzen im Sommerurlaub bei angenehmen 28 °C mit einem schönen Eiskaffee am Hotelpool und tauschen mit Freunden den letzten Klatsch und Tratsch aus der Nachbarschaft aus oder plaudern mit Ihrer Familie. Geht schon in Ordnung, oder? Die Herren unter Ihnen dürfen natürlich »Eiskaffee« und »Hotelpool« durch »Bier« und »Grill« ersetzen, aber das Prinzip dürfte klargeworden sein. Zum Wohlfühlen gehören angenehme Temperaturen, etwas fürs leibliche Wohl und ein bisschen Gesellschaft. Wenn ich Ihnen nun erzähle, dass Bakterien eine ganz ähnliche Vorstellung von einem netten Nachmittag haben, halten Sie mich wahrscheinlich für verrückt, denn schließlich kann man Bakterien ohne Zweifel am Hotelpool antreffen, aber einen Eiskaffee schlürfend? Wohl kaum. Wenn wir das Bild aber ein wenig abstrakter malen und wir davon ausgehen, dass es sich hier um Temperatur, Nahrung und Kontakt zu anderen dreht, wird das Ganze offensichtlicher.

Sehen wir uns die Details dieses Bildes etwas genauer an: Die richtige Temperatur mag für uns zum Wohlfühlen dazugehören, für Mikroorganismen ist sie eine Frage des Überlebens. Möglicherweise wissen Sie, dass biologische Reaktionen umso schneller ablaufen, je höher die Temperatur ist; falls nicht, ist dieses Prinzip immerhin recht einleuchtend, weil uns unser gesunder Menschenverstand sagt, dass Wärme Prozesse beschleunigt. (Denken Sie nur daran, was mit Ihrem Eiskaffee in der prallen Sonne passiert, wenn Sie sich zu lange im Pool tummeln.) Die prozessbeschleunigende Wirkung von Wärme ist der Grund, warum wir Bakterien häufig in Brutschränke sperren, wenn wir wollen, dass sie sich vermehren – was hier schlicht bedeutet, dass sich die Zellen teilen sollen. Das funktioniert in der Regel recht problemlos, aber irgendwann schaden höhere Temperaturen eher, als dass sie nutzen, und auch das wissen wir, denn schließlich kann man Wasser durch Abkochen von Krankheitserregern befreien. Wenn 100 °C also offenbar zu viel ist, bleibt die Frage, was denn nun die Wohlfühltemperatur für Keime ist? Das lässt sich nicht pauschal beantworten, denn genau so, wie es unter uns Sonnenanbeter gibt und solche, die im Urlaub in Nordschweden aufblühen, haben Pilze und Bakterien unterschiedliche Vorlieben. Generell gilt für die allermeisten Organismen, dass bei 0 °C Schluss ist. Andererseits haben Temperaturen über 40 °C für den überwiegenden Teil der Mikroorganismen keinen Kuschelfaktor mehr, sondern führen zur Einstellung der Vermehrung. Warum das so ist? Nun, der Gefrierpunkt ist eine wichtige Grenze nach unten, weil Zellen mit einer wässrigen Lösung (dem Zellplasma) gefüllt sind, in der alle biologischen Abläufe vonstattengehen. Wenn das Wasser nun bei mehr oder weniger 0 °C gefriert, passiert da nix mehr, im Gegenteil: Es bilden sich spitze Eiskristalle, die so eine Bakterienzelle buchstäblich durchbohren und dadurch zerstören. Wir haben dieses Problem nicht, weil wir unsere Körpertemperatur mit großem Aufwand bei circa 37 °C halten. Andere Lebewesen, die großer Kälte ausgesetzt sind, zum Beispiel immergrüne Pflanzen unserer Breiten, haben regelrechte Frostschutzmittel im Plasma, sodass der Zellinhalt nicht gefriert. Ähnliche Schutzmechanismen finden wir auch bei einigen Mikroorganismen, die man daher einfrieren und auftauen kann und die anschließend wieder fröhlich beginnen, sich zu vermehren, sobald die Temperatur wieder steigt. Im Klartext heißt das: wenn Sie das Nackensteak in den Kühlschrank legen, sorgen die 4 °C im Inneren dafür, dass die möglichen Keime auf dem Fleisch sich so langsam teilen, dass das Steak hoffentlich erst mal nicht verdirbt. Das funktioniert vielleicht für ein paar Tage, doch wenn der Vermehrungsprozess der Bakterien auf dem Fleisch nachhaltig gestoppt werden soll, frieren Sie es besser ein. Aber Vorsicht, wie gesagt sterben nicht alle Keime durch das Einfrieren zuverlässig ab, sondern können sich nach dem Auftauen möglicherweise wieder vermehren. Deshalb sollten Sie ein aufgetautes Stück Fleisch auch zügig in die Pfanne hauen oder sonst irgendwie weiterverarbeiten.

Dass der Trick mit dem Kühlschrank leider nicht bei allen Mikroorganismen klappt, haben wir alle schon mal erlebt. Etwa, wenn wir ein Stück Käse im hintersten Eck vergessen haben und erst Wochen später verschimmelt wiederfinden. Schimmelpilze können dummerweise auch bei sehr niedrigen Temperaturen wachsen, was dazu führt, dass wir nicht nur im Kühlschrank, sondern auch im kalten Keller manchmal ein Problem mit ihnen bekommen.

Dann gibt es aber auch wieder Mikroorganismen, die es lieber warm haben, so wie unsere Freunde aus der Darmflora, die wir ja schon ein bisschen kennengelernt haben. 37 °C sollten es für diese Bakterien optimalerweise sein, was nicht heißt, dass deren Vermehrung nicht auch bei 30 °C oder 39 °C abläuft. Und es gibt Bakterien, die es sogar noch heißer mögen. Als aufmerksamer Leser werden Sie sich gleich an die heißen Quellen und die Archaeen erinnern, die ich im letzten Kapitel erwähnt habe. Aber die meine ich gar nicht, denn wir wollen uns ja hauptsächlich mikrobiologischen Alltagsphänomenen widmen. Ich jedenfalls habe schon seit Ewigkeiten nicht mehr in einer 300 °C heißen unterseeischen Quelle gebadet ... Also zurück ins traute Heim, wo eine interessante Bakteriengattung wohnt, die in letzter Zeit für viel Wirbel gesorgt hat. Die Rede ist von Legionellen, die sich besonders in Warmwasserleitungen und Heizungsanlagen wohlfühlen, und das erstaunlicherweise auch noch bei über 50 °C! Die Bezeichnung Legionellen haben diese Bakterien daher, dass die von ihnen hervorgerufene Erkrankung, eine Art Lungenentzündung, zuerst bei einer Gruppe von Kriegsveteranen beschrieben wurde. Die hatten sich 1976 bei einem Treffen ihrer Vereinigung »American Legion« über das Einatmen von Aerosolen – das sind kleinste Tröpfchen in der Luft – aus der Dusche infiziert. In der Tat trifft diese Erkrankung vor allem männliche Raucher und Alkoholiker über sechzig, insofern waren diese Veteranen natürlich die ideale Zielgruppe ...

Anders als beim »Pontiac-Fieber« (einer milden Form der Legionelleninfektion), das manche Experten für die Ursache der Sommergrippe halten, gibt es bei der Lungenentzündung durch Legionellen eine recht hohe Todesrate, was mittlerweile dazu geführt hat, dass man in Deutschland Warmwasseranlagen und andere Bereiche, in denen sich diese Bakterien tummeln könnten, strikt überwacht. Das Problem ist in den letzten Jahren unter anderem deshalb größer geworden, weil die Haustechnik für Heizung und Warmwasser nicht mehr bei so hohen Temperaturen wie früher arbeitet. Dadurch steigt das Risiko, dass Legionellen sich etwa im Warmwasserreservoir vermehren; beim Duschen besteht dann die große Gefahr, dass man die gefährlichen, keimhaltigen Tröpfchen einatmet. Neue Heizungsanlagen wärmen deshalb das Wasser regelmäßig auf über 65 °C auf, um den dort lauernden Legionellen den Garaus zu machen. Wenn Sie keine so moderne Anlage haben, sollten Sie erwägen, alle paar Monate selbst an der Temperaturschraube zu drehen, um das Legionellenproblem zu umgehen.

Dass bei Temperaturen weit über 60 °C auch Legionellen den Löffel abgeben, hat damit zu tun, dass im Prinzip alle Abläufe in Zellen (egal ob bakteriellen oder menschlichen) über Enzyme gesteuert und abgewickelt werden. Diese Enzyme bestehen aus Proteinen, die in der Regel keine hohen Temperaturen vertragen, weil dadurch ihre typische und für die Funktion unverzichtbare Struktur kaputtgemacht wird – wie beim Hühnereiweiß in der heißen Pfanne, das hauptsächlich aus Proteinen besteht und der Substanzklasse ihren deutschen Namen gegeben hat: Protein = (Überraschung!) Eiweiß.

Die Zellproteine werden also durch Hitze zerstört (wenn Sie Eindruck schinden wollen, sagen Sie: denaturiert) und damit funktioniert nichts mehr in der Zelle, Ende Gelände. Da dieses Problem prinzipiell alle Zellen haben, geben wir uns ziemlich viel Mühe, um unsere Körpertemperatur nicht zu hoch werden zu lassen, indem wir etwa anfangen, zu schwitzen, wenn es zu warm wird. Das können Bakterien natürlich nicht. Eigentlich schade, wenn man es recht bedenkt, denn die 40 Billionen Bakterienzellen in unserem Körper wären eine ganz ansehnliche neue Zielgruppe für die Deodorranthersteller. Und obwohl sie ein paar andere Mechanismen gegen Hitze entwickelt haben, ist Hitze somit ein prima Keimkiller.

Was der Mikrobe Leib und Seele zusammenhält

Halten wir also fest: Bakterien und Pilze können, je nach Art, in einem breiten Temperaturbereich überleben und sich vermehren. Wenn man sie daran hindern will, muss man sie entweder kalt erwischen (Tiefkühltruhe) oder ihnen ordentlich Dampf machen.

Die richtige Temperatur ist aber nicht das Einzige, das Mikroorganismen zum Leben brauchen. Sie genießen am Pool schließlich auch noch gerne Ihren Eiskaffee, und wenngleich die meisten von uns auf die dabei zugeführten Kalorien sicher nicht angewiesen sind: ohne etwas Leckeres kommt keine Wohlfühlatmosphäre auf. Einem Keim geht es da nicht anders, er braucht Nährstoffe, aber was genau schmeckt Bakterien eigentlich? Die Antwort ist einfach und kompliziert zugleich, denn es gibt im Grunde keine Nahrungsquelle, die nicht irgendeine Art von Mikroorganismen für sich entdeckt hat. Ich meine mit verschiedenen Nahrungsquellen jetzt übrigens nicht die Unterteilung in Fleisch und Grünzeug, die Sie vielleicht im Sinn haben. Ehrlich gesagt, habe ich mir noch keine Gedanken darüber gemacht, ob es vielleicht sogar Mikroben gibt, die man als »vegan« bezeichnen könnte, denn diese Feinheiten sind den meisten Bakterien und Pilzen ziemlich wurscht. Die Mikrobiologen unterteilen ihre Schützlinge viel grober, nämlich in solche, die *organische* Materie zu Energie machen (so wie wir das übrigens auch tun, egal ob das Schnitzel nun vom Schwein oder von der Sojabohne stammt) und solche, die *anorganische* Substanzen als Futter bevorzugen.

Bei organischen Stoffen kennen wir uns ja eigentlich aus: da gibt es Kohlenhydrate (also Zucker und Stärke zum Beispiel, aber eben auch Zellulose, wenn man Mikrobe ist), Proteine und Fette. Sämtliche dieser Nährstoffe werden von den verschiedensten Mikroorganismen genutzt, und weil in allen viel Energie steckt, ist das auch gut nachvollziehbar. Aber wie ist das mit anorganischen Substanzen? Ich weiß nicht, wann bei Ihnen das letzte Mal »Eisengeschnetzeltes mit Schwefelpüree« auf der Speisekarte stand; ich für meinen Teil habe mir nie etwas daraus gemacht. Aber ernsthaft: Es gibt Bakterien, die so was mögen. Immer, wenn ich an der Stelle in meiner Vorlesung erkläre, wie genau die Verwertung dieser Substanzen funktioniert, checken gefühlte 90 Prozent meiner Studenten ihr Facebook-Konto, daher erspare ich uns hier mal die Einzelheiten. Nur so viel: Als Eisenfresser fristet man ein ziemlich mühsames Dasein, und wenn es sich so ein Keim aussuchen kann, nimmt er auch lieber die Leberwurst. Aber es lohnt, sich zu merken, dass es nichts gibt, was Bakterien nicht verwerten können. Das ist mitunter sehr praktisch, denn man kann beispielsweise Ölteppichen auf der Nordsee mithilfe von speziellen Bakterienstämmen ebenso zu Leibe rücken wie Giftstoffen auf alten Chemiefabrikgeländen. Manche Bakterien können auch wie Pflanzen ihre Energie aus dem Sonnenlicht gewinnen. Die Pilze hingegen sind einfacher gestrickt und fressen eigentlich alles, was bei uns auf den Teller kommt. Ein weiterer Hinweis auf unsere verhältnismäßig nahe Verwandtschaft zum Champignon.

Um Schweinshaxe mit Kartoffelknödeln zu *Energie* zu machen (gehen wir mal von diesem günstigen Fall aus und nicht vom Regelfall, bei dem die Schweinshaxe direkt in die Fettzellen rund um den Bauchnabel wandert), brauchen wir aber noch etwas: Sauerstoff. Der ist – einfach gesagt – dafür da, die Kraftpakete, die in Kohlenhydraten, Proteinen oder Fetten stecken, aufzunehmen, sobald die ganze in ihnen enthaltene Energie auf dem Weg durch unsere Zellen abgeschöpft und anderweitig gespeichert worden ist. Dabei reagieren die Wasserstoffatome aus den organischen Substanzen mit dem Sauerstoff zu Wasser, und von den ehemals kalorienreichen Bausteinen unseres Mittagessens bleibt nur Kohlendioxid (CO_2) übrig. Das nennt man *Atmung*, und das ist biologisch gesehen eine unheimlich effiziente Art der Energiegewinnung. Kein Wunder, dass auch viele Mikroorganismen diese Form nutzen, gäbe es da nicht einen kleinen Haken: Sauerstoff ist ein ziemlich aggressives Molekül und kann in einer Zelle enormen Schaden anrichten (Stichwort: Radikale). Unsere Körperzellen besitzen aus diesem Grund einige Schutzmechanismen, die der Zerstörungswut des Sauerstoffs Einhalt gebieten sollen. Zahlreiche

Mikroben haben diese Schutzkunststückchen aber nicht im Repertoire und müssen daher nicht nur auf das Atmen verzichten, sondern sich komplett in Ecken verkriechen, in denen kein Sauerstoff zu finden ist. Diese Lebensweise nennt man »anaerob« und deren Anhänger Anaerobier. Diese Anaerobier sind zumeist recht unsympathische Gesellen, vor allem, weil die Stoffwechselprodukte aus der sauerstofflosen Verwertung in der Regel zum Himmel stinken.

Damit hätten wir schon fast alles, was das Keimleben maßgeblich beeinflusst: Temperatur, Nährstoffe und die An- oder Abwesenheit von Sauerstoff. Interessant ist, dass es dabei die wildesten Vorlieben und Kombinationen gibt, also zum Beispiel Bakterien, die statt Sauerstoff Schwefelverbindungen »atmen«, oder solche, die erst ab 120 °C so richtig aufblühen. Auf eines aber können die allermeisten Mikroorganismen nicht verzichten, und das ist Wasser. Das ist nun allerdings eine ebenso profane wie ungeheuer wichtige Feststellung, denn während Sie die Temperatur und die Sauerstoffmenge meist ebenso wenig beeinflussen können wie die Bereitstellung von Nährstoffen (es sei denn, Sie spülen nie Haare oder Bartstoppeln ins Waschbecken, essen nichts mehr und heizen Ihre Wohnung auf 70 °C auf), können Sie gegen zu viel Feuchtigkeit oft etwas tun und damit auch gegen ungebetene mikrobielle Gäste.

Wasser ist Leben

Wieso verschimmelt Graubrot und Knäckebrot nicht? Natürlich, weil Knäckebrot kaum noch Feuchtigkeit enthält und damit ziemlich uninteressant für Mikroorganismen ist. Ein anderes Beispiel: Wenn Sie Obst haltbar machen wollen, kochen Sie es vielleicht als Marmelade ein – mit viel Zucker.

»Jetzt schweift er mal wieder ab«, werden Sie vielleicht denken, aber das tue ich eben nicht, denn Marmelade ist ebenfalls wegen mangelnder Wasserverfügbarkeit quasi endlos haltbar. Warum? Nun, es kommt nicht auf den »wirklichen« Wassergehalt eines Lebensmittels an, sondern darauf, wie viel Wasser für die Bakterien- oder Pilzzelle zur Verfügung steht. Bei der Konfitüre sorgt der Zucker für echte Wasserknappheit, zumindest aus Sicht eines einzelligen Lebewesens. Die Zuckermoleküle umgeben sich nämlich mit einer Schicht aus Wassermolekülen, der Hydrathülle, und diese Schicht klebt so fest am Zucker, dass die mikrobiellen Zellen so viel zerren können, wie sie wollen – sie bekommen die Wassermoleküle nicht herausgelöst. Und es kommt noch schlimmer: Die Zuckermoleküle versuchen ihrerseits, an das in den Zellen der Mikroorganismen enthaltene Wasser heranzukommen, und das mit Erfolg: Die Keime trocknen in Marmelade regelrecht aus und gehen zugrunde. Mit dem Resultat, dass Sie sich wenig Sorgen darum machen müssen, ob Ihre Marmelade schlecht wird.

Dieses Phänomen des Wassertransports aus der Zelle nennt sich *Osmose* und ist in der Biologie von immenser Bedeutung. Die Wurzelzellen bei Pflanzen beispielsweise enthalten viele gelöste Stoffe (nicht nur Zucker, denn das Prinzip funktioniert auch mit anderen Substanzen, zum Beispiel Salzen), die sogar durch die Zellwände hindurch das Wasser aus der Erde saugen und die Zellen regelrecht aufpumpen. Die Pflanzen behalten so ihre Form, brauchen das Wasser allerdings auch für die Photosynthese. Deshalb sind sie auf permanenten Nachschub angewiesen, und wenn Sie mal vergessen, das Alpenveilchen, das Tante Gudrun Ihnen zum Geburtstag mitgebracht hat, zu gießen, lässt es die Blätter hängen, weil die Zellen eben nicht mehr aufgepumpt sind.

Aber zurück zu den Mikroben. Wenn Sie den Kollegen das Leben schwer machen wollen, können Sie das bei Lebensmitteln etwa dadurch tun, dass Sie ordentlich Zucker oder Salz drüberstreuen. Der einzige Nachteil dabei ist (wenn Sie das zum Beispiel mit Obst und Gemüse machen), dass diese hochkonzentrierten Lösungen auch den Zellen der zu konservierenden Lebensmittel das Wasser entziehen. Das können Sie ganz einfach selbst überprüfen, wenn Sie Ihren nächsten Gurkensalat zubereiten. Ein paar Minuten, nachdem Sie die Gurken gesalzen haben, schwimmen die Gurkenscheiben in ihrem eigenen Saft.

Selbstverständlich funktioniert das Ganze nicht nur mit Lebensmitteln, sondern fast überall. Nicht ohne Grund schaut ein Sachverständiger, wenn er wegen eines Schimmelproblems in der Wohnung gerufen wird, nach der Ursache, die (Sie ahnen es schon) natürlich Feuchtigkeit heißt. Wenn die Tapete verschimmelt, dann in der Regel deshalb, weil die darunterliegende Wand feucht ist, meist aufgrund eines Schadens, wie einer schlechten Abdichtung oder einer kaputten Rohrleitung. Heutzutage auch gerne wegen sogenannter Wärmebrücken, besonders, wenn Sie in einem superisolierten Haus wohnen. Die außenliegende Isolierung sorgt nämlich dafür, dass die Wand von innen warm bleibt. An sich prima, es sei denn, eine Stelle wurde bei der Isolierung vergessen, häufig im Bereich von Fensterlaibungen oder am Übergang zum Nachbarhaus. Dann kondensiert der Wasserdampf im Inneren der Wohnung genau an der kalten Stelle, ebenso wie der Wasserdampf im Bad den relativ kühlen Spiegel beschlagen lässt. Und da überall in der Luft Schimmelpilzsporen herumfliegen, fangen die natürlich exakt dort an zu wachsen, wo sich die Feuchtigkeit sammelt, und schon ist der Schaden da. Bevor Sie dem Schimmel also mit Chemie zu Leibe rücken, sollten Sie immer nach einer möglichen Feuchtigkeitsquelle suchen; in den allermeisten Fällen werden Sie fündig werden, und das Problem erledigt sich nach Trockenlegung von selbst.

4
DIE SCHURKENSTREICHE DER MIKROBEN

Böse hoch drei: Infektionen, Vergiftungen und Allergien durch Keime

Warum aber ist Schimmel überhaupt ein Problem, selbst, wenn Sie die schwarzen Flecken auf der Wand als farblichen Kontrapunkt zur expressionistischen Farbgestaltung Ihres Innenarchitekten akzeptieren könnten? Auf diese Frage gibt es genau genommen drei Antworten, die wir im Folgenden durchspielen wollen, weil man gerade anhand von Schimmelpilzen verschiedene Problematiken im Zusammenhang mit Mikroorganismen sehr schön erklären kann.

Erstes Problem: Infektion. Normalerweise denkt man ja schnell an das Wort »Infektion«, wenn es um Keime geht. Was aber muss man sich eigentlich unter einer Infektion vorstellen? Allgemein läuft das so ab: Zunächst müssen wir den Krankheitserreger aufnehmen, was auf unterschiedliche Art und Weise erfolgen kann. Ein relativ bequemer Weg für so einen Infektionserreger in den Körper ist über irgendeine Schleimhaut. Davon haben wir eine ganze Menge, zum Beispiel im Magen-Darm-Trakt, aber auch an den Augen, auf dem Weg zur Lunge und im Genitalbereich (hier allerdings im Wesentlichen nur beim weiblichen Teil der Bevölkerung).

Wenn Sie sich jetzt vorstellen, wo es überall Schleimhäute gibt, können Sie sich schon fast denken, wie genau die Aufnahme der Keime dort vonstattengeht: über die Aufnahme von Nahrung etwa (Magen-Darm), durch Einatmen (Lunge) oder – wenn Sie mehr Spaß beim Infizieren haben wollen – auch beim Geschlechtsverkehr (Vaginalschleimhaut). Damit sind die Keime schon mal drin, aber sind Sie jetzt auch krank? Nein, natürlich noch nicht, denn krank werden Sie erst durch das Treiben der Keime in Ihrem Körper. Die können dort eine ganze Menge Unsinn veranstalten, indem sie zum Beispiel bestimmte Giftstoffe produzieren, die man wissenschaftlich *Toxine* nennt. Durch die Vermehrung der Mikroorganismen und die direkte Zerstörung von Körperzellen wird ebenfalls ordentlich Schaden angerichtet.

Irgendwann kommen die Krankheitserreger wieder raus aus dem Körper; in der Regel ungefähr auf dem gleichen Weg, wie sie reingefunden haben. Im Zusammenhang mit Lebensmitteln hat man es häufig mit einem fäkal-oralen Infektionsweg zu tun (also hinten raus und oben wieder rein, wenn Sie so wollen). Vielfach sind dabei nicht nur Menschen beteiligt, sondern der fäkale Part wird von Tieren übernommen. Etwa, wenn Sie mit Gülle gedüngten Salat nicht gründlich genug waschen (bei uns in Deutschland ist es deswegen verboten, zu düngen, wenn der Salat schon auf dem Feld wächst), oder auch, wenn die Darmflora eines Hühnchens während des Schlachtens überall auf dem Hühnchenfleisch verteilt wird. Bei den Keimen, die sich in den Atemwegen tummeln, ist insbesondere die Tröpfcheninfektion von Bedeutung; hier gelangen die Keime zu Ihnen, wenn Sie vielleicht jemand anhustet, häufiger jedoch, indem derjenige sich in die Hand hustet, Sie ihm die Hand schütteln und dann wiederum mit Ihren Fingern an Ihren Schleimhäuten nesteln: im Mund, an den Augen oder sonst wo. Man kann es übrigens nicht oft genug sagen: die Hände sind das wichtigste Vehikel zur Übertragung von Keimen – mit Abstand! Deswegen ist regelmäßiges Händewaschen auch die allerwichtigste Hygienemaßnahme und extrem hilfreich, um sich vor Erkältungen und Grippe zu schützen.

Die Weitergabe von Keimen per Geschlechtsverkehr habe ich schon erwähnt, und da je nach Praktiken, Vorlieben und Heftigkeit dabei auch kleinere Blessuren an den jeweils involvierten Körperteilen auftreten, sind wir hier schon fast bei dem Infektionsweg direkt ins Blut – man muss sich also dazu nicht immer unbedingt die schon mal benutzte Spritze in die Ader rammen oder haufenweise Dreck in offene Wunden schmieren. Habe ich noch was vergessen? Ach ja, die Schmierinfektion. Die funktioniert wiederum über die Schleimhäute, anders als bei fäkal-oral aber nicht unbedingt über den Mund, sondern zum Beispiel auf der Route fäkal-vaginal. An der Stelle könnte man nützliche Hinweise einschieben, in welche Richtung das Klopapier bei der Benutzung zu führen ist, aber das ist Ihnen natürlich spätestens jetzt auch so klar …

Was lange Zeit gar nicht klar war, obwohl wir das heute für selbstverständlich erachten, ist der Umstand, dass Mikroorganismen wie Bakterien überhaupt für Infektionskrankheiten verantwortlich sind. Die berühmteste Infektionskrankheit aller Zeiten ist sicherlich die bereits erwähnte Pest, die im Mittelalter ganze Landstriche entvölkert hat. Heute wissen wir, dass der Erreger der Pest ein Bakterium namens *Yersinia pestis* ist, das über Flohstiche von Mensch zu Mensch übertragen wird und – wie ebenfalls schon beschrieben – mithilfe von flohgeplagten Ratten weite Reisen unternehmen kann. Der Infektionsweg Ratte-Floh-Mensch mag uns angesichts der damaligen Verhältnisse so einleuchtend erscheinen, dass es schwierig ist, sich vorzustellen, wie hilflos die Menschen des Mittelalters dieser Erkrankung gegenüberstanden. Die Pestärzte der damaligen Zeit trugen Masken in Form eines Vogelschnabels, in den man wohlriechende Kräuter legen konnte, weil man dachte, die Pest würde über üble Gerüche übertragen.

Diese Unwissenheit und Fehleinschätzung in Bezug auf Infektionen sorgte nicht nur für eine rasante Verbreitung dieser Seuche, sondern auch vieler anderer übertragbarer Krankheiten. Erst Robert Koch machte Mitte des 19. Jahrhunderts die Entdeckung, die unser aller Leben verändern sollte: Er fand heraus, dass die Tuberkulose durch Bakterien, genauer gesagt durch Mykobakterien, verursacht wird. Tuberkulose wurde »weiße Pest« genannt, hatte aber auch viele andere Namen, wie »Schwindsucht« oder »Motten« (daher stammt die Redewendung »Ich krieg' die Motten«). Auf Grundlage der Erkenntnis, dass Bakterien die Verursacher von Infektionen sind, konnte man dann versuchen, die Erkrankungen zu besiegen, denn der erste Schritt zum Sieg ist immer, seinen Feind zu kennen.

Um krank zu werden, braucht es also den Krankheitserreger und zusätzlich den entsprechenden Infektionsweg. Das ist gut zu wissen, denn häufig werden wir da gerade in dubiosen Artikeln im Internet falsch informiert. Ich konstruiere dazu immer gerne ein Beispiel und fordere meine Studenten auf, sich zu überlegen, wie groß die Erkrankungsgefahr ist, wenn ein sexuell übertragbarer Erreger in einem Geschirrspüler gefunden wird. Selbstverständlich will ich nichts über die Praktiken meiner Studenten wissen, aber es beruhigt mich schon, dass auch die weit im Internet Herumgekommenen unter meinen Schäfchen Mühe haben, sich einen solchen Infektionsweg vorzustellen. Und selbst wenn es gelänge, einen solchen Erreger an die richtige Stelle zu befördern, heißt das nicht, dass man krank wird. Denn da gibt es noch einen wichtigen Mitspieler: unser Immunsystem. Das schafft es, viele Krankheiten dadurch zu vereiteln, dass es die Krankheitserreger zur Strecke bringt, bevor sie Schaden anrichten können.

Gäbe es das Immunsystem nicht, hätten wir wahrscheinlich nicht einmal unsere Einschulung erlebt, so häufig wie wir tagein, tagaus mit Mikroorganismen in Kontakt kommen. Es braucht also schon eine ganze Menge an mikrobiellen Zellen, damit das Immunsystem überfordert die Segel streicht und wir erkranken, wobei die genaue Anzahl der Keime, die wir aufnehmen müssen, um krank zu werden, von der Art des Erregers abhängt. Diese Kenngröße heißt »infektiöse Dosis« und reicht von ein paar Zellen bis hin zu Millionen oder Milliarden.

Von den Bösewichtern, von denen uns bereits zehn Zellen krank machen, sollten wir uns also in jedem Fall fernhalten, während ein Kontakt zu wenigen Zellen von Keimen mit hoher infektiöser Dosis vermutlich glimpflich abläuft. Besondere Vorsicht müssen in jedem Fall diejenigen unter uns walten lassen, deren Immunsystem nicht so funktioniert, wie es sollte.

Diese Gruppe von Menschen wird auch als YOPIs bezeichnet, und wenn Sie jetzt an Johannes Heesters denken, dann liegen Sie insofern richtig, als dass dieser zumindest in seinen letzten Lebensjahren zu den YOPIs gehört hat. Denn YOPI steht für »young, old, pregnant and immunocompromised«; zu Deutsch: jung, alt, schwanger und immungeschwächt. Dieser Personenkreis ist besonders anfällig für Infektionskrankheiten und muss entsprechend aufpassen bzw. geschützt werden.

Zu einer Erkrankung kommt es, wenn Krankheitserreger in einer genügend großen Zahl in unseren Körper gelangen, sodass unser Immunsystem nicht mehr direkt mit ihnen fertigwird. Dort vermehren sie sich dann und treiben ihr Unwesen. Dass eine solche Infektion mit einem Schimmelpilz geschieht, ist nun relativ unwahrscheinlich, denn die einzige Route, auf der möglicherweise ausreichend viele Schimmelpilze in unseren Körper kommen, ist über die Lunge, indem wir die Pilzsporen einatmen. Viele Schimmelpilzsporen sind aber zu groß, um ins eigentliche Lungengewebe vordringen zu können (sie bleiben dann gewissermaßen im Abfangnetz der Lungenbläschen hängen), und das Immunsystem ist in puncto Sporenabwehr auch recht versiert. Eine Schimmelpilzinfektion betrifft also fast ausschließlich hochgradig immungeschwächte Patienten, wie AIDS-Kranke im späten Stadium, dann jedoch leider mit verheerenden Konsequenzen, denn bei ihnen verlaufen solche Schimmelpilzinfektionen häufig tödlich. Wir Gesunden und durchschnittlich Immunkompetenten müssen uns im Zusammenhang mit Schimmelpilzen mehr Sorgen machen, wenn es um den zweiten Fall von mikrobiellem Schabernack geht.

Zweites Problem: Intoxikation. Wenn wir mit einem gepflegten Brechdurchfall nach ausgiebigem Genuss von offenbar doch nicht mehr so ganz frischen Mettbrötchen die heimische Toilette in Beschlag nehmen, sprechen wir ja häufig von einer »Lebensmittelvergiftung«. Genau das ist die Übersetzung von »Intoxikation«: Vergiftung. Und in der Tat ist das auch die korrekte Bezeichnung für unser Magen-Darm-Problem, denn so etwas ist in der Regel keine Infektion. Warum nicht? Nun, im Gegensatz zur Infektion, bei der wir die Keime aufnehmen und diese sich dann in unserem Körper breitmachen und ihre schädigende Wirkung entfalten, läuft die Sache bei verdorbenen Lebensmitteln häufig etwas anders ab: Hier dient das Lebensmittel als Vermehrungsort der Mikroorganismen, und frei nach Luther – »Warum rülpset und furzet ihr nicht, hat es euch nicht geschmacket?« – lassen es sich die kleinen Kerle in der Mettwurst ordentlich gut gehen. Sie schlemmen und produzieren dabei als Verdauungsprodukte Giftstoffe, also Toxine. Wenn das lange genug so geht, reicht die Menge an aufgenommenen Bakteriengiften aus, um uns richtig Probleme zu machen, und wir müssen das Zeug wieder loswerden – in der Regel auf dem Klo auf die oben beschriebene Art und Weise ...

Die Keime vermehren sich also nicht in uns, sondern haben das zuvor schon im Lebensmittel getan. Und wenn wir diese dann verspeisen, werden wir von den produzierten Toxinen krank, eben vergiftet. Schimmelpilze bilden häufig solche Toxine, die nach dem griechischen Wort für Pilz *Mykotoxine* genannt werden. Diese Mykotoxine machen in der Regel zwar keine akuten Probleme, sodass beim Verzehr verschimmelter Speisen meist kein Brechdurchfall angesagt ist. Das macht sie leider aber nicht wirklich ungefährlich, denn diese Giftstoffe sind oft krebserregend. Ein guter Grund, vom Genuss schimmelbefallener Lebensmittel abzusehen, auch wenn kein Anlass zur Panik besteht, falls dies doch einmal geschehen ist. Ich erinnere mich in diesem Zusammenhang an den Anruf einer besorgten Mutter, deren kleine Tochter Wasser aus einer Flasche getrunken hatte, die im Inneren verschimmelt war. Ich habe ihr erstens versichert, dass die Menschheit bereits ausgestorben wäre, wenn eine Aufnahme von Schimmelpilzen das sichere Todesurteil bedeuten würde. Zweitens ist gar nicht gesagt, dass die Schimmelpilzart, die den Weg aus der Flasche in den Magen des Mädchens gefunden hatte, überhaupt Mykotoxine bildet. Sie werden möglicherweise auch schon skeptisch geworden sein, vor allem, wenn Sie gerne Brie, Camembert oder Gorgonzola essen. Diese Käsesorten werden nämlich mit Schimmelpilzen veredelt, genauso wie zahlreiche andere Lebensmittel, zum Beispiel Salami. Und die dafür verwendeten Pilze machen selbstverständlich keine Mykotoxine!

Das Dumme ist, dass man als Laie (und als Experte übrigens auch) nicht unterscheiden kann, ob der weißlich grüne Belag nun ungefährlich ist oder ob sich da ein kleiner Biowaffenproduzent breitgemacht hat. Deshalb im Zweifel: Finger weg von verschimmeltem Essen! Wobei ich als Mikrobiologe für sichtbar schimmelbefallene Lebensmittel sogar eine gewisse Sympathie hege, weil sie einen so offensichtlich warnen. Viel heikler ist die Situation nämlich, wenn nicht das Brot im Brotkasten verschimmelt, sondern schon das Getreide auf dem Feld oder im Lagerhaus. Einmal zu Mehl vermahlen, hat man keine Chance mehr, den Schimmelbefall – und damit ein mögliches

Problem mit den Mykotoxinen – zu erkennen. Das ist in früheren Jahrhunderten vielen Menschen im Zusammenhang mit Roggen zum Verhängnis geworden, wenn dieser bereits auf dem Feld von einem Pilz namens *Claviceps* befallen wurde, besser bekannt unter dem Namen »Mutterkorn«. Die von dem Pilz besiedelten Roggenkörner sind unnatürlich groß und enthalten eine Substanz, die dem LSD nicht unähnlich ist. Genau wie diese Modedroge der 1970er-Jahre, auf die angeblich auch in dem Beatles-Song »Lucy in the Sky with Diamonds« angespielt wurde, macht auch das Mutterkorngift Wahnvorstellungen, dazu kommen Hautausschläge und andere Symptome. Im Mittelalter nannte man die durch Mutterkorn hervorgerufene Erkrankung »Antoniusfeuer« und die armen Patienten wurden bezichtigt, vom Teufel besessen zu sein – was dazu führte, dass man die Betroffenen gerne mal auf dem Scheiterhaufen verbrannte, wenn sie nicht vorher der Pilzvergiftung erlagen.

Zur Ehrenrettung der Inquisition könnte man anführen, dass man zu der Zeit natürlich noch nicht wusste, dass der verschimmelte Roggen schuld war, aber wenn ich es recht bedenke, war das trotzdem keine Art, gleich mit dem Scheiterhaufen zu kontern … Nebenbei bemerkt wussten einige Personenkreise dieses Gift sehr wohl einzusetzen, als Abtreibungsmittel etwa, was in geringeren Dosen durchaus einigen ungewollt schwangeren Burgfräulein Ärger erspart haben dürfte. Wenn sie nicht erwischt wurden, sich bei einer heilkundigen Frau in Behandlung begeben zu haben, denn das galt als Hexerei. Konsequenz: siehe oben. Gut, dass die heutige Lebensmittelüberwachung inzwischen aufgeklärter ist und peinlich darauf achtet, die befallenen Roggenkörner auszusortieren, bevor sie zu Mehl vermahlen werden.

Versteckte Mykotoxine lauern aber möglicherweise nicht nur im Mehl, sondern auch in anderen Lebensmitteln mit entsprechender Vorgeschichte. Getrocknete Kräuter und Gewürze sind hier zu nennen oder Nüsse, die während feuchter Lagerung von Schimmel befallen werden können. Diese Produkte werden aber bei uns ebenfalls ziemlich gut überprüft. Zumindest die, die man im vertrauenswürdigen Laden kauft; bei dubiosen Gewürzständen auf Flohmärkten oder malerischen Basaren bin ich da immer ein kleines bisschen skeptisch und belasse es dann meistens beim optischen Genuss.

Eine letzte Geschichte zu Mykotoxinen muss ich Ihnen noch erzählen, dann lasse ich Sie (vorläufig) mit dem Thema in Ruhe. Können Sie sich vorstellen, was passiert, wenn man eine Kuh mit verschimmeltem Getreide füttert? Sie ahnen es möglicherweise schon, und genauso ist es: Die Mykotoxine, die sich auf dem Korn gebildet haben, machen sich auf ihren Weg durch die Kuh und landen im Fleisch oder in der Milch. Bei den Toxinen einer Schimmelpilzart namens *Aspergillus flavus* kommt das nicht selten vor, daher gibt es von diesen sogenannten *Afla*toxinen (nach den Anfangssilben des lateinischen Namens für diesen Pilz) sogar ein Milchaflatoxin. Dieses Phänomen, dass der pilzbefallene Rohstoff über Umwege ins Endprodukt gelangt, nennt man »Carry over«, und wir finden das nicht nur bei Milch und Fleisch, sondern auch beim Bier. Das funktioniert, weil diese Mykotoxine unheimlich stabile Moleküle sind, die man kaum kaputtkriegt. Jedenfalls nicht dadurch, dass man sie einmal durch eine Kuh schickt oder im Brauprozess einmaischt und vergärt. Viele Toxine von Bakterien sind da glücklicherweise etwas pingeliger und geben schon beim ordentlichen Erhitzen den Geist auf. Sie müssen sich jetzt aber keine allzu großen Sorgen machen, denn heutzutage wird auch peinlich darauf geachtet, dass die Kuh eben kein verschimmeltes Getreide zu fressen kriegt – nicht zuletzt deshalb, weil die Schimmelpilzgifte auch den Fleischertrag und die »Produktion« von Kälbern schmälern.

So, nun hätten wir schon zwei Wege, auf denen uns die Schimmelpilze ärgern können: durch *Infektion* (eher selten) oder durch *Intoxikation* (nicht unwahrscheinlich, deshalb Vorsicht bei verschimmelten Lebensmitteln). Einen dritten Weg bin ich Ihnen noch schuldig und damit hätten wir ein

Drittes Problem: Allergien. Während Infektion und Intoxikation im Zusammenhang mit vielen Mikroorganismen Schwierigkeiten machen, haben speziell Schimmelpilze noch eine weitere Gemeinheit in petto. Ich hatte schon erwähnt, dass Pilze aus einem Mycel bestehen, also aus einem Fadengeflecht, das sich im Substrat ausbreitet. Das Mycel ist in der Regel weißlich gefärbt (an dieser Stelle möchte ich einwerfen, dass *skimbal* im Althochdeutschen »weißlicher Glanz« bedeutet, was wiederum erklärt, warum das weiße Pferd heute genauso heißt wie der Pilz). Was wir vom Schimmel aber in der Regel zuerst bemerken, ist der schwarze oder grünliche Pelz. Genauer betrachtet handelt es sich natürlich nicht um eine haarige Struktur, sondern um kleine Antennen, die aus dem Mycel herausragen und an deren Spitze die kugeligen Sporen sitzen:

Ein Schimmelpilz in voller Pracht

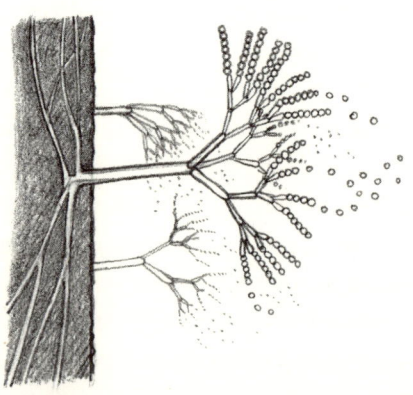

Das, was wir sehen, ist also gewissermaßen nur die Spitze des Eisbergs, weshalb es auch wenig sinnvoll ist, nur den sichtbar mit Schimmel befallenen Teil aus dem Brot herauszuschneiden, denn das Mycel (das auch Mykotoxine enthalten kann), geht möglicherweise noch unter der Oberfläche weiter. Omas Tipp, das ganze Brot wegzuwerfen, auch wenn nur ein kleiner Bereich sichtbaren Schimmelbefall aufweist, ist daher wie die meisten von Omas Ratschlägen ganz und gar nicht dumm.

Wenn Sie sich daran erinnern, wie kilometerweit sich so ein Pilzmycel ausdehnen kann, stellt sich die Frage, warum diese kleinen Kügelchen, die Sporen, so wichtig sind. Nun, diese kleinen Kügelchen sind so etwas wie die Verbreitungsformen der Schimmelpilze, die millionen-, wenn nicht milliardenfach in die Luft abgegeben werden. Wenn sie irgendwo landen, wo es einem Pilz gefallen könnte, keimen die Sporen aus und bilden ein neues Mycel. Das Ganze ist superstabil verpackt, sodass einer Spore kaum etwas passieren kann; sie hat auch kein Problem damit, Jahre, Jahrzehnte oder sogar Jahrhunderte zu warten, bis die Gelegenheit zum Auskeimen günstig ist.

Nun müssen Sie wissen, dass überall (wenn Sie sich nicht gerade in einem Reinraum aufhalten, weil Sie Mikrochips zusammenbauen) Schimmelpilzsporen in der Luft sind; mal mehr, mal weniger. Dass so eine Spore in Ihrem Körper auskeimt und Sie infiziert, ist nahezu ausgeschlossen, wie wir oben schon diskutiert haben, da Ihr Immunsystem das in der Regel zu verhindern weiß. Auch Toxine sind kein Problem, denn die werden in der Spore nicht gebildet. Was aber passieren kann, ist, dass Sie auf diese Sporen allergisch reagieren. Ob und wann Sie gegen eine Substanz allergisch werden, kann niemand sagen; sicher ist aber, dass die Wahrscheinlichkeit umso mehr ansteigt, je häufiger Sie dem Allergen begegnen. Das bedeutet, je öfter Sie beispielsweise ein Parfum benutzen, desto wahrscheinlicher ist es, dass Sie eine Allergie gegen einen der Duftstoffe entwickeln. Und da die Schimmelpilzsporen wirklich immer um Sie herum sind, vor allem in der Luft und im Staub, ist es eben nicht ganz unwahrscheinlich, dass Sie eine Schimmelpilzallergie bekommen. Viele Menschen, die gegen Hausstaub allergisch sind, sind (auch) gegen Schimmelpilzsporen allergisch, ich selbst zum Beispiel. Wenn ich zu Hause aber versichere, ich könne wegen dieser Erkrankung nicht Staub wischen, obwohl ich eigentlich nichts lieber täte, werde ich einfach nicht ernst genommen und muss niesend und mit juckender Nase meinen Dienst an der Wohnzimmerschrankwand verrichten. So wird man als schwerkranker Mensch ausgenutzt ...

Wo war ich stehen geblieben? Ach ja, Allergien und Schimmelpilzsporen. Auch wenn ich das gerade möglicherweise ein bisschen ironisch überhöht habe – es ist nicht gut, sich ständig mit großen Mengen an Schimmelsporen zu umgeben. Bibliothekare und Archivare, die vielleicht häufig mit schimmelbefallenen Büchern hantieren, können dieser zusätzlichen Belastung berufsbedingt kaum entgehen. Aber wenn sich bei Ihnen in der Wohnung ein Schimmelpilz breitgemacht hat, sollten Sie schauen, dass Sie den schnell wieder loswerden. Damit meine ich nicht die kleinen schwarzen Pünktchen auf der Silikonfuge im Bad; die sehen zwar nicht schön aus, haben aber vermutlich noch niemanden umgebracht. Wenn Sie jedoch einen großflächigeren Befall an einer Wand oder unter dem Teppich haben, ist das nicht lustig, weil so eine Allergie auch mal in asthmatische Beschwerden ausarten kann, wenn man nichts dagegen tut. Im schlimmsten Fall kann der Kontakt zu dem Allergen bei einem Allergiker eine Schockreaktion auslösen, wie wir das von Insektenstichallergikern kennen. Also weg mit dem Schimmel! Und wie wir oben gehört haben, wächst der Schimmel in der Regel nur dort, wo es ein bauseitiges Problem mit Feuchtigkeit gibt, daher ist es ohnehin gut, nach der Ursache zu suchen. Wenngleich unser Immunsystem mit den unausweichlich um uns herumfliegenden Sporen in der Regel ganz gut klarkommt: ein massenhafter Befall überfordert es manchmal einfach doch.

So, damit hätten wir nun die drei wichtigsten Schadwirkungen von Schimmelpilzen im Besonderen und von Mikroorganismen im Allgemeinen schon mal ziemlich gut umrissen: Infektion, Intoxikation und Allergieauslösung. Wir schauen uns später noch ein paar Fälle genauer an, daher behalten Sie gerne die Begriffe noch ein wenig im Hinterkopf. Wenn Sie nun aber meinen, das sei es mit den möglichen Gemeinheiten von Keimen und Co. schon gewesen, muss ich Sie leider enttäuschen, denn die Burschen haben noch ein bisschen mehr im Repertoire. Neben der Tatsache, dass so ein massiver Befall von Mikroben mitunter nicht wirklich schön ist, dient alles, worauf oder worin mikrobielle Zellen wachsen, schließlich als Nahrung, und die Mikroorganismen machen wie schon erwähnt genau das mit ihrer Nahrung, was wir auch mit ihr machen: sie verdauen sie. Wenn Sie sich mal das Vergnügen gönnen, einen toten Baum, der von einem Pilz überwuchert ist, genauer anzuschauen und vor allem anzufassen, kommen Sie danach nicht mehr auf die Idee, sich aus dem Holz ein Schränkchen zu bauen. Diese Holzzerstörung mag im Wald ja angehen und sogar nützlich sein, als Besitzer eines Fachwerkhauses sind Sie aber sicher nicht mehr so entspannt, wenn Sie mit den Balken Ihrer Bude böse Buben beköstigen sollen. Dieser wundervolle Stabreim führt uns zu einem weiteren, gewissermaßen literarischen Pilzproblem: Wenn Sie alte Bücher sammeln, sollten Sie unbedingt auf Schimmelbefall achten. Häufig sind diese Schätzchen nämlich schon einmal irgendwann feucht geworden, vielleicht als Klosterbrüder ihre bibliophilen Kostbarkeiten während der französischen Revolution vor dem säkularen Mob in Scheunen und Kellern versteckt haben. Wieder trocken warten die Pilzsporen nur darauf, dass die Zeiten besser und die Bücher nässer, pardon nasser werden. So schnell, wie ein Pilzrasen die Seiten überzieht, kann man dann kaum gucken ... Im Jahre 1966 trat der Fluss Arno in einem gewaltigen Hochwasser über die Ufer und überschwemmte die altehrwürdige Stadt Florenz mit ihren unglaublichen Kunstschätzen. Eine der schwierigsten Aufgaben für die Retter der Kunstwerke war es, den sofort aufkeimenden Schimmelbefall einzudämmen, was sich angesichts der unvorstellbaren Anzahl an Büchern, Grafiken, Bildern und hölzernen Statuen als fast unmöglich erwies. Ein ganz ähnliches Problem ergab sich vor einigen Jahren nach dem Brand der Weimarer Herzogin-Anna-Amalia-Bibliothek, die eine der wertvollsten Sammlungen der deutschen klassischen Literatur beherbergte. Viele der Bücher, die vom Feuer verschont worden waren, sahen sich nach dem Kontakt mit Löschwasser einem anderen, nicht ungefährlicheren Feind gegenüber: Feuchtigkeit und Schimmel.

Die Liebhaber von Zellulose und Holz sind zahlreich: Neben den nun schon öfter erwähnten Schimmelpilzen gibt es weitere Pilze, wie etwa den gemeinen Hausschwamm, der einer der gefürchtetsten »Mitbewohner« in Balken und Holzdecken alter Immobilien ist. Der lateinische Name dieses extrem unsympathischen Gesellen lautet *Serpula lacrymans*. »Lacrymans«, was übersetzt so viel wie »tränend« oder »weinend« bedeutet, bezieht sich auf kleine Wassertröpfchen, die häufig auf dem gelben Schwamm zu sehen sind. Ich sehe dabei aber auch immer unwillkürlich die Tränen des Hausherrn, der sich gerade ausrechnet, was eine Sanierung kosten mag.

Natürlich endet die Liste möglicher Materialzerstörungen durch Mikroorganismen hier noch lange nicht. Vielleicht erinnern Sie sich, dass ich erzählt habe, dass es fast keine Substanz gibt, die nicht durch irgendeine Bakterien- oder Archaeenart abgebaut wird. Ein riesiges Problem ist zum Beispiel die mikrobielle Korrosion, also die Metallzerstörung durch Mikroorganismen. Interessanterweise läuft diese Art von Korrosion ohne Sauerstoff ab und schafft dadurch ganz besondere Herausforderungen: Stellen Sie sich vor, Sie haben gerade eine schöne Ölpipeline auf dem Meeresgrund verlegt und nun fängt das Ding an zu rosten, weil irgendein dahergelaufenes Bakterium sich breitmacht. Abgesehen davon, dass Sie solch ein Rostloch an einem Rohr in mehreren hundert Metern Tiefe nicht mal eben so verarzten wie damals die Löcher in Ihrem alten VW Käfer, der noch mal durch den TÜV sollte: Was, wenn die Pipeline undicht wird und Öl austritt? Kein schöner Gedanke, nicht wahr? Auch mineralische Werkstoffe sind vor Bakterienfraß nicht sicher, und schon so manche Putzfassade hat aufgrund bakterieller Aktivität ganz schön gebröckelt – *Demineralisierung* heißt dieser Vorgang im Fachchinesisch.

Mikrobielle Bandenkriminalität

Wie viele Kriminelle agieren auch Bakterien im Übrigen selten als Einzeltäter. Damit meine ich, dass es nicht eine einzelne Art von Mikroorganismen ist, die wir auf Oberflächen finden, sondern gewissermaßen organisierte Banden von verschiedenen Arten. Diese Konsortien sind nicht zwangsläufig immer schädlich – denken Sie an unsere Darmflora, deren Vorzüge ich ja schon gepriesen habe –, aber sie schaffen besondere Probleme. Wenn sich so eine Bakteriengang nämlich auf einer Oberfläche breitmacht, sagen wir, im Abflussrohr Ihres Handwaschbeckens, umgeben sich die Zellen mit einer

Schutzschicht aus Schleim. Wenn Sie mir nicht glauben, schauen Sie einfach mal in den Siphon, da sehen Sie so was – garantiert! Das ist ziemlich raffiniert, denn diese Schleimschicht schützt die Mikroorganismen vor vielen äußeren Einflüssen, die ihnen gefährlich werden könnten: vor Austrocknung, UV-Strahlung oder auch vor der chemischen Keule. Diese Keim-WG, die man Biofilm nennt, ist eigentlich sogar die häufigste Daseinsform mikrobiellen Lebens. Wir finden Biofilme quasi überall, vor allem aber auf Oberflächen, die von einem wässrigen Medium überströmt werden: in Wasserrohren, aber auch auf Kieselsteinen im Fluss oder auf unseren Zähnen. Ja, der Zahnbelag ist nichts anderes als ein Biofilm: viele verschiedene Arten von Bakterien, die sich mit einer schützenden Hülle aus Polysacchariden (das sind Strukturen aus vielen einzelnen Zuckerbausteinen) umgeben. Und natürlich ist Karies auch nichts anderes als bakterielle Materialzerstörung – in diesem Fall unseres Zahnschmelzes. Zu wissen, dass die Plaque auf unseren Zähnen ein bakterieller Biofilm ist, macht auch direkt klar, wie man Biofilme am besten bekämpft: man kann sie eigentlich wie beim Zähneputzen nur mechanisch entfernen. Das können Sie leicht ausprobieren, indem Sie versuchen, Ihren Zahnbelag nur mithilfe von Chemie (also einer Mundspülung) zu entfernen. Das klappt nicht. Erst die Zahnbürste im Zusammenspiel mit den Putzkörpern in der Zahncreme ist in der Lage, uns von dem Belag zu befreien; zumindest für eine Weile, denn wenn Sie daran denken, dass diese Prozedur mindestens zweimal täglich wiederholt werden muss, wissen Sie auch, wie schnell sich so ein Biofilm neu bilden kann.

Was für die Zähne gilt, ist im Prinzip auch auf andere Oberflächen und Sorten von Biofilmen übertragbar. Das heißt vor allem, diese Filme bilden sich immer wieder und man kann sie eigentlich nur mithilfe von mechanischer Einwirkung (Schrubben!) entfernen. Natürlich gibt es im Abflussrohr keine Karies, aber wenn Sie meiner Aufforderung, einen Blick in den Siphon zu werfen, nachgekommen sind, werden Sie festgestellt haben, dass nicht nur der Anblick unerfreulich war, sondern dass der Biofilm im Abfluss mit ziemlicher Sicherheit auch nicht nach Veilchen gerochen hat. Und damit wären wir bei einer weiteren Eigenschaft vor allem von Bakterien, die uns bzw. unseren Sinnesorganen das Leben schwermacht: Sie sind manchmal wahre Stinkbomben.

Wenn's uns stinkt

An vielen Prozessen, die uns im wahrsten Wortsinne stinken, sind tatsächlich Bakterien schuld, ob das nun verdorbene Lebensmittel sind, der Schlamm im Gartenteich oder der Kläranlage oder auch unsere eigenen Ausdünstungen: Erst die Bakterien produzieren die schlechten Gerüche. Schauen wir uns das mal an einem Beispiel an: Wie Sie vermutlich schon mal gehört haben, riecht frischer Schweiß nicht. Das ist zwar nicht hundertprozentig korrekt, denn auch im frischen Schweiß sind einige Substanzen enthalten, die riechen, Hormone etwa. Für den Großteil der Schweißbestandteile stimmt das aber. Warum aber fängt es irgendwann an zu müffeln? Nun, ganz einfach: Unsere Hautflora, vor allem die Bakterien, die unter der Achsel wohnen, ernähren sich von bestimmten Molekülen im Schweiß, beispielsweise von langkettigen Fettsäuren. Im Zuge der Verwertung knabbern die bakteriellen Stinker jetzt die langkettigen Fettsäuren zu kurzkettigeren ab, wie wir eine Salzstange vor dem Fernseher. Anders als das Salzgebäck riechen aber leider die kurzkettigen Fettsäuren ziemlich übel, zum Beispiel nach Käsefuß oder Buttersäure. Andere Achselbewohner trennen Substanzen von Proteinen ab, um sie zu verwerten, wobei ebenfalls flüchtige Stoffe frei werden, die wir als Schweißgeruch wahrnehmen. Das Ganze muss übrigens nicht direkt auf der Haut passieren. Solange es feucht genug ist, entwickeln die Bakterien fast überall Appetit. Und so kann es sogar vorkommen, dass bestimmte Textilien auch nach dem Tragen nach Schweiß zu riechen beginnen, weil vorher die Schweißbestandteile zusammen mit den Hautkeimen darauf gelangt sind. Waschen hilft da nur teilweise, aber dazu später.

Ganz übel wird es, wenn das bakterielle Festmahl unter Ausschluss von Sauerstoff eingenommen wird. Dann entwickeln sich besonders schlecht riechende Substanzen, etwa Schwefelwasserstoff (riecht nach faulen Eiern), Putrescin (riecht nach Kot) oder Ammoniak (riecht stechend). Ganz viele als extrem unangenehm empfundene Gerüche entstehen auf diese Art und Weise: Fäulnisgase, Mundgeruch, Fäkalgestank oder der gemeine Furz; immer aber erst durch den bakteriellen Stoffwechsel.

Auch Pilze können unangenehm riechen, wenngleich nicht ganz so schlimm. Aber der feuchte, modrige Kellergeruch ist ein guter Hinweis auf Schimmelwachstum. Wegen der gesundheitlichen Bedenken und dem Zusammenhang mit Baumängeln bei einem Schimmelpilzbefall gibt es inzwischen sogar besonders trainierte Hunde, die kleinste Konzentrationen dieser Substanzen wahrnehmen können und damit Schimmelnester auch hinter Tapeten und unter der Teppichauslegeware aufspüren können.

Damit hätten wir aber jetzt, glaube ich, die ganze Bandbreite des mikrobiellen Schurkentums abgehandelt, und Sie sehen, dass Mikroorganismen nicht »nur« als Krankheitserreger unangenehm werden können, sondern auch als Giftmischer, Auslöser von Allergien, Materialzerstörer oder Verursacher von schlechten Gerüchen.

5

FREUND ODER FEIND?

Na? Hat Sie das vorangegangene Kapitel ordentlich gegen Mikroorganismen aufgestachelt, sodass Sie denen jetzt aber mal richtig ans Leder wollen? Gut so, denn wir haben gesehen, dass viele Probleme, die durch Bakterien, Pilze und Viren hervorgerufen werden, nicht auf die leichte Schulter genommen werden dürfen. Andererseits haben Sie möglicherweise einige der kleinen Wesen nach dem allerersten Abschnitt sogar ins Herz geschlossen, weil sie so schönen Joghurt machen können, unsere Haut beschützen und sogar beim Verdauen helfen. Machen Sie sich nichts draus, es ist wie im richtigen Leben, Sie müssen nicht jedermann sympathisch finden, und es ist sogar keine schlechte Idee, manchen Zeitgenossen lieber aus dem Weg zu gehen. Andererseits brauchen wir auch die Nähe von Freunden und Familie; ganz ohne Gesellschaft geht es also auch nicht. Im Falle unserer mikroskopisch kleinen »Mitwesen« gibt es allerdings eine Schwierigkeit, denn wie kann man gute von schlechten Mikroorganismen unterscheiden, wenn man die meisten noch nicht mal sieht? Ständig mit einem Mikroskop herumzulaufen würde Sie zwar möglicherweise für den Titel »Nerd des Jahres« prädestinieren, aber selbst das hilft nur bedingt, denn die Viecher sehen sich dummerweise auch bei hoher Vergrößerung mitunter so ähnlich, dass Sie sich die Auszeichnung als Sonderling besser anders verdienen sollten ...

Also: wie lassen sich schädliche und nützliche Mikroben denn nun wirklich auseinanderhalten? Die Antwort lautet: im Prinzip gar nicht, zumindest genauso wenig wie Sie am Anfang des »Tatorts« am Sonntagabend durch bloßes Ansehen der mitwirkenden Personen feststellen können, wer der

Mörder ist. Früher mag das geklappt haben, als Schurken im Film noch wie Schurken aussahen. Die Mikroben waren da schon immer etwas raffinierter als das Fernsehen. Da Sie diese Antwort aber sicher nicht befriedigen wird, lassen Sie uns doch einfach gemeinsam auf kriminalistische Spurensuche gehen. Warten Sie, ich hole nur schnell meine Pfeife und mein Tweed-Jackett, und dann können wir loslegen. Sind Sie bereit, Dr. Watson?

Holmes und Watson eilen zu einem Tatort. Dort angelangt, Holmes: »Watson, Sie stehen gerade genau auf dem roten Fleck, auf dem die Leiche von Lord Pimmsbottom gelegen hat. Zu dumm, dass Inspektor Lestrade, dieser Anfänger, den Körper schon hat wegschaffen lassen!«
Watson [bückt sich]: »Wie Blut sieht das aber gar nicht aus, Holmes. Lassen Sie mich überlegen ... Ich habe einen ähnlichen Fleck schon einmal gesehen, während meines Militärdienstes in Indien. Damals war eine Ladung feinster fettarmer Joghurt für den Maharadscha von Jaipur vor die Hunde gegangen, weil er mit einem Bakterium namens Serratia marcescens bewachsen war und überall rote Flecken hatte. Eine Schande, so was.«
Holmes: »Stimmt, Serratia ist ein bekannter Lebensmittelverderber, der sich durch seine rote Färbung verrät. Könnte dieses Phänomen etwas mit dem Tod von Lord Pimmsbottom zu tun haben?«
Watson: »Eher nicht, denke ich. Diese Bakterienart ist an sich nicht gefährlich. Außerdem hätte er den roten Joghurt wohl kaum freiwillig gegessen. Allerdings frage ich mich, was hier so streng riecht?«
Holmes: »Das ist mir auch schon aufgefallen. Ich war zunächst davon ausgegangen, dass der Sergeant, der uns geöffnet hat, an einer seltenen Magen-Darm-Infektion aus dem südlichen Jamaika leidet, die äußerst

übelriechende Darmwinde hervorruft, aber die schlecht gemachten Rasta-Locken des Sergeants beweisen, dass er noch nie auf Jamaika war, sonst wüsste er, was bei Rasta-Locken gute Qualität ist. Dann habe ich überlegt, ob dieser Geruch möglicherweise dem Weinkeller des alten Lords entstammt; wie Sie sicher wissen, werden diese Keller gerne von einem besonderen Schimmelpilz namens Cladosporium cellare besiedelt. Die Tür zum Weinkeller ist jedoch so fest und beinahe luftdicht verschlossen, dass wir auch diese Möglichkeit ausschließen können. Aber wenn Sie in Ihre linke Rocktasche greifen, lieber Watson, werden Sie feststellen, dass der Reifegrad des bretonischen Bauernkäses, den Ihnen Mary heute Morgen auf Ihr Pausenbrot getan hat, um etwa zehn Tage überschritten ist.«

Watson [verwundert]: »*Sie können doch gar nichts von meinem Brot wissen, wie* …?«

Holmes [zieht an seiner Pfeife]: »*Elementar, Watson. Wenn Sie alle anderen Möglichkeiten ausgeschlossen haben, muss die übrigbleibende die Wahrheit sein, mag sie auch noch so unwahrscheinlich scheinen. Ich fühlte mich bei dem Gestank gleich an die Bakteriengattung Pediococcus erinnert und musste natürlich zunächst annehmen, dass dieser Odem Ihren Füßen entsteigt. Allerdings tragen Sie nicht mehr die gleichen Socken wie in den vergangenen vier Wochen, sodass ich mit großer Sicherheit davon ausgehen konnte, dass Sie Ihren monatlichen Strumpfwechsel wie üblich mit einer Grundreinigung Ihrer Füße verbunden haben. Die genannte Bakteriengattung findet sich trotz ihres Namens aber keineswegs nur auf Füßen, sondern wird auch in der Käserei zur Herstellung besonders pikanter Sorten verwendet. Der Rest war ein Kinderspiel.*«

Watson: »*Na schön, das hilft uns aber nicht bei unserem Fall weiter. Was ist denn nun mit dem alten Lord Pimmsbottom geschehen?*«

Holmes: »*Wenn ich das wüsste, Watson, wenn ich das wüsste* … *[geht suchend durch den Raum] Sehen Sie! Hier liegt eine einzel-*

ne Weintraube, vollkommen verschrumpelt und mit einem grauen Belag überzogen! Das ist der Pilz Botrytis cinerea, gewissermaßen der Dr. Jekyll und Mr. Hyde unter den Pilzen. Einerseits ist er ein gefürchteter Lebensmittelzerstörer. Andererseits aber [macht eine Kunstpause] ...«
Watson: »Andererseits?«
Lord Pimmsbottom [nähert sich von hinten]: »Andererseits?«
Holmes [erstaunt]: »Lord Pimmsbottom, Sie leben! Wo kommen Sie denn her? Nein, sagen Sie nichts! Sie haben die mit Botrytis cinerea befallenen Trauben in Ihren Weinkeller gebracht, um aus ihnen einen unvergleichlichen Wein zu keltern, die berühmte Trockenbeerenauslese!«
Lord Pimmsbottom: »Aus den verschimmelten Dingern? Keineswegs. Ehrlich gesagt, mir ist heute Morgen aufgefallen, dass das Dienstmädchen den Joghurtfleck, den ich gestern versehentlich auf den Teppich gemacht habe, noch nicht entfernt hatte, und da heute meine Frau von ihrem Töpferkurs aus Chichester zurückkommt, dachte ich, ich hole die Kernseife aus dem Keller und beseitige das Übel schnell selbst. Sie ist sehr streng, müssen Sie wissen. Jedenfalls war ich gerade die Kellertreppe hinunter, da fiel hinter mir die Tür zu, und ich habe bis eben gebraucht, um das dumme Ding aufzukriegen.«
Holmes [enttäuscht]: »Nun gut, dann sind Sie offensichtlich nicht tot. Noch nicht, Eure Lordschaft, muss ich hinzufügen, denn sicher wird Ihnen Watson gleich etwas von seiner Stulle anbieten, und da ist äußerste Vorsicht geboten! [lacht schallend und verlässt den Raum]«

Damit wollen wir den Ort dieses vermeintlichen Verbrechens hinter uns lassen und uns wieder der Frage widmen: guter Keim oder böser Keim? Auch wenn der Dialog zwischen den beiden Meistern der britischen Kriminalistik nicht ganz ernst zu nehmen ist: Die zitierten Mikroorganismen existieren allesamt, und ihre Identifikation gelang Holmes und Watson zumeist über deren verräterische Spuren: ein bestimmter Geruch, die Verfärbung eines Lebensmittels auf typische Art und Weise oder auch vermeintliche Krankheitssymptome. Wenn wir also wissen wollen, ob wir in mikrobieller Hinsicht von Freund oder Feind umgeben sind, tun wir gut daran, auf Spurensuche zu gehen. Die genaue Bestimmung erfordert allerdings einiges an Erfahrung, sodass die Zuordnung für den Laien eher schwierig bleiben dürfte. Daher sollten Sie auf Nummer sicher gehen: Wenn die Wurst grün wird oder komisch zu riechen beginnt, kommt sie weg – egal, ob die Bakterien darauf uns krank machen können oder nicht. Gleiches gilt, wie schon erwähnt, für verschimmeltes Brot. Interessant wird es, wenn wir es möglicherweise sogar mit schützenswerten Mikroben zu tun haben, zum Beispiel im Falle unserer Darm- oder Hautflora. Hier ist es gar kein abwegiger Gedanke, etwas vorsichtiger vorzugehen, also nicht immer gleich ein antibakterielles Produkt zu nutzen, wenn es Probleme mit Körpergeruch oder unreiner Haut gibt. Wenn es aber wirklich mal ernst wird und Sie etwas gegen die mikrobiellen Plagegeister unternehmen müssen, ist es sicher gut zu wissen, was wirkt.

Auf in den Kampf: Was gegen Keime hilft

Bevor wir uns ansehen, welche Keulen man so gegen Keime auspacken kann, sollten wir uns über ein paar Begrifflichkeiten klarwerden, die gerne mal durcheinandergeworfen werden. Zunächst einmal das Wort **Hygiene** selbst, das ich schon oft verwendet, aber bislang noch nicht wirklich erläutert habe. Ich rede manchmal mit Verbrauchern und frage dann immer gerne, was sie unter »Hygiene« verstehen. Das ist sehr spannend, weil es meistens ebenso viele Meinungen wie befragte Personen gibt. In der Regel kommt bei allen die Vermutung auf, »hygienisch« sei mehr als sauber, und irgendwas mit Bakterien habe es auch zu tun. Das ist nicht so verkehrt, aber schauen wir doch mal genauer: Der Begriff »Hygiene« leitet sich von *Hygieia* ab, der altgriechischen Göttin für Gesundheit, und wird im Duden als »Gesamtheit der Maßnahmen in den verschiedensten Bereichen zur Erhaltung und Hebung des Gesundheitsstandes und zur Verhütung und Bekämpfung von Krankheiten« definiert, oder auch als: »Sauberkeit, Reinlichkeit«. Irgendwie scheint also selbst der Duden keine klare Meinung zum Thema Hygiene zu haben … Wir können uns hier vielleicht darauf einigen, dass Hygiene unterschiedliche Maßnahmen umfasst, darunter auch Maßnahmen zur Sauberkeit (umgangssprachlich: »putzen«), die letztlich unserer Gesunderhaltung dienen.

Früher war die Verhütung von Krankheiten fast immer die Verhütung von Infektionen, die selbstverständlich heutzutage nicht mehr der wichtigste Grund sind, warum wir krank werden – denken Sie an Krebs oder Herz-Kreislauf-Erkrankungen. Dennoch gehört das Vorgehen gegen Mikroorganismen nach wie vor unbedingt zur Hygiene dazu, und man kann sogar noch weitergehen: Die Tatsache, dass wir nicht mehr so sehr unter Infektionskrankheiten leiden, haben wir zum großen Teil den verbesserten Hygienestandards zu verdanken. Würden wir beispielsweise das regelmäßige Händewaschen mit Seife aufgeben, dürften sich auch die Krankheitsursachen wieder in Richtung Infektionskrankheiten verschieben. Man muss übrigens bei Hygiene auch nicht nur an Krankheiten denken, sondern darf darunter getrost vorbeugende Mittel gegen andere mikrobielle Schadwirkungen, wie wir sie weiter oben kennengelernt haben, fassen. Was aber sind denn genau »Hygienemaßnahmen«?

Ein typisches Mittel gegen mikrobielle Schädigung ist die **Konservierung**. Unter Konservierung versteht man die »Verhinderung oder Verzögerung von Verderbsprozessen« (vor allem bei Lebensmitteln, aber auch Kosmetika, Reinigungsmittel, Farben und vieles andere ist konserviert). Wenn Sie jetzt direkt an Chemie denken, muss ich Sie enttäuschen, denn Konservierung funktioniert auch ganz natürlich, zum Beispiel durch Trocknen. Das Thema hatten wir ja schon bei Knäckebrot und Schimmel, und es lässt sich auf viele weitere Produkte ausweiten, Hundefutter, Dörrobst, Stockfisch und eben auch auf Marmelade oder gepökelten Schinken, denn wenn Sie sich erinnern, entzieht auch Zuckern und Salzen den behandelten Lebensmitteln das Wasser. Indem wir also den Keimen das nehmen, was sie zum Leben brauchen, haben sie keine Chance, Schaden anzurichten – und wir haben unsere Konservierung. Dabei können wir alles nutzen, was wir weiter oben gelernt haben: Feuchtigkeitsentzug eben, aber auch die Temperatur durch Kühlen oder Einfrieren.

Eine Größe haben wir bislang etwas vernachlässigt, und das ist der pH-Wert. Dieser Wert (es ist eine Zahl zwischen 0 und 14) ist leider nicht ganz einfach zu verstehen, aber enorm wichtig, denn er sagt uns, ob eine Flüssigkeit sauer oder basisch ist. Wissen Sie was, wir machen jetzt mal ein bisschen Chemie und ich hole etwas weiter aus:

Also, wie Wasser als Molekül heißt, wissen Sie natürlich: H_2O. Übersetzt bedeutet das, das Molekül besteht aus zwei Wasserstoffatomen und einem Sauerstoffatom und sieht etwa so aus: $H-O-H$

In einem Glas mit Leitungswasser sitzen unheimlich viele von diesen Wassermolekülen nebeneinander und bilden damit diese Flüssigkeit. Allerdings haben die Atome im Wassermolekül den Drang, sich voneinander zu trennen, und zwar in einer typischen Weise, nämlich einerseits als H^+ und andererseits als OH⁻. Plus und Minus stehen für elektrische Ladungen, und solchermaßen geladene Teilchen heißen Ionen. Eigentlich ziehen sich unterschiedlich geladene Teilchen an (und würden somit wieder das Wassermolekül H_2O bilden), aber die Ionen sind sehr unstet und zappeln gewissermaßen ständig hin und wieder weg ... Wenn sich in dem Glas Wasser nun genau gleich viele H^+- und OH^--Ionen befinden, bezeichnen wir das als pH-neutral. Dieser pH-Wert liegt bei 7. Fragen Sie bitte nicht, warum das so ist, denn das ist wirklich kompliziert, wenn ich Ihnen das erklären soll, dann legen Sie das Buch gelangweilt weg, empfehlen es nicht weiter und der Verlag ist sauer auf mich. Geben wir lieber mal eine Säure ins Wasser und schauen, was passiert.

Eine chemisch ganz einfache Säure ist die Salzsäure HCl, die besteht aus einem Wasserstoffatom und einem weiteren Atom, dem Chlor (abgekürzt: Cl). Auch dieses Molekül trennt sich ganz ähnlich wie ein Wassermolekül auf, aber eben nicht in H^+ und OH^-, sondern natürlich in H^+ und Cl^-. Sehen Sie, Chemie ist gar nicht so schwierig und eigentlich sogar ziemlich logisch ...

Angenommen, wir hatten in unserem Wasserglas anfangs 100 Wassermoleküle (es sind deutlich mehr, aber dann werden die Zahlen so unübersichtlich, also lassen Sie uns kleine Werte nehmen). Wenn wir nun, sagen wir, noch 10 Moleküle HCl ins Wasser geschüttet haben, hätten wir folgende Situation: Wir haben zunächst einmal 10 Cl^--Ionen (die interessieren uns aber erst mal nicht, denn der pH-Wert schaut nur auf das Verhältnis von OH^-- zu H^+-Ionen); dann nach wie vor 100 OH^--Ionen und (haben Sie mitgerechnet?) insgesamt 110 H^+-Ionen! Sind es mehr H^+-Ionen als OH^-, wird der pH-Wert kleiner als 7 und wir sagen: die Flüssigkeit ist sauer.

Eine Säure ist also eine Substanz, die das Wasser mit H^+-Ionen anreichert. Und was ist nun eine Base (manche sagen auch

Lauge, das ist das Gleiche)? Ganz einfach, eine Substanz, die sozusagen das Umgekehrte macht, also dem Wasser OH^--Ionen hinzufügt. Sind im Wasser mehr OH^-- als H^+-Ionen, wird das als basisch bezeichnet. Damit kann man jetzt rumspielen: Geben wir etwa in unser inzwischen saures Wasser 10 Moleküle einer Base, zum Beispiel Natronlauge (NaOH; jetzt brauche ich fast nicht mehr zu erwähnen, dass dieses Molekül sich in ein Natrium-Ion Na^+ und in ein OH^--Ion aufspaltet, oder?), können wir uns erneut ausrechnen, was passiert: Nun haben wir 110 H^+-Ionen und 110 OH^--Ionen, also gleich viele. Die Flüssigkeit ist wieder neutral, der pH-Wert ist demnach wieder 7. Und was haben wir noch? Jeweils 10 Na^+- und 10 Cl^--Ionen, die, wenn sie sich zusammentun, NaCl ergeben, landläufig besser bekannt als Kochsalz. Wenn wir also zwei an sich gefährliche Substanzen wie Salzsäure und Natronlauge zusammenschütten, neutralisieren sie sich gegenseitig und ergeben eine harmlose Mischung. Was Chemie alles kann!

Aber zurück zum pH-Wert und der Konservierung: Viele Bakterien bevorzugen eine neutrale Umgebung; wenn das Medium, in dem sie wachsen, zu sauer oder zu basisch wird, sterben sie ab. Schimmelpilze können etwas niedrigere pH-Werte ab, was Sie wissen, wenn auch Sie schon einmal Zitronen (mit einem pH-Wert von etwa 2 bis 3) mit grün-weißlicher Schimmelschicht im Küchenregal gefunden haben. Eine interessante Unterscheidung: Zitronen faulen nicht, was ein bakterieller Verderb wäre, sondern verschimmeln. Einem Lebensmittel Säure zuzusetzen kann also das mikrobielle Wachstum und damit den Verderb aufhalten; so praktiziert bei Essiggurken oder sauren Heringen! Man kann sich aber auch die Mühe sparen und nutzt wieder einmal (gute) Mikroorganismen, die sich im Weißkohl oder in der Milch breitmachen dürfen und die Säure (in diesem Fall Milchsäure) selbst produzieren. Auch hierdurch werden die nun veredelten Köstlichkeiten Sauerkraut und Joghurt angesäuert und haltbar gemacht, weil sich potenzielle Verderbniserreger nicht mehr wohlfühlen. Ob das jetzt Chemie oder Biologie ist, wenn auf diese Weise konserviert wird, überlasse ich Ihnen. Manchmal reicht es nicht aus, nur die Vermehrung von Keimen in Schach zu halten, sondern man möchte sie einfach loswerden. In vielen Fällen genügt es, sie so weit zu dezimieren, dass sie keinen Schaden mehr anrichten können, was man dann **Desinfektion** nennt. Da dieser Begriff aus der Medizin stammt, ist mit »keinen Schaden anrichten« meistens gemeint, dass die Menge an Mikroorganismen nicht mehr infektiös ist. Wir haben den Begriff der »infektiösen Dosis« ja bereits kennengelernt und wissen, dass die Zahl der Bakterien, Pilze oder Viren, die man mindestens braucht, um krank zu werden, stark abhängig ist von der einzelnen Art. Wie zum Teufel soll ich aber wissen, welche Mikroorganismen auf meiner Klobrille sitzen, um mir eine gepflegte Magen-Darm-Grippe zu verpassen? Und gerade haben wir auch noch besprochen, dass man die Biester sowieso nicht auseinanderhalten kann, außer anhand ihrer Effekte. Was dann möglicherweise deutlich zu spät für eine Desinfektion wäre, denn mit dieser Maßnahme will man schließlich Krankheiten verhindern, bevor sie entstehen. Die Antwort ist einfach, aber eigentlich ziemlich unbefriedigend: Desinfektion in ihrer eigentlichen Form funktioniert (meistens) nicht, weil man natürlich nicht gezielt alle Krankheitserreger so weit reduzieren kann, dass sie ungefährlich wären. Stattdessen geht man mit einem Desinfektionsmittel gewissermaßen auf Nummer sicher, indem einfach so viel plattgemacht wird, dass es selbst für die gemeinsten unter den bakteriellen bösen Buben keine Chance mehr gibt, jemanden krank zu machen.

Das Ganze kann man sogar ausrechnen, und man hat sich in der europäischen Normung darauf geeinigt, dass ein Des-

Freund oder Feind? 75

infektionsmittel eine Keimreduktion von 5 Zehnerpotenzen schaffen muss. Wenn Sie nicht mehr so ganz firm in Potenzrechnung sind, hier noch mal die Umrechnung für Nichtmathematiker: In die nächsthöhere Zehnerpotenz kommt man, indem man eine 0 an die Zahl anhängt, also von eins auf 10 oder von 100 auf 1000 und so weiter. Eine Reduktion um eine Zehnerpotenz würde im Umkehrschluss also bedeuten, dass ich die Keimzahl von sagen wir 100 auf 10 reduziere, was einer Reduktion von 90 Prozent entspricht. Das kriegen zumindest alle diejenigen noch hin, die regelmäßig die Rabattgutscheine beim Shoppen einlösen. Was ist denn dann aber eine Reduktion um fünf Zehnerpotenzen? Ist nicht schwierig, schauen Sie:

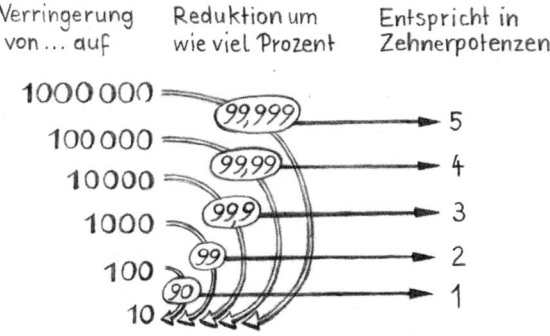

Wenn eine Verringerung von 100 auf 10 Keime eine prozentuale Reduktion von 90 Prozent bedeutet (oder eine Abnahme um eine Zehnerpotenz), heißt das, dass eine Desinfektion 99,999 Prozent aller Keime abtötet (eben eine Reduktion um fünf Zehnerpotenzen). Sie müssen einfach nur die Neunen zählen, um von der prozentualen Reduktion auf die Reduktion in Zehnerpotenzen zu kommen: fünf Neunen = fünf Zehnerpotenzen. Dabei ist es im Übrigen egal, von welcher

Ausgangskeimzahl Sie beginnen, von 1 000 000 auf 100 000 sind es genauso 90 Prozent wie von 100 auf 10. Warum erzähle ich Ihnen das? Nun, weil die Hersteller von Desinfektionsmitteln und antibakteriellen Reinigern gerne mit diesen Zahlen werben und auf so mancher Packung geschrieben steht, dass 99 Komma irgendwas an Keimen sterben werden, wenn Sie das Produkt anwenden. Überall, wo »Desinfektion« draufsteht, müssen in Deutschland übrigens fünf Zehnerpotenzen Reduktion drin sein, wobei die Firmen natürlich nicht übertreiben, sehr wohl aber untertreiben dürfen. Deshalb ist bei vielen Produkten auf der Packung bei 99,9 Prozent (also drei Zehnerpotenzen) Schluss. Das klingt nach ausreichend viel und nach Power, und mehr Neunen nach dem Komma versteht ohnehin niemand (außer Ihnen jetzt). Um eine ordentliche Keimreduktion zu erreichen, brauchen Sie aber gar keine »richtigen« Desinfektionsmittel. Händewaschen oder Putzen mit normalen Reinigern beseitigt auch schon so um die 99 Prozent der Keime: für die meisten Situationen, gerade zu Hause, reicht das bereits aus, um sicher zu sein.

Eines sollten Sie aber unbedingt noch wissen: Desinfektionsmittel müssen in Europa auf ihre Wirksamkeit gegen Bakterien und Pilze getestet werden, nicht jedoch gegen Viren! Wenn Sie also (ob beruflich oder privat) ein Problem mit Viren haben, müssen Sie genauer auf die Verpackung schauen. Häufig loben die Produkte aus, dass sie gegen »spezielle« Viren wirksam seien. Das heißt im Klartext, dass diese Mittelchen zwar vielleicht gegen Grippe- und sogar AIDS-Viren auf Oberflächen wirken würden, einige andere Viren aber eben nicht schaffen, so zum Beispiel die Noroviren, denen wir später nochmal beggenen, glücklicherweise hier nur literarisch, wie Sie sehen werden.

Die Sache mit der Desinfektion ist also gar nicht so einfach, was (neben anderen Punkten) viele Institutionen dazu getrieben hat, Otto Normalverbraucher von der Benutzung von Desinfektionsmitteln im Privathaushalt abzuraten. An dieser Empfehlung ist vieles dran, was sich nachvollziehen lässt, da wir alle aber nun mal diese Produkte im Supermarkt kaufen können, will ich hier lieber versuchen, Ihnen alle Fakten und Hintergründe einmal darzustellen.

Dazu müssen wir aber noch über einen letzten Begriff reden, die **Sterilisation**. Viele Verbraucher, mit denen ich spreche, betonen gerne, sie hätten mit den ganzen antibakteriellen Produkten nichts am Hut, denn schließlich wollten sie nicht in einer sterilen Umgebung leben. Da wir schon geklärt haben, dass man durch die Verwendung dieser Produkte allenfalls eine Desinfektion hinbekommt, also lediglich einen Teil der Mikroorganismen abtötet, ahnen Sie vermutlich, worauf es hinausläuft. In der Tat ist »steril« mehr als »desinfiziert«, denn es bedeutet, »frei von vermehrungsfähigen Mikroorganismen«. Wenn Sie also etwas sterilisieren, dann darf darauf oder darin absolut nichts mehr leben, wobei »vermehrungsfähig« darauf abzielt, dass durch eine Sterilisation auch die Dauerformen der Mikroorganismen (also vor allem die Sporen der Pilze und Bakterien) mit erwischt werden. Die »leben« zwar im Augenblick vielleicht nicht so wirklich, könnten es aber wieder, wenn die Umstände es erlauben – und genau das will man verhindern.

Sterile Umgebungen sind manchmal sehr wichtig, zum Beispiel im Inneren einer Konservendose, denn schließlich sollen die Mettwurst, die Möhren, das Hundemenü mit schönen fleischigen Stücken oder was Sie sonst so im Keller für schlechte Zeiten einbunkern ja – wenn nicht ewig – so doch für eine sehr lange Zeit haltbar gemacht werden, was im Falle des Dosenfutters auch prima funktioniert. Und das genau dadurch, dass hier keine einzelne Bakterie mehr rumlungert, vor allem die nicht, die es gerne anaerob, also frei von Sauerstoff mögen. Der Erfinder der Konservendose ist der Legende nach übrigens Louis Pasteur, der berühmte französische Mikrobiologe, der in seinem (zumindest unter anderen Mikrobiologen) nicht weniger berühmten Experiment bewiesen hat, dass Bakterien nicht einfach so entstehen und man daher Lebensmittel quasi endlos haltbar macht, wenn man die vorhandenen Keime abtötet und dafür sorgt, dass von außen keine neuen eindringen können. Bis in die Mitte des 19. Jahrhunderts glaubte man nämlich an die sogenannte *creatio ex nihilo*, also die »Schöpfung aus dem Nichts« oder Urzeugung. Ein bisschen überspitzt bedeutet das, es macht irgendwo »puff« und Leben ist entstanden, etwa in Form einer Bakterienzelle.

Das Pasteursche Experiment, das diese Annahme widerlegte, ging so: Meister Louis nahm einen Glaskolben, zog den Hals schwanenmäßig gewunden lang (zur damaligen Zeit waren die Naturwissenschaftler auch häufig in der Kunst des Glasblasens bewandert, um ihre Laborausstattung herzustellen) und erhitzte den Inhalt des Kolbens, der aus einem flüssigen Nährmedium – also einer Art Brühe – bestand. Normalerweise verkeimt so eine Brühe in null Komma nichts, wenn man die offen herumstehen lässt. Durch den kunstvoll ausgezogenen Hals konnte nun erstens der heiße Dampf entweichen, und zweitens konnten keine Keime aus der Luft hinein, weil Bakterien nicht eine Glasröhre entlang hinunter in eine Brühe kriechen können. Hätte es eine Schöpfung aus dem Nichts gegeben, hätte es eines schönen Tages einfach »puff« gemacht, und eine Bakterienzelle wäre im Inneren des Kolbens entstanden. Tatsächlich aber blieb das Nährmedium frei von Keimen (steril eben) und verdarb nicht.

Ein wichtiges Element in der Beweisführung fehlt aber noch. Jeder Beweis braucht einen Gegenbeweis. Im Falle unseres Experimentes sah der folgendermaßen aus: Im oberen Bereich des Schwanenhalses sollte sich nach einiger Zeit Staub gesammelt haben, in dem nach Pasteurs Auffassung auch Mikroorganismen enthalten gewesen sein müssten. Wenn man also den Kolben so kippte, dass die Flüssigkeit aus dem Inneren in den Hals und wieder hinab läuft, müsste das Nährmedium mit den Keimen aus dem Staub kontaminiert und die Brühe verkeimt werden. Genauso ist es geschehen, und damit war der endgültige Nachweis erbracht, dass Mikroorganismen nicht aus dem Nirgendwo entstehen, sondern über die Umwelt oder aus sonstigen Quellen eingetragen werden. Die Sterilisation war geboren!

Wenn Ihnen das in geschriebener Form zu kompliziert war, finden Sie das Experiment hier auch noch mal aufgezeichnet:

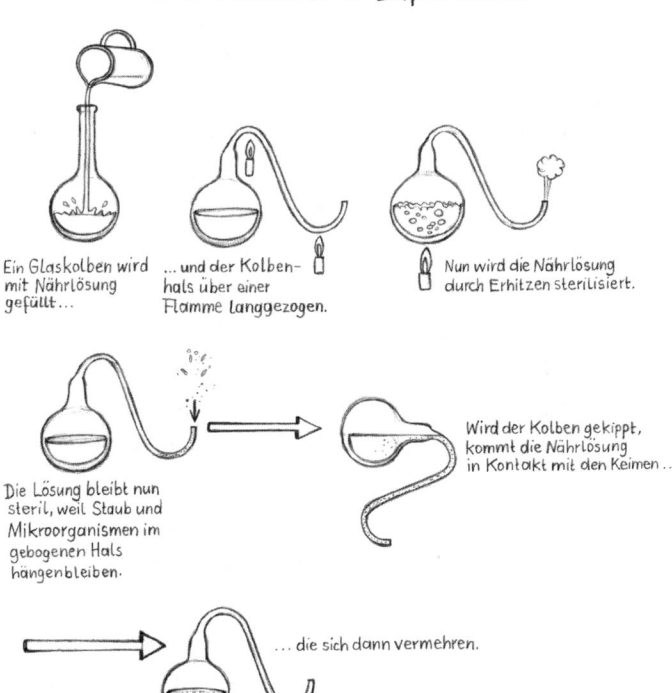

Tatsächlich hat Pasteur ein bisschen Glück gehabt, denn durch einfaches Abkochen wird man nicht wirklich alle vermehrungsfähigen Keime los. Bei vielen Lebensmitteln reicht dieses Erhitzen, das wir heute dem Meister zu Ehren als »Pasteurisierung« bezeichnen, aber aus. Wenn ich Sie jetzt ärgern wollte, könnte ich jetzt noch mit Ihnen darüber diskutieren, ob die Pasteurisierung nicht eher eine Desinfektion als eine Sterilisation ist (weil nicht alle vermehrungsfähigen Keime abgetötet werden) oder vielleicht doch eine Konservierung (weil sie der Haltbarmachung von Lebensmitteln dient). Weil ich es mir aber nicht mit Ihnen verscherzen will, lassen wir das lieber und überlegen stattdessen, wie wir das Wissen um Konservierung, Desinfektion und Sterilisation praktisch anwenden.

Was Sie nämlich interessieren dürfte, ist die Frage, welche Stoffe denn so eingesetzt werden, um Mikroorganismen zu bekämpfen. Trocknen, Erhitzen und die Geschichte mit dem pH-Wert haben wir ja schon abgehandelt. Viele Verfahren zur Konservierung und zur Desinfektion laufen aber mithilfe von Chemikalien, und die zu verstehen ist nicht immer einfach. Kriegen wir aber hin …

Zunächst zu den Konservierungsmitteln. Die Auslobung auf Kosmetik- und Lebensmittelverpackungen »frei von …« ist ja sehr beliebt, weil offenbar viele Verbraucher ein großes Misstrauen diesen Stoffen gegenüber hegen. Das ist nicht ganz unbegründet, denn was eine Bakterien- oder gar eine Pilzzelle schädigt, lässt möglicherweise auch eine unserer Körperzellen nicht ganz kalt. Nun gibt es unzählige Konservierungsstoffe, sodass wir hier unmöglich auf alle im Einzelnen eingehen können. Also beschränken wir uns zunächst mal darauf, ein paar Aspekte zu beleuchten; wenn wir später über bestimmte Produkte sprechen, kommen noch einige Spezialitäten hinzu. Vorweg sei aber schon einmal gesagt: es kursieren viele, teils ziemlich haarsträubende Gerüchte und zweifelhafte Informationen über die schädliche Wirkung von Konservierungsmitteln. Natürlich wissen Sie so gut wie ich, dass man nicht allem Glauben schenken darf, was so im Internet und in den Medien kursiert, aber ist nicht vielleicht doch etwas Wahres an solchen Berichten? Auch ich kann nicht immer alles einschätzen, was wieder einmal in der Presse auftaucht, und bin dann ganz froh, dass es staatliche Organisationen wie das Bundesinstitut für Risikobewertung (BfR) gibt, die das für uns erledigen. Man findet – manchmal freilich mit etwas Verzug, weil es Zeit braucht, sich ein objektives Bild zu machen – auf der Internetseite des BfR zu vielen Substanzen und Risiken bei Lebensmitteln, Kosmetika und Reinigungsmitteln Stellungnahmen und Informationen, die nach bestem Wissen und Gewissen erstellt worden sind. Anstatt Sie hier mit Details zu langweilen, würde ich Sie daher gerne auf diese Seite verweisen (wie gesagt, zu einigen Substanzen erzähle ich trotzdem später noch etwas).

Nicht ohne zuvor noch eine wichtige Tatsache zu erwähnen: Natürlich ist die Verwendung bestimmter Substanzen nicht ohne Risiko. Entscheidend ist aber die Risikoabwägung, also die Frage: Ist es gefährlicher, eine bestimmte Chemikalie einzusetzen, oder ist es riskanter, ein Produkt unkonserviert auf den Verbraucher loszulassen?

Selbstverständlich ist es wünschenswert, so wenig Zusatzstoffe wie nötig etwa in einer Gesichtscreme zu haben. Was aber, wenn niemand garantieren kann, dass von der Creme kein mikrobiologisches Risiko ausgeht, weil sie möglicherweise nach kurzer Zeit mit Krankheitserregern verkeimt ist? Seltsamerweise stellen sich die meisten Menschen die Frage nach einer möglichen Gesundheitsgefahr nicht, wenn sie ins Auto steigen, um in den Supermarkt zu fahren, obwohl das gesundheitliche Risiko auf dem Weg zum Supermarkt ungleich größer ist als etwa das durch die Verwendung eines konservierten Produktes. Verstehen Sie mich nicht falsch: Ich will hier keine Lanze für die Lebensmittel- oder Kosmetikindustrie brechen. Aber das Leben ist nun einmal nicht schwarz-weiß, und so muss man manchmal ein (kleines) Risiko eingehen, um ein anderes (größeres) zu vermeiden. Behalten Sie das gerne ein bisschen im Kopf, wenn wir später noch mal über Konservierungsstoffe reden.

Wir wollten uns aber doch eigentlich fröhlicheren Dingen zuwenden, zum Beispiel der Frage, wie man Bakterien elegant um die Ecke bringt ... Wenn Sie zur chemischen Keule greifen wollen (oder müssen), gibt es diverse Möglichkeiten, die glücklicherweise nicht ganz so unüberschaubar sind wie die bei den Konservierungsmitteln.

Die wichtigsten antimikrobiellen Wirkstoffe

Alkohol

Es gibt ein großartiges Stück des Ruhrpott-Kabarettisten Uwe Lyko alias Herbert Knebel aus Essen-Altenessen, in dem er schildert, wie er seine Zahnschmerzen mit einer Flasche Weinbrand, die er für diese Zwecke immer hinter seinem Fernseher bereithält, zu lindern versucht. »Leider« setze bei diesen alkoholischen Mundspülungen irgendwann der Schluckreflex ein, wie Knebel zu berichten weiß, sodass der erwünschte antibakterielle Erfolg zwar ausbleibe, ihm zum Schluss aber immerhin die Zahnschmerzen egal seien.

Spannend an dieser Anekdote ist, dass wir scheinbar irgendwie instinktiv zu Alkohol als Desinfektionsmittel greifen; ob nun dem Umstand geschuldet, dass tatsächlich viele antimikrobiell wirkende Produkte auf Alkohol als Wirkstoff hinweisen, oder (wahrscheinlicher), dass gefühlt jeder verwundete Vietnamkämpfer und angeschossene Westernheld in diversen Hollywoodfilmen stets mit schmerzverzerrten

Freund oder Feind?

Zügen zur Whiskyflasche greift und die tiefe Fleischwunde großzügig mit den Worten benetzt: »Is nur 'nen Kratzer ...«

Zu diesen Behandlungsmethoden muss einiges gesagt werden: Erstens, ja, man kann natürlich mit Alkohol desinfizieren und die allermeisten Händedesinfektionsmittel, wie sie zum Beispiel im Krankenhaus verwendet werden, basieren darauf. Ganz wichtig ist aber, dass die Konzentration des Alkohols in dem Produkt stimmt. Eine beliebte Fehlannahme, die ich immer wieder höre, ist die folgende: »In dem Glasreiniger ist Alkohol enthalten, also wirkt er antibakteriell.« Stimmt in dem Fall aber nicht, denn über das bisschen Alkohol, das im Glasreiniger enthalten ist, lachen sich vielleicht ein paar Keime tot, antimikrobiell aktiv ist der Reiniger aber nicht.

Schauen wir uns das mal genauer an, vielleicht in Form eines kleinen Quiz. In dem untenstehenden Bild sind einige Produkte aufgeführt, die Alkohol enthalten, und Sie können, wenn Sie mögen, einmal eintragen, wie hoch die Konzentration an Alkohol wohl ist (keine Angst, es gibt keine Noten dafür). Im nachfolgenden Text findet sich die Auflösung, also vorerst nicht weiterlesen, wenn Sie mitraten wollen!

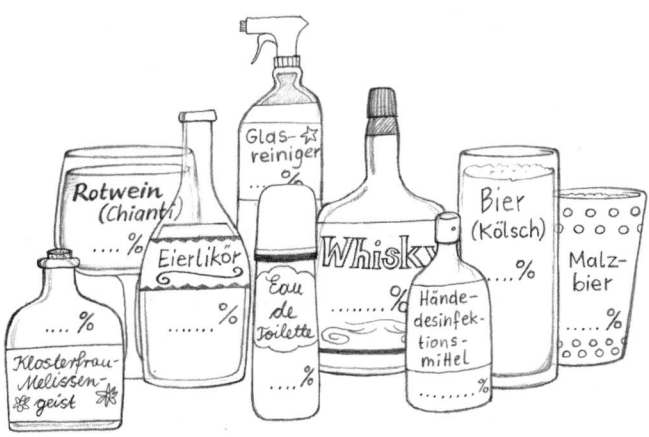

- Klosterfrau Melissengeist (80 %)
- Eau de Toilette (80 %)
- Händedesinfektionsmittel (60-70 %)
- Whisky (40 %)
- Eierlikör (20 %)
- Rotwein (Chianti) (15 %)
- Bier (Kölsch) (5 %)
- Glasreiniger (5 %)
- Malzbier (0,5 %)

Möglicherweise haben Sie es beim Raten gemerkt: die Liste ist nach absteigender Alkoholkonzentration geordnet. Erstaunlicherweise befinden sich Klosterfrau Melissengeist und das Eau de Toilette ganz weit oben, mit jeweils etwa 80 Prozent Alkoholanteil. Diese Produkte brauchen viel Alkohol hauptsächlich als Lösungsmittel für die guten Pflanzenextrakte oder das Parfumöl, was sie nicht nur für den bestimmungsgemäßen Gebrauch attraktiv macht, sondern auch manchen Alkoholiker schwach werden lässt, wenn gerade nichts anderes zur Hand ist. Händedesinfektionsmittel bestehen so zu 60 bis 70 Prozent aus Alkohol, was eine ideale Konzentration ist, um Mikroorganismen abzutöten. Man ist zwar versucht, nach dem Motto »viel hilft viel« am besten konzentrierten Alkohol zu nehmen, gerade bei der Desinfektion ist das aber nicht immer hilfreich, denn der Alkohol wirkt unter anderem durch die Zerstörung von Eiweißen in der mikrobiellen Zelle. Bei hochkonzentriertem Alkohol werden aber bereits die ganzen Eiweiße auf der Zelloberfläche denaturiert und bilden so eine Art Schutzschicht, durch die die Alkoholmoleküle nicht mehr gut durchkommen, sodass das Zellinnere weitgehend verschont bleibt. Bei 70-prozentigem Alkohol erreicht noch genug davon die Proteine innerhalb der Bakterien- oder Pilzzellen und kann dort den Schaden anrichten, den man von ihm verlangt. Eine Ausnahme von dieser Regel gibt es nur bei Desinfektionsmitteln gegen bestimmte Viren, die ja keinen zellulären Aufbau haben und bei denen tatsächlich eine Wirkung gegen Eiweiße auf der äußeren Hülle gewünscht ist. Damit wären wir auch schon beim Whisky angekommen, der mit 40 Prozent an der unteren Konzentrationsstufe der Mittel liegt, mit denen man noch desinfizieren kann. An dieser Stelle sei erwähnt, dass Desinfektion alleine bei Zahnschmerzen aber in der Regel nicht genügt und Sie selbstverständlich einen Zahnarzt aufsuchen sollten, wenn Sie in der gleichen Situation sind wie Herbert Knebel weiter oben. Den Eierlikör habe ich natürlich nur so aus Spaß mit in die Liste geschmuggelt, denn zum Desinfizieren würde den wohl keiner nehmen, wobei ich mich gerade frage, ob sich Udo Lindenberg vielleicht auch deshalb so gut gehalten hat, weil er ja angeblich ziemlich viel von dem süßen Zeug konsumiert ... Und was ist mit Rotwein? In dem sind so maximal 15 Prozent Alkohol enthalten, und diese Menge reicht immerhin aus, um den Traubensaft in dieser vergorenen Form sehr lange haltbar zu machen.

Mit dieser Erkenntnis haben wir ein wichtiges Prinzip klargemacht: Substanzen, die in der Lage sind, in einer gewissen Konzentration Mikroorganismen abzutöten, wirken in niedrigen Konzentrationen häufig immer noch wachstumshemmend (oder man sollte besser sagen, sie hemmen die Teilung von mikrobiellen Zellen). Der von der Hefe produzierte Alkohol fungiert also in den Konzentrationen, die im Wein oder im Bier vorliegen, als Konservierungsmittel, im Falle des Gerstensaftes mit gerade mal um die 5 Prozent Alkoholanteil helfen die Bitterstoffe im Hopfen auch noch ein bisschen mit, die Haltbarkeit zu verlängern. Das führt uns zu der interessanten Frage, warum man zwar die Vermehrung von Mikroorganismen mit Alkohol hemmen kann, sich aber die Hefe selbst offenbar fröhlich vermehrt? Kann das denn sein? Die Antwort liefert wie so häufig Radio Eriwan: »Im Prinzip ja.« Aber: Auch die Hefezellen tolerieren den (selbst produzierten) Alkohol nur bis zu einer gewissen Grenze, und die liegt so bei der Alkoholkonzentration eines guten Rotweins, also bei etwa 16 bis 18 Prozent. Ab da ist auch für die Hefe Schluss mit lustig, und selbst, wenn noch Zucker da ist, kann sie keinen weiteren Alkohol aus dem Zucker mehr herstellen.

An der Stelle können wir übrigens noch einmal Louis Pasteur huldigen, der als Erster herausfand, dass Hefezellen für die Gärung des Mostes verantwortlich sind, nachdem man zwar bereits jahrtausendelang das Phänomen dankbar genutzt hatte, aber bis zu dieser Entdeckung glaubte, es handele sich bei der alkoholischen Gärung um einen spontanen und rein physikalischen Prozess. Womit auch die Frage beantwortet wäre, ob man mit Glasreiniger desinfizieren kann. Man kann natürlich nicht, denn in diesen Produkten ist in der Regel weniger als 10 Prozent Alkohol enthalten, der wiederum vor allem streifenfreie Fettlösung gewährleisten soll. Die Mikrobiologie spielt beim Glasreiniger dann auch eher keine Rolle, es sei denn in dem Sinne, dass der Alkohol hilft, die Rezeptur zu konservieren.

Nachdem wir uns nun ausführlich mit dem Einfluss der Alkoholkonzentration auf die Desinfektionsleistung befasst haben, sollte ich vielleicht noch ein Wort zu dem Begriff »Alkohol« an sich verlieren. Auch wenn Sie vielleicht nicht daran gedacht haben, wissen Sie nämlich, dass es mehr als nur *den* Alkohol gibt, wie er in den beliebten Getränken zu finden ist und der wissenschaftlich korrekt »Ethanol« heißt. Chemisch gesehen sind die Alkohole eine überaus vielfältige Gruppe, und es gibt einige weitere, die man als antibakteriellen Wirkstoff nutzt. Erwähnt sei hier etwa Propylalkohol (auch Propanol genannt), der häufig auch in Form von Isopropanol eingesetzt wird und den man natürlich nicht trinken kann. Alkohole sind recht ordentliche Desinfektionsmittel mit einem breiten Wirkspektrum und schneller Wirksamkeit. Ein großer Nachteil ist, dass man sehr hohe Konzentrationen braucht – sowohl zum Desinfizieren als auch zum Konservieren, zumindest im Vergleich zu anderen Konservierungsmitteln.

Phenol

Obwohl Phenol chemisch gesehen ein Alkohol ist, verdient es einen eigenen Abschnitt, und zwar hauptsächlich aus historischen Gründen. Phenol, das man früher »Karbol« nannte, war nämlich das erste Desinfektionsmittel überhaupt und dominierte jahrzehntelang das Bild von einem antibakteriellen Wirkstoff, etwa wenn es in alten Beschreibungen von Krankenhäusern (wie die aus den Schwarzweißfilmen der 1960er-Jahre mit den Krankenschwestern mit weißen Häubchen) nach Karbol oder Phenol riechen musste, wenn es nach Krankenhaus roch. Heute weiß kein Mensch mehr, wie Phenol riecht, obwohl der Geruch sehr charakteristisch ist und wirklich aus allem herausgerochen werden kann.

Phenolische Desinfektionsmittel sind aufgrund ihrer Nebenwirkungen für Mensch und Umwelt heute in Europa weitgehend verboten und waren in weiten Teilen auch nicht besonders beliebt, eben weil sie so penetrant rochen. In Großbritannien, dem Geburtsland der Desinfektion, waren sie aber seit jeher sehr beliebt, nachdem Sir Joseph Lister diese Substanzen Ende des 19. Jahrhunderts erfolgreich zur Wundversorgung eingesetzt hatte. Das britische Desinfektionsmittel schlechthin hört auf den Namen »Dettol« und ist in seiner ursprünglichen Form eine schmutzige braune Brühe, die man laut Packungsangabe für alles Mögliche im Bereich der Desinfektion nutzen kann, durchaus auch mal als Badezusatz.

Selbstverständlich hat das britische Empire auch alle seine Kolonien mit dem Zeug versorgt, sodass man noch heute ganz gut anhand der Desinfektionsmittel im Drogerieregal nachvollziehen kann, welche Länder ursprünglich mal britisch beherrscht waren. Ein Kollege aus Ägypten (auch eine ehemalige britische Kolonie) erzählte mir in diesem Zusammenhang einmal eine nette Anekdote, die zeigt, wie sehr einen diese Traditionen prägen: Wenn die ägyptische Hausfrau Besuch erwartet, aber keine Zeit mehr hat, die Wohnung auf Vordermann zu bringen, verspritzt sie gerne ein paar Tropfen des phenolischen Desinfektionsmittels in den Zimmerecken. Der penetrante Phenolgeruch ist selbst in kleinen Mengen sofort wahrnehmbar und suggeriert dem eintretenden Besuch: »Ah, sie hat geputzt!« Raffiniert, oder?

Bleiche

Ein ähnliches Experiment könnte man in Frankreich mit Chlorbleiche durchführen, denn hier ruft der charakteristische Geruch im Nu die gedankliche Verbindung zu »sauber« hervor. Die typisch deutsche Assoziation wäre eher »Schwimmbad«, denn in diesem Zusammenhang ist Chlor Menschen diesseits des Rheins eher bekannt. Mit Reinigung und Sauberkeit verknüpfen den Chlorgeruch abgesehen von den Franzosen eher Südeuropäer. Interessant ist, dass – ähnlich wie die Briten ihren Kolonien den Umgang mit phenolischen Desinfektionsmitteln beibrachten – das französische »Eau de Javelle« auch heute noch gerne in den ehemals französisch dominierten Ländern genutzt wird. In Deutschland ist der Umgang mit Chlor aus gutem Grund eher verhalten, denn das Zeug ist wirklich nicht ganz ohne. Wie die Bezeichnung »Bleiche« suggeriert, entfärbt es ganz wunderbar (auch Stellen, die man gar nicht entfärben will, aber bei der Benutzung versehentlich benetzt), ist recht aggressiv gegenüber verschiedenen Materialien und reizt zudem die Schleimhäute. Man sollte die Verwendung von Chlorbleiche also nur in bestimmten Situationen in Erwägung ziehen (später mehr davon).

Das Tolle an Chlor, das in der Regel in Form von Hypochlorit eingesetzt wird, ist, dass es wirklich alles an Mikroorganismen kaputt bekommt, was man sich vorstellen kann. Ich war mal in ein Projekt involviert, bei dem es darum ging, ein neues Desinfektionsmittel zu entwickeln. Eine andere Firma hatte zu der Zeit ein Produkt auf dem Markt, das sie mit dem Slogan bewarb: »Tötet alle bekannten Keime!« Mein Kollege aus dem Marketing sagte zur mir: »Das wollen wir auch.« »Gut«, antwortete ich, »kein Problem, machen wir.« Darauf erwiderte mein Kollege: »Aber es soll ein Produkt sein, das ohne Chlorbleiche funktioniert.« »Dann«, musste ich ihm eröffnen, »wird das leider nichts. Es gibt keine andere Substanz außer Hypochlorit, zumindest für den Einsatz in Endverbraucherprodukten, die das schafft.«

Tatsächlich ist es schwierig, etwas vergleichbar Gutes gegen Mikroorganismen zu finden. Woran liegt das? Nun, wie der Begriff Bleiche schon andeutet, zerstört diese Substanz viele Molekülstrukturen, mit dem Ziel, dass Rotweinflecken eben nicht mehr farbig sind, wasserunlösliche Stoffe wasserlöslich werden (und dann abgespült werden können) oder essentielle Bausteine bei Mikroorganismen inaktiviert werden. Das Ganze funktioniert über Oxidation, was sehr vereinfacht heißt, dass ein Molekül mit Sauerstoff reagiert und somit seine Eigenschaften verändert.

Aber halt: Sauerstoff findet sich doch überall, warum muss man dann Chlor nehmen? Muss man gar nicht, denn auch mit Sauerstoff lässt sich wunderbar bleichen. Im Tal der Wupper, in dem ich wohne und aus dem meine Familie stammt, gibt es die sehr alte Tradition des Garnbleichens. Hierzu wurde das Garn auf die Wiesen am Flussufer gelegt und dann regelmäßig mit Wasser besprengt. Durch das Wasser, den Luftsauerstoff und das Sonnenlicht (das ist das eigentliche Wunder, denn in Wuppertal regnet es fast immer) bildeten sich reaktive Sauerstoffradikale, die das cremefarbene Garn mit der Zeit blütenweiß werden ließen, eben über Oxidation. Die Substanz, die sich aus Wasser und Sauerstoff bildet, heißt Wasserstoffperoxid und ist fast so ein gutes Oxidationsmittel (und damit Bleichmittel) wie das Hypochlorit. Und das tolle daran ist: nach der chemischen Reaktion mit Schmutz oder Flecken oder Keimen bleibt nichts zurück als Wasser! Damit ist es deutlich sympathischer als die Chlorbleiche, die im Laufe ihres Dienstes bestimmte organische Verbindungen zurücklässt, die ewig und drei Tage in der Umwelt verbleiben und zudem giftig sind. Leider wirkt das Wasserstoffperoxid dafür auch nicht ganz so gut. Aber man kann es verbessern: Wenn Sie mal auf Ihre Waschmittelpackung schauen (es sollte ein Vollwaschmittel in fester Form sein, also Pulver, Perlen oder Tabs), dann werden Sie darauf lesen, dass es »Bleichmittel auf Sauerstoffbasis« enthält. Das ist so etwas wie unser Wasserstoffperoxid, nur um ein weniges raffinierter. Das Problem beim Wasserstoffperoxid fängt nämlich schon in der Flasche an: Man kann ihm nicht vorschreiben, mit wem es reagiert. Wenn Sie aber so ein schickes Produkt verkaufen wollen, sollte es ja auch gut riechen, eine hübsche Farbe haben und so weiter. Funktioniert leider alles nicht, wenn es sich um Bleiche handelt, denn in flüssiger Form oxidiert Wasserstoffperoxid alles, was nicht bei »Drei« auf dem Baum ist.

Wie also schafft man es, Waschmittel mit Bleiche zu machen, bei dem in der Packung nicht direkt rheinischer Karneval ausbricht? Antwort: Bei Flüssigprodukten gar nicht (deshalb gibt es keine flüssigen Vollwaschmittel mit Bleiche), bei Pulver, Perlen und Tabs verwendet man nicht Wasserstoffperoxid, sondern eine ebenfalls pulverförmige Substanz, eine

Persäure. Diese Silbe *Per-* weist uns auf die chemische Ähnlichkeit von Wasserstoff**per**oxid und **Per**säuren hin. Letztere reagieren nur, wenn Wasser ins Spiel kommt, sodass im Innern der Waschmittelpackung keine unkontrollierten Reaktionen zu befürchten sind. Erst, wenn das Mittel in die Waschtrommel kommt, geht es los und den Flecken an den Kragen (und auch den Keimen; dazu kommen wir noch). Dabei wird die Sauerstoffbleiche in der Waschlauge über einen Inhaltsstoff, den man Bleichaktivator nennt, kontrolliert und schon bei relativ niedrigen Temperaturen freigesetzt. Bis in die 1970er-Jahre gab es diese Bleichaktivatoren nicht, man musste die Wäsche also bei mindestens 60 °C waschen, damit die Sauerstoffbleiche funktionierte. Dann kam in den 1980ern »OMO mit dem TAED-System« auf den Markt. Erinnern Sie sich noch an die Werbung? Für mich als Kind dieser Zeit ist der Slogan noch gut in Erinnerung, wenngleich nur als langweiliger Zwischenakt, bis endlich wieder die Mainzelmännchen kamen. Dieses TAED-System ermöglichte gute Bleichleistungen schon ab etwa 40 °C und wird bis heute eigentlich in allen festen Vollwaschmitteln unverändert genutzt.

Quats

Auch wenn Sie gerade befürchten, in einen Ratgeber für Spaßfahrzeuge geraten zu sein – Quats haben nichts mit den vierrädrigen Vehikeln zu tun, sondern sind eine weitere wichtige Gruppe unter den antimikrobiellen Wirkstoffen. Da die Quats den meisten aber nicht so geläufig sind wie Alkohol und Bleiche, bedarf es einiger Erläuterungen.

Wenn ich Ihnen jetzt sage, dass »Quat« für »quaternäre Ammoniumverbindungen« steht, nervt Sie das womöglich – das will ich natürlich nicht riskieren. Ich frage mich also, ob es stattdessen sinnvoller wäre, Ihnen zu erzählen, dass es sich bei den Quats um positiv geladene Tenside handelt. Eher nicht, denn erst später werden wir uns anschauen, dass es sich bei Tensiden um reinigungsaktive Substanzen handelt, die helfen, Fett und Schmutz zu lösen. Was tue ich also? Ich könnte Ihnen einfach beschreiben, was diese Gruppe von Substanzen auszeichnet und warum sie außer in Hygienereinigern auch in vielen anderen Produkten, wie Weichspülern und Haarconditionern eingesetzt werden. Wäre das okay für Sie? Gut.

Also, die Quats haben die Eigenschaft (wie übrigens alle Tenside), einen Film auf Oberflächen zu bilden, und da sie positiv geladen sind, bevorzugen diese Substanzen natürlich negativ geladene Oberflächen: Wolle oder auch Baumwolle zum Beispiel sind aufgrund ihres chemischen Aufbaus eher negativ geladen. Wenn sich dieser Film um eine Wollfaser legt, wird die Oberfläche dadurch geglättet; da haben wir unseren Weichspüler. Weil Haare chemisch betrachtet nichts anderes sind als (menschliche) Wolle, funktioniert das auch bei Haaren und sorgt so für eine bessere Kämmbarkeit und verminderte statische Aufladung – so wirkt ein Haarconditioner!

Chemische Wirkung eines Haarconditioners

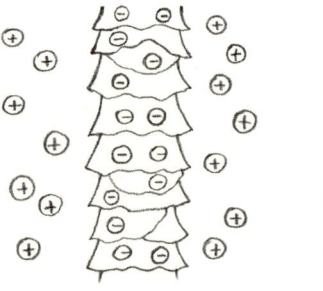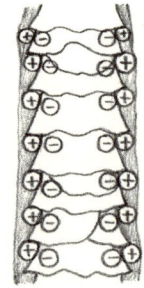

Das Haar wirkt geglättet.

Was das jetzt mit Mikroorganismen zu tun hat? Ganz einfach, auch die Oberfläche von Bakterienzellen ist häufig negativ geladen, sodass die Quats sich auf dieser ablagern. Dort stören sie dann den Stoffaustausch über die bakterielle Zellwand, hemmen die Funktion einiger dort sitzender Enzyme und schädigen so die bakterielle Zelle. Weil diese Substanzen schon in geringen Konzentrationen wirken, sind sie ideal für den Einsatz in der Waschmaschine, wo alles durch das viele Wasser ja noch mal zigfach verdünnt wird. Nicht ohne Grund enthalten also Wäsche-Hygienespüler solche Quats. Dummerweise werden diese auf der Packung mit ihren chemischen Namen angegeben, die ziemlich kompliziert sind. Damit Sie diese Wirkstoffe in Zukunft erkennen können, nenne ich die Namen jetzt mal, es sind glücklicherweise nur zwei: *Benzalkoniumchlorid* und *Didecyldimethylammoniumchlorid*.

Diese Substanzen werden zum Teil auch in Reinigern verwendet, und Sie sollten sich gut überlegen, ob Sie diese Produkte wirklich brauchen. Im Gegensatz zu Sauerstoffbleiche etwa können diese Stoffe nämlich durchaus einigen Schaden anrichten, wenn sie in die Umwelt gelangen. Wenn wir uns etwas später mit der Wäschehygiene befassen, werden wir das nochmal intensiver diskutieren.

Säuren und Laugen

Damit wird es dann auch wieder einfacher, denn schließlich haben wir schon besprochen, was Säuren und Laugen sind. Diese Substanzen wirken antimikrobiell, indem sie den pH-Wert des Mediums, das die mikrobiellen Zellen umgibt, stark senken (Säuren) oder anheben (Laugen). Dadurch wird es für die Keime so ungemütlich, dass sie keine Chance mehr haben, zu überleben. Natürlich gibt es wie erwähnt ein paar Spezialisten, die auch bei extremen pH-Werten ihr Dasein fristen können oder sich sogar dann erst richtig wohlfühlen (erinnern

Sie sich noch an die Archaeen?), aber die spielen zum Glück als Bösewichter in unserem direkten Umfeld kaum eine Rolle. Daher gilt für den pH-Wert Ähnliches wie für den Alkohol, bei dem ja auch die Konzentration die Wirkung ausmacht: eine moderate Absenkung (oder auch Erhöhung) des pH-Wertes genügt zur Konservierung, ganz saure oder ganz basische pH-Werte töten Mikroorganismen. Starke Säuren, wie etwa Salzsäure, werden nicht nur als Desinfektionsmittel eingesetzt, sondern vermögen auch, Kalk zu lösen, weswegen man sie in WC-Reinigern findet.

Schwächere Säuren wie Milch- oder Zitronensäure wirken häufig ebenfalls antimikrobiell. Diese schwachen Säuren sind zwar nicht unbedingt in der Lage, den pH-Wert außerhalb der Zelle so weit abzusenken, dass das desinfizierend wirken würde. Der Effekt ist allerdings ausreichend, wenn ihnen die Möglichkeit gegeben wird, in die bakterielle Zelle zu gelangen, wo ja nur ein ganz kleines Volumen angesäuert werden muss. Meist reicht auch das nicht aus, um die Zelle abzutöten, aber ihr Wachstum wird gehemmt, und wir haben eine konservierende Wirkung. Häufig wird ja empfohlen, Essig oder Zitronensäure als Reiniger einzusetzen, wenn es zum Beispiel darum geht, den verschimmelten Brotkasten oder den Kühlschrank hygienisch sauber zu bekommen. Viele Menschen lieben den Gedanken, dass Großmutter es am besten wusste und die modernen Lösungen eher eine billige Nachahmung dessen sind, was es an guten, alten Hausmitteln gab. Wir (und wenn ich in dem Zusammenhang jetzt und später »wir« sage, beziehe ich mich auf eigene Forschungsergebnisse meiner Arbeitsgruppe) haben diese Hypothese selbst einmal getestet und wollten herausfinden, ob Hausmittel wie Essig oder Zitrone wirklich genauso gut gegen Bakterien und Pilze wirken wie kommerzielle Produkte auf Alkohol- oder Quat-Basis. Einen normalen Allzweckreiniger haben wir auch mal getestet, und das kam dabei raus:

Wirkung von Reinigungsmitteln

	Hygienespray auf Alkoholbasis	Hygienereiniger mit Quats	Allzweckreiniger	Essigreiniger	Essigessenz	Zitronensäure
hohe Konzentration	gut	gut	schlecht	moderat	gut	moderat
niedrige Konzentration	schlecht	schlecht	schlecht	schlecht	schlecht	schlecht

gut: [ ] moderat: [ ] schlecht: [ ]

Wie Sie sehen, schneiden sowohl das alkoholische Hygienespray als auch der Hygienereiniger auf Quat-Basis gut ab; sobald man diese Produkte aber verdünnt, geht die Wirkung verloren (was Sie jetzt nicht mehr wirklich überraschen dürfte, denn das haben wir ja am Beispiel des Alkohols bereits ausführlich erörtert). So ein normaler Allzweckreiniger ohne antimikrobielle Auslobung hat auch keine Wirkung, das ist ja klar. Die Essigessenz hingegen schneidet sehr gut ab, aber auch nur, wenn man sie unverdünnt einsetzt. Das heißt: ein bisschen Essig ins Putzwasser (wie häufig auf einschlägigen Internetplattformen empfohlen) bringt keinen Nutzen, zumindest nicht für die Hygiene. Vielleicht denkt Ihr Besuch wegen des Geruchs, Sie hätten extra geputzt, aber das ist eine andere Geschichte. Essigreiniger und Zitronensäure schaffen in hohen Konzentrationen höchstens »moderate Leistung«.

Was heißt das nun für Omas Tipps? Ganz falsch lag die Gute natürlich (wie immer) nicht, aber man muss es schon richtig angehen. Das heißt: Wenn sich in Ihrem Brotkasten oder dem Kühlschrank Schimmel tummelt, hilft der Spritzer Essig im Zweifel nur Ihrem guten Gewissen. Das ist der unbestreitbare Vorteil von Produkten, die Sie zum vorgesehenen Zweck im Laden kaufen. Da steht immer genau drauf, wie und in welcher Konzentration Sie das anwenden müssen, damit es auch garantiert wirkt. Sie haben durch die Lektüre dieses Buches natürlich den großen Vorteil, dass Sie nun wissen, was Sie tun und können daher statt zu einem alkoholischen Hygienespray zum Bioalkohol greifen (auf wirkungsvolle 70 Prozent verdünnt, versteht sich) oder – wenn Sie der Gestank nicht stört – eben zur Essigessenz. Tun Sie mir aber bitte den Gefallen und denken auch an Ihre Sicherheit, indem Sie a) nicht rauchen, wenn Sie kopfüber in Ihrer Kühltruhe stecken und diese gerade großzügig mit Alkohol auswischen, b) danach nicht Auto fahren (das Gleiche gilt natürlich nach der innerlichen Anwendung von Klosterfrau Melissengeist) und c) beim Reinigen mit Essigessenz Handschuhe tragen und nichts von den Dämpfen einatmen, weil das die Haut und die Atemwege ordentlich reizt. All diese Hinweise stehen natürlich auf den Fertigprodukten aus dem Supermarkt drauf, nicht aber auf Omas Hausmittelchen.

Silber, Kupfer & Co.

Wenngleich bei den heutigen Edelmetallpreisen die Wahrscheinlichkeit immer geringer wird, dass diese Stoffe weiterhin in großem Umfang eingesetzt werden: Metalle sind recht ordentliche antimikrobielle Wirkstoffe. Um Silber gab es vor einigen Jahren sogar einen regelrechten Hype, sodass man sich fast anstrengen musste, ein Oberhemd, ein Paar Socken oder einen Kühlschrank ohne »Silberausrüstung« zu finden.

Silber ist – genau wie viele andere Metalle – in der Lage, den Stoffwechsel von mikrobiellen Zellen zu stören, wenn es in kleinen Mengen als geladenes oder ungeladenes Teilchen von einer Oberfläche abgegeben wird. In ähnlicher Weise kann man Silber auch zur Wasseraufbereitung nutzen, etwa in Form kleiner Tabletten, die man auf Fernreisen mitnehmen kann, um sie dort in die Flasche mit Wasser aus fragwürdiger Quelle zu geben. Nachdem man eine halbe Stunde gewartet hat, sollte das Wasser zumindest frei von Keimen sein; was sonst möglicherweise noch an Schadstoffen in dem Wasser gelöst ist, bekommt man auch mit Silber nicht weg. Die geladenen Metallteilchen wirken übrigens deswegen antimikrobiell, weil sie mit Enzymen in der Zelle interagieren und diese hemmen. Das würden die Silberteilchen natürlich auch mit den Enzymen in unseren Zellen tun, allerdings gelangen sie nur ganz schwer in tiefere Hautschichten. Dazu gibt es ein, sagen wir, unfreiwilliges Experiment, das fast jeder Schüler und Student macht, der einmal mit Silbernitratlösung herumwurschtelt. Gelangt ein wenig von der farblosen Lösung auf die Haut, gibt das nach einigen Minuten schwarze Flecken, die sich selbst mit größter Anstrengung nicht mehr abwaschen lassen. Das liegt daran, dass die Enzyme und andere Proteine in unseren Zellen viel Schwefel enthalten und Silber mit Schwefel sehr stabile und wasserunlösliche Verbindungen eingeht, die, wie fast alle Silbersalze, schwarz sind. Viele Metallverbindungen haben solche typischen Färbungen, eisenhaltige Moleküle sind in der Regel rot, Kupferverbindungen grün und so weiter. Diese Reaktion mit dem Silber macht die Proteine einerseits unbrauchbar (was die Zelle schädigt), andererseits bewirkt das komplette Wegfangen des Silbers direkt beim ersten Kontakt mit schwefelhaltigen Proteinen, dass eigentlich nichts von dem Silber tiefere Hautschichten erreicht. Wenn die Silberteilchen ganz klein sind – das ist das berühmte Nanosilber –, sieht das vielleicht ein wenig anders aus, aber das hier zu erläutern würde etwas zu weit führen.

Neben dem Silber gibt es, wie gesagt, noch andere Metalle, die ähnlich wirken, zum Beispiel Blei, Quecksilber und Kupfer. Natürlich verbietet sich meist der Einsatz von sehr giftigen Schwermetallen wie Blei und Quecksilber, Kupfer hingegen erlebt gerade eine Renaissance als antimikrobielle Oberfläche. Dabei ist das eigentlich eine alte Geschichte, an die sich aber niemand mehr so recht erinnert: Nehmen wir an, Sie stehen vor einer öffentlichen Toilette mit zwei Kabinentüren, eine schicke mit einem modernen Kunststoffgriff und eine alte mit einem ebenso alten wie heruntergekommenen Messingtürgriff. Welche wählen Sie?

Wahrscheinlich sind Sie mir schon auf die Schliche gekommen und würden wie ich die mit dem Messingtürgriff nehmen. Recht so, denn Messing ist eine kupferhaltige Legierung und daher in der Regel frei von Mikroorganismen, übrigens genauso wie Münzgeld. Die Teilnehmer unseres Mikrobiologiepraktikums sind regelmäßig dazu aufgefordert, von Oberflächen ihrer Wahl Proben zu nehmen und die dort vorhandenen Mikroorganismen zu untersuchen. Einige wählen stets Geldmünzen als Forschungsgegenstand und sind immer ganz enttäuscht, wenn wider Erwarten gar keine Keime auf den Münzen nachweisbar sind (für Geldscheine gilt das natürlich nicht). Auch dieses Phänomen ist der antibakteriellen Wirkung der Metalle in den Münzlegierungen zuzuschreiben, und neuerdings findet man sogar in Krankenhäusern und Altenheimen wieder Türklinken und Griffe an Desinfektionsmittelspendern, die mit Kupfer überzogen sind.

Was ist denn aber nun mit den Socken, Oberhemden und Kühlschränken? Sehen wir uns zunächst die Textilien an. Das eingearbeitete Silber soll hier im Wesentlichen vor Gerüchen schützen, die durch Bakterien in Verbindung mit Schweiß gebildet werden. Das funktioniert eigentlich auch ganz gut, allerdings gab es bei vielen Textilien Probleme mit Verfärbungen durch ungewollte Reaktionen des Silbers mit Schmutz auf der Textiloberfläche, sodass sich ein unschöner Grauschleier gebildet hat. Zudem gelangen durch den Waschvorgang

Silberteilchen ins Abwasser und könnten dort unerwünschte Folgen haben. Die Auswirkungen sind nicht wirklich klar erforscht, aber dass das Silber, wie hin und wieder berichtet, die Bakterien in der Kläranlage schädigt, halte ich persönlich für unwahrscheinlich. Das Silber dürfte mit viel größerer Wahrscheinlichkeit bereits irgendwo auf dem Weg dorthin reagieren und als schwerlösliches Salz irgendwo auf den Grund sinken. Dennoch wird es natürlich in die Umwelt eingetragen, und das ist etwas, was man nicht ohne weiteres mit Schwermetallen wie Silber tun sollte.

Das größere Problem mit diesen silberausgerüsteten Textilien ist jedoch, dass die Bakterien irgendwann resistent werden, das heißt, sie entwickeln die Fähigkeit, das Silber loszuwerden oder für die Zelle unschädlich zu machen. Da silberbeschichtete Textilien aber auch erfolgreich für medizinische Zwecke eingesetzt werden, zum Beispiel bei Patienten mit schlecht heilenden Wunden oder chronischen Entzündungen, sollte man meiner Meinung nach das Silber lieber für solche Zwecke »aufsparen«. Nicht, dass ein Patient, der eigentlich von so einem mit Silber ausgerüsteten Textil profitieren könnte, resistente Bakterien auf der Haut hat, gegen die das medizinische Textil nichts mehr ausrichten kann.

Nun zum Kühlschrank: Ich habe nie so ganz verstanden, weshalb ein Kühlschrank von innen antibakteriell beschichtet sein sollte. Sicher, es können sich Schimmelpilzsporen und gegebenenfalls auch Bakterien an den Innenflächen anlagern, aber putzen sollte man das Gerät ohnehin von Zeit zu Zeit. Viel problematischer finde ich, dass die antibakterielle Beschichtung eine Sicherheit suggeriert, die es nicht gibt. Verderben Lebensmittel weniger schnell in einem antibakteriell ausgerüsteten Kühlgerät? Verteilen sich weniger Sporen von einem verschimmelten Lebensmittel auf ein anderes? Sicher nicht. Wir werden uns später noch einmal ein paar wichtige

Hygieneregeln für den Kühlschrank ansehen, und die sollten Sie auch beherzigen, wenn Sie ein mit Silber beschichtetes Gerät haben. Genauso schlimm (wenn nicht sogar schlimmer) sind mit Silber oder anderen antibakteriellen Substanzen ausgerüstete Schneidbrettchen, Messer oder Ähnliches. Auch hier werden wir später sehen, wie hygienisch heikel diese Küchenutensilien ganz grundsätzlich sind – woran eine antibakterielle Beschichtung nichts ändert. Bleiben Sie also kritisch, auch wenn Ihnen die Werbung etwas anderes sagt.

Aldehyde

So langsam kommen wir schon zum Schluss unserer kleinen Übersicht über die gängigsten Desinfektionsmittelwirkstoffe. Auch wenn wir nun bereits die Produktpalette verlassen haben, die das antibakterielle Farbenspiel für den Hausgebrauch ausmachen, so sollten wir dennoch auf eine Substanzklasse noch etwas genauer eingehen, die zumindest historisch bedeutend ist.

Möglicherweise sind Sie beim Begriff Aldehyde wieder einmal chemophobisch zusammengezuckt, aber ich bin mir sicher, dass Sie einen Vertreter dieser Stoffe ganz bestimmt kennen: nämlich das Formaldehyd. Welches Gruselkabinett käme ohne diese Substanz aus, in der man ganz hervorragend alle möglichen Leichenteile, Wunderwesen aus der Natur und anderes organisches Material konservieren und in Gläsern schaurig schön auf den Regalen der Meister der Finsternis drapieren kann? Formaldehyd, oder besser seine wässrige Lösung, das Formalin, hat den unschätzbaren Vorteil, dass es derartig präparierte Gewebe ohne nennenswerte Veränderung für einen fast unbegrenzten Zeitraum haltbar macht. Aus gutem Grund versucht man aber inzwischen, ohne Formaldehyd auszukommen, denn es reizt die Augen und die Schleimhäute und wirkt in höheren Dosen sensibilisierend, was etwas Ähnliches ist wie eine Vorstufe von Allergien. Außerhalb von Europa ist es aber immer noch gang und gäbe, Produkte wie Reinigungsmittel und Kosmetika mit Formaldehyd zu konservieren oder Stoffe zu nutzen, die langsam Formaldehyd freisetzen. Zur Desinfektion und Sterilisation wird Formaldehyd, das man hierzu vor allem als Gas eingesetzt hat, aber kaum noch verwendet, obwohl es das einzige Gas ist, das in der Lage ist, auch bakterielle Sporen abzutöten.

Es gibt noch eine Reihe anderer Aldehyde (wie das Glutaraldehyd, das nicht ganz so kritisch ist wie das Formaldehyd), die im medizinischen Bereich zur Desinfektion verwendet werden. Ein Grund, warum ich keinesfalls darauf verzichten wollte, diese Stoffklasse zu erwähnen, ist ein Kalauer eines ehemaligen Chemieprofessors von mir, den ich hier zum Besten geben möchte. Ich hoffe in diesem Sinne, Ihnen ein paar neue Erkenntnisse mit auf den Weg gegeben zu haben, oder waren das alles (bitte laut lesen!) *Aldehyde?*

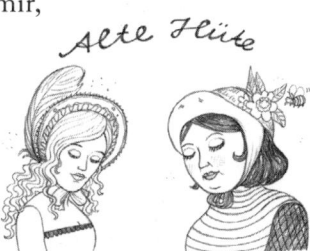

... und vieles mehr

Ich glaube, jede Region in Deutschland hat einige Begriffe, die von anderen Menschen vermeintlich gleicher Muttersprache nur schwer verstanden werden. Wenn mein schwäbischer Kollege und WG-Genosse etwa aus dem Fenster weist und mich darauf aufmerksam macht, dass draußen ein »Dachhas« vorbeiläuft, muss er mir erst mal erklären, dass er eine Katze meint. Im Ruhrpottslang meiner Großmutter bezeichnete ein »Pitterken« ein kleines Obstmesser mit gebogener Klinge, und wenn unsere Freunde aus Bayern etwas »schiach« finden, dann ist es in der Regel hässlich, schief oder sonst wie missgestaltet (was man dann meistens auch als Rheinländer erkennt).

Dort, wo ich herkomme, gibt es den wunderbaren Begriff »Kros« (sprich »Kroos«), der auch gerne als Adjektiv benutzt wird (»krosig«). Man könnte diesen Begriff am ehesten mit »Unordnung« übersetzen, wobei es mehr ist als nur das. Meine Kinder können im Handumdrehen ein aufgeräumtes Zimmer krosig machen, man kann aber auch einen Sonntagnachmittag lang herumkrosen, ohne etwas Gescheites zu tun. Eine der sinnvollsten Nutzungen dieses Wortes existiert in Form der »Krosschublade«, das ist immer die unterste Schublade, zum Beispiel in einer Kommode, in die alles hineingeräumt wird, was nirgendwo sonst hinpasst. Diese Schublade brauche ich jetzt auch, um den Rest der antimikrobiellen Substanzen unterzukriegen, für die bislang kein Platz war. Ehrlich gesagt, will ich gar nicht ins Detail gehen, und so könnten Sie den Eindruck bekommen, dieser Abschnitt sei eher ein Ausflug in die Abgründe der deutschen Sprache, was gar nicht so falsch ist. Vielleicht sind Sie aber auch erleichtert, wenn ich nicht seitenlang über *Isothiazolinone*, *Orthophenylphenol* und *Bacteriocine* schwafle, deren Namen Sie ohnehin auf der nächsten Seite wieder vergessen haben dürften. Belassen wir es also bei der Feststellung, dass es noch unzählige weitere Wirkstoffe gibt, die Mikroorganismen das Leben schwermachen und bei der beruhigenden Gewissheit, dass man mit der Kenntnis derjenigen Substanzen, die wir uns eingehender angeschaut haben, im Alltag bestens zurechtkommt.

Eine kleine Einkaufsliste gegen Keime

Wenden wir uns zum Abschluss dieses Kapitels lieber wieder handfesten Fragestellungen zu. Etwa der, welche antimikrobiellen Produkte aus dem Supermarkt man denn wirklich braucht. Ich will mich an dieser Stelle ausdrücklich nicht darüber auslassen, welche Reinigungsmittel sinnvoll sind oder ob Sie ein Waschmittel für Sportkleidung, eins für Schwarzes, eins für Buntes, ein anderes für Weißes und ein weiteres für Babyklamotten brauchen – nicht zu vergessen, das für Seide und Feines ... Nein, es soll vielmehr darum gehen, welche Lösungen man für den Fall parat haben sollte, dass es Probleme mit Mikroorganismen gibt oder man diese vermeiden möchte.

Dazu müssen Sie noch Folgendes wissen: In der Europäischen Union ist die Vermarktung von Bioziden inzwischen ziemlich streng geregelt, aber dadurch leider keineswegs weniger kompliziert. Das fängt schon bei dem Begriff an: Unter Bioziden versteht der Gesetzgeber »Zubereitungen und Gegenstände mit Wirkstoff(en) zum Abschrecken, Unschädlichmachen, Bekämpfen oder Zerstören von Schadorganismen«. Alles klar? Wenn es Ihnen mit Gesetzestexten so geht wie mir, noch mal so, dass auch durchschnittlich begabte Biologen und (andere) normale Menschen das verstehen.

Zunächst zum Zweck: Es soll irgendetwas gegen Schadorganismen getan werden. Diese Schadorganismen können die uns mittlerweile vertrauten Mikroorganismen sein, aber auch jedes andere Lebewesen, also auch Pflanzen und Tiere etwa. Die Schadorganismen müssen nicht unbedingt getötet werden, sondern könnten auch auf andere Weise unschädlich gemacht oder abgeschreckt werden. Den letzteren Fall kann man ganz gut für ein Beispiel heranziehen, denn da wären wir bei Insektenrepellents, also den Mitteln, mit denen man sich einsprüht, damit die Mücke schnell wieder das Weite sucht, bevor sie sticht. Demnach sind Biozide entweder Mittel, die einen Wirkstoff enthalten oder ein Gegenstand, der diesen Wirkstoff enthält; in unserem Beispiel also das Mückenvertreibungsspray oder aber auch das Moskitonetz, das vor dem Verkauf mit so einem Spray behandelt wurde.

So weit, so gut. Nicht alle Produkte, die diese Kriterien erfüllen, sind aber Biozide im Sinne dieses Gesetzes. Ausgenommen sind nämlich zum einen rein physikalisch wirkende Mittel gegen Lebewesen (das einfachste Beispiel hierfür ist die Fliegenklatsche oder die klassische Mausefalle) und zum anderen (das ist leider komplizierter) alles, was bereits anderweitig gesetzlich geregelt ist. Dazu gehören unter anderem Kosmetika, Arzneimittel und Medizinprodukte sowie Pflanzenschutzmittel. Und damit kommen wir auf unsere Fragestellung zurück, denn antimikrobielle Reinigungs- und Desinfektionsmittel für den Hausgebrauch fallen sehr wohl unter die Regelung für Biozide, weil sie zu keiner der Ausnahmen gehören.

Was heißt das jetzt? Auf den ersten Blick nicht viel für Sie als Endverbraucher, abgesehen davon, dass diese Produkte mit einem Warnhinweis versehen werden müssen. Vielleicht haben Sie in Werbeprospekten schon mal den entsprechenden Satz: »Biozidprodukte sicher verwenden« gelesen. Bei näherem Hinsehen gibt es aber doch ein paar Dinge, die uns als Konsumenten betreffen. Die Hersteller dürfen nämlich nur bestimmte Wirkstoffe verwenden, die vorher angemeldet wurden. Einen neuen Wirkstoff anzumelden ist enorm teuer, daher macht das heute eigentlich niemand mehr.

Neben dem verwendeten Wirkstoff muss zudem das Endprodukt angemeldet werden, und auch das beschert den Herstellern natürlich Kosten und Mühen. Und jetzt kommt's: Es gibt Produkte, die zwar in der Lage sind, Mikroorganismen zu töten, aber dennoch nicht als Biozid gehandelt werden. Warum das? Weil diese Produkte vom Hersteller nicht dazu *bestimmt* wurden, als Biozid zu wirken, sondern irgendeine andere Wirkung zu haben. Ganz schön abstrakt, oder? Schauen wir uns also ein Beispiel an. Wir hatten bereits besprochen, dass Säuren über die Absenkung des pH-Wertes in der Lage sind, Keime zu töten. Aber mit Säuren kann man auch Kalk lösen, was der Grund dafür ist, dass so ein WC-Reiniger (der, mit dem man auch unter den Rand kommt) quietschsauer ist. Angenommen, Sie wollen diesen Reiniger nun auf den Markt bringen; dann haben Sie verschiedene Möglichkeiten, Ihren Packungstext zu gestalten. Wohlgemerkt, in den Produkten befinden sich exakt die gleichen Inhaltsstoffe in gleicher Zusammensetzung und Konzentration; es ist also das gleiche Produkt:

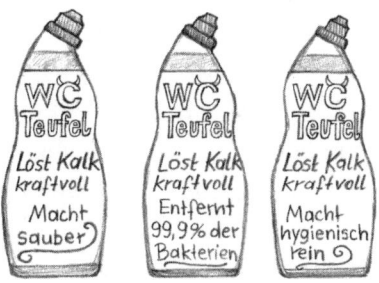

Der linke Reiniger ist dazu bestimmt, Kalk zu lösen und Ihr Klo schön sauber zu machen. Das funktioniert mithilfe der enthaltenen Säure auch ganz hervorragend. Wenn Sie aber wie beim mittleren Produkt darauf hinweisen, dass Sie mit Ihrem Teufelszeug auch Bakterien entfernen, was die Säure selbstverständlich ebenfalls kann, dann müssen Sie das Produkt als Biozid anmelden und mit entsprechenden Sicherheitshinweisen versehen. Beim rechten Produkt wiederum müssen Sie das nicht, denn allein der Begriff »hygienisch« bedeutet (zumindest nach aktueller Lesart) nicht, dass das Produkt auch antibakteriell wirkt und demnach ein Biozid ist.

Der Sinn der Gesetzgebung war vermutlich einmal, den Eintrag von bioziden Substanzen in die Umwelt zu verringern. Das ist sinnvoll, denn viele dieser Wirkstoffe (nicht nur die antimikrobiellen) sind durchaus mit Vorsicht zu genießen und sollten sehr verantwortungsbewusst genutzt werden. Wie die oben beschriebene Regelung für die Produkte, die biozide Wirkstoffe enthalten, aber keine Biozide sind, weil sie vorgeblich einem anderen Zweck dienen, dabei helfen soll, ist mir allerdings schleierhaft. Ehrlich gesagt, glaube ich, dass niemand so ganz genau weiß, was er nun mit diesem Monstrum von Gesetz, das es inzwischen ist, anfangen soll, aber das nur am Rande.

Was heißt das alles praktisch? Für uns als Verbraucher hat das im Wesentlichen zwei Konsequenzen:

1. Nicht alle Produkte, die ausloben, eine »hygienische« Wirkung zu haben, sind wirklich antimikrobiell wirksam.
2. Nicht alle Produkte, die antimikrobiell wirken, sind zwangsläufig als solche gekennzeichnet.

Den ersten Punkt haben wir schnell abgehandelt, denn Sie sind ja inzwischen bewandert genug, dass Sie das in Zukunft vor dem Supermarktregal nicht mehr verwirren kann. Der zweite Punkt ist etwas schwieriger und führt uns zur Kernfrage dieses Abschnitts. Bevor Sie stirnrunzelnd mit einem »äh, wie war die noch mal?« beginnen zurückzublättern: Wir wollten uns eine Einkaufsliste machen mit den sinnvollen antimikrobiellen Produkten. Dazu gehören meines Erachtens einige, die uns gar nicht verraten, dass sie eine keimtötende Wirkung haben. Einmal der WC-Reiniger, den wir oben schon als Beispiel abgehandelt haben. Abgesehen von der Tatsache, dass wir ohnehin häufig unnötig Panik schieben, wenn es ums Klo geht, wirken die meisten dieser Reiniger gegen Bakterien – auch, wenn sie es nicht so zeigen (also nicht ausloben) können. Das zweite Produkt in dieser Reihe ist ein festes (Sie wissen schon: pulverförmiges, perlenartiges oder in Tabs gepresstes) Vollwaschmittel, also kein flüssiges und kein Colorwaschmittel! Feste Vollwaschmittel enthalten Sauerstoffbleiche, und die entfernt nicht nur Rotweinflecken, sondern auch Keime aus der Wäsche. Auch das schauen wir uns später noch in Ruhe an.

Das dritte Produkt ist ein Spray mit Hypochlorit. Jetzt werden auf jeden Fall ein paar Leute mit mir schimpfen, weil ich Ihnen so ein problematisches Produkt empfehle. Obwohl ich das weiß, tue ich es dennoch. Weil es bestimmte Situationen gibt, in denen Sie ein Chlorspray vor Infektionen schützen kann (Stichwort: Noroviren, auch die kommen später noch dran). Bei Schimmelproblemen hingegen ist so ein Spray (obwohl es explizit gegen Schimmel ausgelobt wird) nicht unbedingt nötig. Sie wissen ja selbst, dass Schimmel meist eine bauliche Ursache hat, die man beseitigen muss. Als Sofortmaßnahme bei einem massiven Befall eignet sich so ein Spray aber – natürlich unter Berücksichtigung der Sicherheitsvorschriften auf der Packung, allem voran: gut lüften und *niemals* mit anderen Produkten mischen.

Was bleibt sonst noch für unsere Einkaufsliste gegen Keime? Eigentlich nicht viel, denn im heimischen Haushalt benötigen Sie nicht wirklich die klassischen Desinfektionsmittel wie im Krankenhaus. So wird Ihnen das auch häufig geraten: »Im Privathaushalt braucht man keine Desinfektionsmittel!« Mag sein, dass ich jetzt ein wenig spitzfindig klinge: ich finde, Desinfektion (das heißt Maßnahmen zur Keimreduktion auf ein ungefährliches Maß) brauchen wir schon, zumindest in bestimmten Situationen. Eine solche keimreduzierende Maßnahme kann aber eben auch der Waschgang bei 60 °C mit einem bleichehaltigen Vollwaschmittel sein oder das Händewaschen mit Seife.

Wenn das mal nicht reicht, würde auch ein alkoholisches Händedesinfektionsmittel mit auf den Einkaufszettel gehören (Situation: beim Reisen ohne die Möglichkeit, sich die Hände zu waschen; alternativ: Ihre Kinder mit unklarem Magen-Darm-Infekt). Und, wenn Sie unbedingt wollen, vielleicht noch ein Wäsche-Hygienespüler (aber bitte nur in folgender Situation benutzen: jemand in Ihrer Familie hat Fußpilz, und Sie müssen Sachen waschen, die kein Vollwaschmittel und keine 60 °C vertragen). Dieses Quat-haltige Produkt ist nicht ganz unkritisch, und wir sehen uns das später noch mal an, dann können Sie selbst entscheiden. Das war's dann aber auch schon, und deshalb ist unser Einkaufszettel entsprechend übersichtlich:

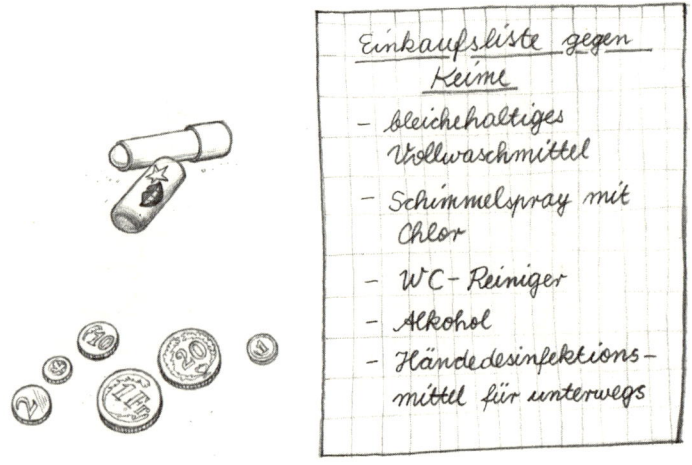

Damit keine Fragen offenbleiben: Für die normale Reinigung brauchen Sie keine speziell antimikrobiellen Mittel. Insofern betrachten Sie das Schimmelspray und das Händedesinfektionsmittel vielleicht so wie Ihren Feuerlöscher (den Sie hoffentlich besitzen): Benutzung nur im »Notfall«!

So sollten wir jetzt gerüstet sein für alle hygienisch relevanten Lebenslagen, und wir können gewissermaßen zum gemütlichen Teil übergehen. Das macht man natürlich am besten in den eigenen vier Wänden. Haben Sie Lust?

TEIL II

EINE MIKROBIOLOGISCHE HAUSFÜHRUNG

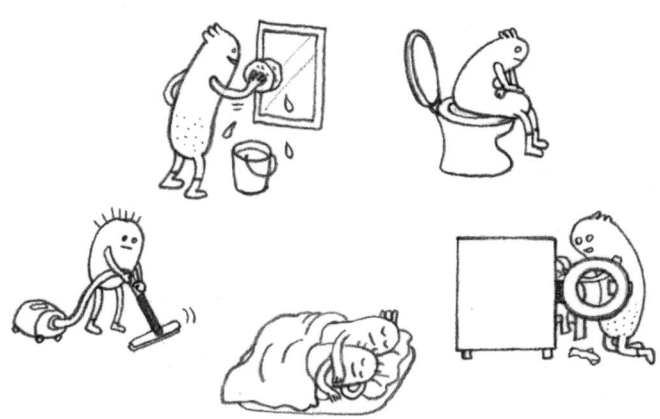

6
KEIM DAHEIM

Letztens waren Bekannte bei uns zu Gast, die wir länger nicht gesehen hatten. Da wir umgezogen waren, bot ich unserem Besuch erst einmal eine Hausführung an. Ich mache das nicht ungern, denn so habe ich wenigstens ein Argument, meine Kinder zum Aufräumen ihrer Zimmer zu bewegen. Ich möchte Sie nun aber nicht mit einer Beschreibung der Inneneinrichtung unseres Domizils langweilen, sondern Sie auf eine etwas andere Stippvisite einladen – auf eine mikrobiologische Hausführung.

Doch Moment mal: Mikroorganismen im Haus? Das werden einige immer noch energisch zurückweisen, vor allem, wenn im trauten Heim Wert auf peinliche Sauberkeit gelegt wird. Aber ich kann Ihnen verraten: Sie können noch so gut putzen, es wird nicht steril bei Ihnen zu Hause, sondern bestenfalls »keimarm«, das hatten wir ja schon. Wir haben auch bereits zur Kenntnis nehmen müssen, dass Sie jedes Mal, wenn Sie einen Raum betreten, »Ihre« Bakterienflora mitbringen und sozusagen als mikrobiologischen Fingerabdruck hinterlassen.

Apropos, nun kommen Sie erst mal rein: In dem Moment, wo Sie unser imaginäres Haus betreten, haben Sie eine ganze Menge neuer Mikroorganismen mitgebracht. Zum Beispiel Ihre Hautflora (die Darmflora bleibt hoffentlich erst mal unter Verschluss, aber wer weiß; wenn Sie lange genug bleiben?), aber auch noch ganz andere Keime: Wenn Sie zu Fuß gekommen sind und es hat ausnahmsweise einmal nicht geregnet, sollten sich ordentlich Schimmelpilzsporen in Ihren Haaren finden. Haben Sie wenigstens gut darauf geachtet, wo Sie auf der Straße hingetreten sind, Sie wissen schon? Na egal, bei mir im Flur ziehen Sie ohnehin die Schuhe aus. Bloß gut, dass ich Sie eingeladen habe und nicht jemand anderen, denn wussten Sie, dass etwa ein Drittel der deutschen Bevölkerung unter Fußpilz leidet? Und wenn jemand aus dem falschen Drittel bei mir auf Socken herumläuft, erhöht sich die mikrobiologische Vielfalt um just diese wunderbaren Geschöpfe.

Ich könnte jetzt noch eine ganze Weile so weitermachen, aber glücklicherweise haben sich auch schon andere dieser Problematik wissenschaftlich angenommen. Was ein »Mikrobiom« ist, hatte ich ja schon erwähnt: damit bezeichnet man die Gesamtheit aller Mikroorganismen an einem bestimmten Ort. Seit ein paar Jahren gibt es nun tatsächlich Wissenschaftler, die sich mit dem »Built Environment Microbiome« beschäftigen, also dem Mikrobiom im Inneren umbauter Räume. Das klingt zunächst etwas spleenig, aber wenn man ein paar Hintergrundinformationen hat, wird klar, dass die Idee weniger seltsam ist als etwa eine durchschnittliche Kommissionssitzung an meiner Hochschule. Laura Martin von der Cornell University in den USA hat mit einigen ihrer Kollegen ausgerechnet, dass die »selbstgebaute Umwelt« seit über 20 000 Jahren existiert und mittlerweile wahrscheinlich mehr als 5 Prozent der eisfreien Oberfläche der Erde einnimmt (Tendenz steigend). Viel wichtiger und eindrucksvoller als diese Zahlen finde ich die Tatsache, dass wir alle bis zu 90 Prozent unserer Zeit innerhalb von Gebäuden verbringen und dass die Umweltbedingungen im Haus viel extremer sind als draußen. Glauben Sie nicht? Dann suchen Sie doch mal nach einem Ort irgendwo auf unserem Planeten, an dem die Temperatur innerhalb einer Viertelstunde um 30 °C, 50 °C oder sogar 100 °C schwankt. Bevor Sie jetzt Ihre Suchmaschine mit Anfragen nach irgendwelchen Wüsten bemühen, einigen wir uns vielleicht darauf, dass so ein Ort schwer vorstellbar ist. Aber wir alle erschaffen solche Ökosysteme jeden Tag: indem wir nämlich die Waschmaschine oder den Geschirrspüler anwerfen oder eine Pizza im Ofen aufbacken.

Zugegeben, die 200 °C in Ihrem Backofen werden wohl kaum irgendwelche Keime überleben (es soll ja auch schon die eine oder andere Tiefkühlpizza gegeben haben, die nach zu langer Verweildauer in der Röhre nur noch tot geborgen werden konnte), aber nehmen wir doch mal den Geschirrspüler: So ein normales Programm erreicht heutzutage gerade mal 45 °C oder 50 °C und wir wissen, dass es Mikroorganismen gibt, die diese lauschigen Temperaturen überstehen. Die gute Nachricht ist in diesem Zusammenhang, dass nach dem Spülgang auf den Tellern und dem Besteck praktisch keine Keime mehr zu finden sind, denn neben der Temperatur gibt es noch andere Faktoren, die dafür sorgen, dass das Geschirr sauber wird, nämlich die Mechanik (also gewissermaßen die Kraft des Wasserstrahls in der Maschine) und die Chemie, also das Geschirrspülmittel, das Sie benutzen. Und obwohl man diesen netten kleinen Tabletten das gar nicht zutraut – die haben es echt in sich. Denn neben den ganzen reinigungsaktiven Substanzen (zum Beispiel Tenside gegen Fette und Enzyme gegen Eiweiß- und Stärkeschmutz) enthalten die Geschirrspültabs auch noch Sauerstoffbleiche. Letztere macht nicht nur den Teeresten von Ihrem Five o'Clock-Tea den Garaus, sondern auch den Mikroorganismen, die vielleicht noch auf Ihrem Schneidbrettchen herumlungern. Sauerstoffbleiche ist ohnehin fast unverzichtbar für die Haushaltshygiene, wie wir in Bezug auf Waschen schon gesehen haben. Ach ja, und Temperatur, Mechanik und Chemie brauchen Zeit, um zu wirken. Jedenfalls wird so im Geschirrspüler alles sauber, also befreit von Schmutz und Bakterien. Allerdings bleibt zum Schluss ein bisschen Wasser unten in der Spülmaschine stehen (passenderweise heißt diese Stelle Sumpf), und dorthin können sich ein paar Mikroorganismen tatsächlich immer retten und sogar vermehren. Das ist nicht so schlimm, wie es klingt, denn das Wasser aus dem Laugensumpf kommt nicht mehr mit Ihrem guten Service in Kontakt, sondern wird vor dem nächsten Spülgang zuallererst wieder weggepumpt. Trotzdem ist das ein guter Grund, dieses Sieb unten im Sumpf des Geschirrspülers hin und wieder mal rauszunehmen und sauberzumachen.

Wie Reinigung funktioniert und wie man damit Geld spart

Ich weiß, Sie wollten mit der Hausführung beginnen, und nun haben wir uns ein bisschen verplaudert. Aber jetzt wäre eine ideale Gelegenheit, uns einmal kurz zusammen anzuschauen, wie Saubermachen eigentlich funktioniert – ich meine so wissenschaftlich. Worüber ich mir früher nie Gedanken gemacht habe, bevor ich es irgendwann mal selbst erklären musste: Was ist überhaupt Schmutz? Ganz einfach: Schmutz ist Materie am falschen Ort. Also die Tomatensauce auf dem T-Shirt der Kinder (statt auf den Spaghetti), die Haare auf dem Teppich (statt auf dem Kopf) oder eben auch die Hautkeime im Handtuch (statt auf dem Oberarm). Und dieser Logik folgend gehören eben auch Saftreste nicht in ein frisches Glas.

Oh, bitte entschuldigen Sie, ich bin ein schlechter Gastgeber. Ich habe Ihnen ja noch nicht einmal etwas zu trinken angeboten. Aber wo wir gerade dabei sind, kann ich Ihnen daran gleich etwas demonstrieren. Sehen Sie hier, das benutzte Glas mit den Orangensaftresten vom Frühstück, ein paar Fingerspuren von meinen Kindern sind auch noch drauf. Das kann ich Ihnen so nicht geben. Doch kein Problem, das kriegen wir schnell hin: Wenn das wieder sauber werden soll, brauchen wir Wasser (am besten natürlich warmes), ein wenig Spülmittel und dann schrubben wir eine Weile – und endlich kann ich Ihnen etwas zu trinken anbieten!

Der Sinnersche Kreis

Merken Sie was? Heißes Wasser, Spüli und ein paar Sekunden schrubben? Das sind unsere vier Faktoren: Temperatur, Chemie, Zeit und Mechanik. Diese vier Faktoren sind sozusagen das A-Team der Reinigung. Können Sie sich noch an das A-Team erinnern? Ich weiß, die Serie läuft schon länger nicht mehr, und häufig, wenn ich jüngeren Menschen davon erzähle, ernte ich nur fragende Blicke (oder allenfalls ein wohlwollendes Lächeln). Sollten auch Sie aus irgendeinem Grund die Fernsehserien der 1980er nicht direkt parat haben: Das A-Team ist eine Gruppe ehemaliger US-Soldaten aus einer Eliteeinheit, die (natürlich zu Unrecht) aus dem Dienst entlassen wurden und nun Verbrecher jagen. Ein ziemlich verrückter Haufen, bei dem jeder seine Stärken und Schwächen hat, die sich in ihren Einsätzen aber phänomenal ergänzen. Genauso unsere vier Helden der Reinigung: Alle Faktoren zusammen bewirken, dass das Böse – der Schmutz – keine Chance hat. Und genau wie im Fernsehen kann die Schwäche eines Teils durch ein anderes Teammitglied kompensiert werden. Für unsere profane Welt vor dem Fernsehbildschirm heißt das: Sie können das Geschirr super sauber kriegen, indem Sie es in die Spülmaschine stecken. Hier wirken relativ hohe Temperaturen, das ganze Programm dauert an die zwei Stunden, und die Chemie ist zwar in einer kleinen Tablette verpackt, aber dafür ganz schön kräftig, zumindest im Vergleich zu dem, was in Ihrem Handgeschirrspülmittel steckt. Damit der Teller oder das Orangensaftglas im Spülbecken trotzdem sauber wird, greifen Sie einfach zum Spülschwamm und schrubben kräftig; und in null Komma nichts haben Sie die fehlende Chemie und selbstverständlich auch die niedrigere Temperatur (Ihr Handspülwasser dürfte maximal so um die 40 °C haben) ausgeglichen:

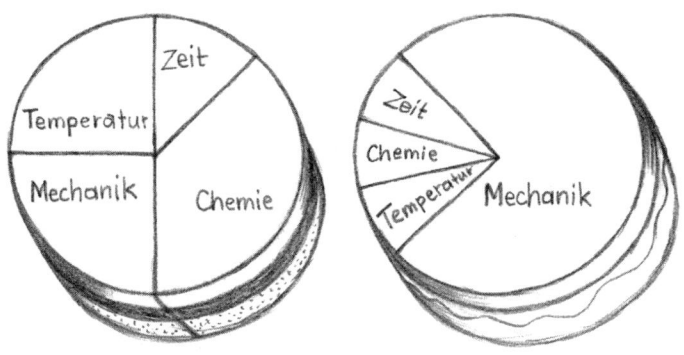

Dieses Prinzip der vier Faktoren wurde übrigens schon in den 1950er-Jahren von Herbert Sinner, dem damaligen Leiter der Waschmittel-Anwendungstechnik der Firma Henkel, entwickelt und ihm zu Ehren »Sinnerscher Kreis« benannt. Dass man nun einen dieser Einflussfaktoren zurücknehmen kann und trotzdem das gleiche Reinigungsergebnis erhält, wenn man nur einen der drei anderen Faktoren verstärkt, ist heutzutage wichtiger denn je: Haben Sie sich schon mal darüber geärgert, dass Ihr neuer Geschirrspüler endlos braucht, bis das Programm durchgelaufen ist? Dies geschieht nicht ohne

Grund. Vielleicht ahnen Sie ja schon, worauf es hinausläuft, denn Herr Sinner lässt grüßen. Wie bereits erwähnt arbeitet so ein moderner Geschirrspüler so bei 45 °C bis 50 °C. Das war vor einigen Jahren noch anders. Sprich: die Temperaturen waren viel höher. Das Problem mit hohen Temperaturen ist aber, dass es unheimlich viel Energie kostet, das Wasser aufzuheizen. Dagegen verbraucht eine Pumpe, die das Wasser einfach ein paarmal öfter durch das System schickt, fast keinen Strom. Was lag also näher, als die Temperaturen abzusenken und stattdessen einfach die Dauer des Programms zu verlängern? Wenn Herr Sinner recht hat, sollte das Geschirr genauso sauber werden. Nun, er hat recht.

Das Prinzip funktioniert natürlich nicht nur beim Geschirrspüler, sondern auch bei der Waschmaschine. Wenn Sie es also nicht eilig haben, können Sie getrost bei 40 °C statt bei 60 °C waschen und dafür einfach ein längeres Programm wählen – das geht bei vielen Waschmaschinen zum Beispiel über eine »Flecken«-Taste. Damit sparen Sie sage und schreibe etwa die Hälfte der Energie, was sich auf der Stromrechnung äußerst positiv bemerkbar macht – Zeit ist Geld mal andersrum.

Mögen Sie Chemie?

So ist das mit den Faktoren des Sinnerschen Kreises. Der einzige Punkt, der an dieser Stelle noch ein wenig Erläuterung bedarf, ist die Chemie. Als ich das Thema einmal mit einer Bekannten erörtert habe, konterte sie: »Bei mir kommt so wenig Chemie ins Haus wie möglich; ich putze nur mit Essig oder Zitrone!« Hier musste ich erst mal ihr Weltbild kaputtmachen, weil auch das Chemie ist, wenngleich natürlich hergestellte. Und es kommt noch besser: auch Wasser ist Chemie, denn Wasser ist das Lösungsmittel, mit dem Sie den Dreck wegtransportieren. Die Orangensaftreste auf unserem Glas schafft das Wasser fast allein, aber bei den Fingerabdrücken wird Hilfe benötigt. Diese Hilfe naht in Form des Spülmittels, das hauptsächlich aus Tensiden besteht. Tenside tun bei der Reinigung das, was eine Partnerbörse im Internet bei der Vermittlung eines Dates zwischen einem Waschmittelchemiker und einer Umweltaktivistin leistet – es bringt zusammen, was normalerweise nicht zusammengeht. In unserem Fall sind es Fette und Wasser, denn ein Tensidmolekül besteht aus einem wasserlöslichen und einem fettlöslichen Teil. Viele Tenside zusammen können so ein Fetttröpfchen in eine Art Verpackung einschließen, deren Innenseite fettlöslich und deren Außenseite wasserlöslich ist. Das Fettpaket kann auf diese Weise wunderbar im Spülwasser gelöst seinen Weg in den Abfluss finden. »Ha!«, ruft nun die Umweltschützerin beim Zusammentreffen mit dem Chemiker. »Das ist die Chemie, die ich meine. Die, auf die ich möglichst verzichten will.« Sie hat natürlich recht, die meisten Tenside werden aus Erdöl hergestellt. Man kann sie

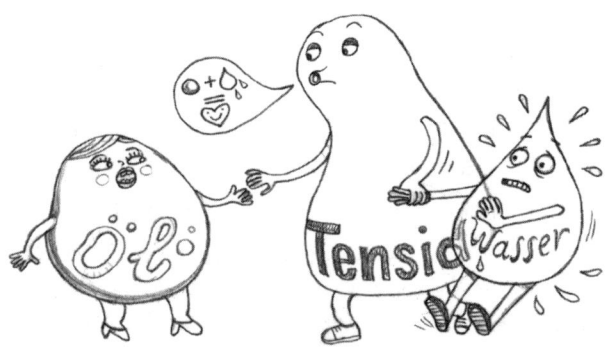

aber auch aus nachwachsenden Rohstoffen gewinnen, und es gibt sogar Pflanzen, die solche Tenside ganz natürlicherweise enthalten – Seifenkraut zum Beispiel oder indische Waschnüsse. Der eigentliche Grund, warum ich so auf der Geschichte mit der Chemie herumreite, ist aber ein anderer. Viele meinen, *natürliche* Reinigungsmittel seien besser für die Umwelt, verträglicher für die Haut und dabei noch wirksamer. So einfach ist das aber nicht. Selbstverständlich ist der Einwand der umweltbewussten jungen Dame bei ihrem Date mit dem Chemiker berechtigt, dass unsere Erdölreserven nicht unendlich und viele synthetisch hergestellte Substanzen schlecht biologisch abbaubar sind. »Aber«, erwidert dann der Waschmittelchemiker, »wenn wir ein Reinigungsmittel in einem deutschen Supermarkt kaufen, dann sind inzwischen auch die darin enthaltenen Tenside auf Erdölbasis dank einer EU-Verordnung vollständig biologisch abbaubar.«

Mit anderen Worten: nicht alles, was wir so unter »Chemie« verstehen, ist zwangsläufig ein großes Problem, und auch andersherum gibt es einige häufige Missverständnisse. Unsere Umweltaktivistin nutzt etwa aus Angst vor zu viel »Chemie« Naturkosmetik. Dagegen spricht überhaupt nichts, aber sind diese Produkte nun weniger problematisch, weil sie nur natürliche Inhaltsstoffe enthalten? »Nicht unbedingt«, wirft der Chemiker ein, »denn solche Kosmetika nutzen häufig sogenannte ätherische Öle, die aus Zitrusfrüchten, Lavendel oder anderen Pflanzen gewonnen werden und viele gute Eigenschaften besitzen, zum Beispiel riechen sie einfach herrlich. Aber gerade diese ätherischen Öle sind wie kaum eine andere Substanz in der Lage, Allergien auszulösen. Die allermeisten Reinigungsmittel und Kosmetika enthalten diese Substanzen, ob ›bio‹ oder nicht«, fährt er fort,

»aber die Folgerung, ›natürlich‹ ist immer besser als ›synthetisch‹ ist so nicht richtig. Und selbstverständlich ist Zitronensäure immer eine chemische Substanz, ob sie jetzt aus Früchten gewonnen oder synthetisiert wird.« Ach, es ist alles herrlich kompliziert heutzutage ... Jedenfalls braucht es Chemie zum Reinigen, und falls es zum Happy End zwischen dem Waschmittelchemiker und der Umweltaktivistin beiträgt, wenn die Reinigungsmittel der beiden aus Wasser und Zitrone bestehen, wollen wir das junge Glück nicht zerstören – Hauptsache, die Chemie zwischen den beiden stimmt.

7
IN BAD UND WC ALLES OKAY?

Wir kennen uns ja inzwischen ein bisschen besser, und daher dürfen Sie im Rahmen unseres kleinen Rundgangs auch das Badezimmer sehen. Ich habe selbstverständlich für Sie geputzt, und mir geht es vermutlich ähnlich wie Ihnen, wenn ich bei der Vorstellung, Sie durchs Haus zu führen, vor allem daran denke, dass das Bad und die Toilette tipptopp sein sollten. Nicht, dass Sie gleich einen schlechten Eindruck von mir und meiner Behausung bekommen ... Und es gibt ja wirklich nichts Ekligeres als das Bild einer klassischen Bahnhofstoilette – ich erspare Ihnen an dieser Stelle die Einzelheiten, Sie dürften sich ganz gut vorstellen können, was ich meine. Also machen Sie und ich, wie die meisten unserer Mitbürger, das Klo vermutlich einigermaßen regelmäßig sauber. So weit, so nachvollziehbar.

Hinter dieser begrüßenswerten Tradition steht wie so oft ein guter Grund: Schließlich gibt es einen Haufen Probleme (pardon, aber das Bild musste ich im Zusammenhang mit der Toilette einfach aufgreifen), wenn wir nicht dafür sorgen, dass unsere biologischen Hinterlassenschaften ordentlich entsorgt werden. Ein ganz großer »Wurf« war in dem Zusammenhang die Erfindung der Kläranlage beziehungsweise die Idee, Abwässer nicht einfach so in die Gegend abzulassen, auf dass sie hinterher ungereinigt wieder den Weg zu unseren Töpfen und Tassen finden. Genau das war nämlich früher der Fall; mit dem Ergebnis, dass immer wieder Seuchen wie die Cholera auftraten.

Leider lässt sich dieses Phänomen auch heute noch in vielen Teilen der Welt beobachten, vor allem in Katastrophengebieten und Krisenregionen, wenn die Wasserversorgung zusammenbricht und Fäkalien in die Trinkwasserquellen gelangen. In Deutschland haben wir das glücklicherweise inzwischen im Griff; die letzte große Choleraepidemie gab es hier 1892 in Hamburg mit annähernd 9000 Todesopfern. Interessanterweise waren jenseits der Grenze zum damals preußisch regierten Altona fast keine Opfer zu beklagen, sondern nur auf der Seite der freien Hansestadt Hamburg. Wie kam das?

Nun, die preußische Regierung hatte in Altona bereits eine zentrale Trinkwasserversorgung eingeführt, während die Hamburger Senatoren und Grundbesitzer das nicht für notwendig hielten – leider eine ziemliche Fehleinschätzung. Erst als es zu spät war, wurde hektisch gehandelt und auch eine gescheite Trinkwasseraufbereitung eingeführt. Man beauftragte niemand Geringeren als Robert Koch (genau: das war derjenige, dem wir überhaupt die Erkenntnis verdanken, dass Mikroorganismen für Infektionen verantwortlich sind) mit der Durchführung; und siehe da: seitdem war das Thema Cholera zumindest in unseren Breiten Geschichte.

Warum das Klo besser ist als sein Ruf

Aber wir wollten eigentlich über die Toilette sprechen. Vermutlich fühlen Sie sich nun in Ihrer Annahme bestätigt, dass das Klo ein ziemlich gefährlicher Ort ist, den man durch regelmäßiges Putzen und vielleicht sogar Desinfizieren entschärfen muss. Schauen wir uns das aber mal etwas genauer an: Zunächst mutmaße ich einmal, dass Sie nicht regelmäßig aus Ihrer Kloschüssel trinken, vermutlich sogar ziemlich selten. Damit hätten wir schon mal ein Problem gelöst, denn anders als bei der Cholera, bei der das Trinkwasser mit Fäkalien verunreinigt ist, handelt es sich bei dem Wasser in unseren Toiletten eben nicht um Wasser zum Trinken. Sollten Sie einen Hund haben, werden Sie mir vielleicht widersprechen, aber es geht ja jetzt um uns als menschliche Wesen. Wenn Sie also in Kontakt mit den Fäkalkeimen in Ihrer Toilette kommen wollen, müssen Sie sich schon ein bisschen mehr anstrengen. Über die Hände kann man ja ganz wunderbar Keime verteilen. So wie ich Sie kennengelernt habe, müssen wir über die Tatsache, dass gründliches Händewaschen nach dem Stuhlgang eine feine Sache ist, nicht viele Worte verlieren ... Obwohl ich einmal eine interessante Statistik in der Apothekenzeitung gelesen habe, nach der zwar 95 Prozent der befragten Personen angaben, sich nach dem Toilettengang die Hände zu waschen (eine Zahl, die ich übrigens aus eigener Beobachtung auf der Herrentoilette eher nicht nachvollziehen kann), auf der anderen Seite aber auch 25 Prozent der Interviewten einräumten, nur bei stark verschmutzten Händen Seife zu benutzen. Das legt immerhin den Verdacht nahe, dass es viele Menschen gibt, die eben *nicht* nach jedem Klobesuch Wasser *und* Seife zum Waschen verwenden. Gerade das ist aber eine extrem gute Idee, denn erst durch die Seife werden die Bakterien, die sich selbst bei bestimmungsgemäßem Gebrauch von Klopapier nicht nur dort, sondern unvermeidlich auch an den Händen befinden, zum Großteil entfernt.

Aber, werden Sie mir jetzt entgegenhalten, die Fäkalkeime mögen nun zwar nicht mehr auf den Händen sein, aber immer noch in der Toilette. Könnte man sich da nicht trotzdem mit irgendetwas infizieren? Um diese Gefahr besser zu verstehen, sollten wir mal schauen, was denn normalerweise in so einer Toilettenschüssel lebt: Sie erinnern sich, das geht heute über die Mikrobiomanalyse, bei der man die Gesamtheit der Mikroorganismen an einem bestimmten Ort charakterisiert. Das haben einige Kollegen von mir vor ein paar Jahren mit dem Klo gemacht. Erstaunlicherweise ist dabei herausgekommen, dass zwar eine unheimliche Vielzahl verschiedener Bakterien im Klo zu finden ist, die meisten dieser Bakterien aber das sind, was wir »Umweltkeime« nennen. Das sind Mikroorganismen, die eigentlich überall zu finden sind, zum Beispiel im Boden oder in Pfützen, und die uns in der Regel nicht gefährlich werden. Typische Darm- und Fäkalkeime tummeln sich in der Toilette zwar auch, befinden sich aber keineswegs in der Überzahl. Und das ist durchaus nachvollziehbar, wenn man sich vorstellt, was sich so ein Darmbakterium unter einer gemütlichen Bleibe vorstellt. Im Darm ist es zunächst einmal dunkel. Ob hell oder dunkel, ist den meisten Bakterien relativ egal; zugleich ist es dort aber auch schön körperwarm, und vor allem gibt es sehr wenig Sauerstoff in unserem Dickdarm. Und jetzt lupfen wir mal zum Vergleich die Klobrille: dort ist es hell, kühl und gut durchlüftet. Also genau das Gegenteil von einem netten Zuhause – zumindest, wenn man eine Bakterienzelle aus dem Dickdarm ist. Die Wahrscheinlichkeit, dass diese Keime dort längere Zeit überleben oder sich gar vermehren, ist also eher gering. Bevor Sie jetzt der Versuchung erliegen, mit einem frisch geschöpften Gläschen Wasser aus Ihrer Toilette auf diese Gewissheit anzustoßen: das gilt natürlich nur im Allgemeinen und nicht unbedingt sofort nach der Toilettenbenutzung.

Besondere Situationen erfordern besondere Maßnahmen

Vor allem muss man aufpassen, wenn jemand aus der Familie gerade einen Brechdurchfall hat und die Toilette in diesem Zusammenhang mit Magen- und Darminhalt füllt. Anders als bei den »normalen« Darmkeimen, die wir alle in uns tragen und die uns wertvolle Dienste bei der Verdauung erweisen, werden bei solchen Erkrankungen massenweise echte

Krankheitserreger freigesetzt, von denen möglicherweise schon kleinere Mengen reichen, um andere Personen ebenfalls krank zu machen. Ganz üble Gesellen sind in diesem Zusammenhang die bereits mehrfach erwähnten Noroviren, denen auch Sie mit einiger Wahrscheinlichkeit schon einmal begegnet sind – Norovirusinfektionen sind die mit Abstand häufigsten unter den meldepflichtigen Infektionskrankheiten in Deutschland. Jedes Jahr werden über 200 000 Fälle gemeldet, wobei man davon ausgehen kann, dass es deutlich mehr sind, denn nicht jeder geht mit so einer Infektion zum Arzt.

Die Symptome sind schnell erklärt: irgendwann, sozusagen aus heiterem Himmel (das heißt vielleicht zwölf Stunden, nachdem man sich irgendwo angesteckt hat), stellt sich Übelkeit ein, und dann weiß man etwa einen Tag lang nicht, mit welcher Seite des Körpers man sich der Kloschüssel zuwenden soll. Das Positive an dieser Infektion ist, dass ansonsten gesunde Personen den Verlauf gut überstehen und der Spuk von alleine wieder endet; allerdings hat man bis dahin ordentlich Viren verteilt und zumindest seinen engeren Mitmenschen eine gute Chance gegeben, das Schauspiel am eigenen Leibe nachzuvollziehen. Dummerweise ist die infektiöse Dosis bei Noroviren extrem niedrig, man muss nur sehr wenige Viruspartikel aufnehmen, um zu erkranken. Bei uns zu Hause sind es meist die Kinder, die diese wundervolle Infektion aus der Schule mitbringen. Letztens war es mal wieder so weit, und meine Tochter begann pünktlich zur Schlafenszeit im Halbstundentakt zur Toilette zu hasten. Ich war allein mit meinen Kindern, und so folgte ich ihr jedes Mal schicksalsergeben, um die Nachwirkungen für den Rest der Familie in Grenzen zu halten.

Hierbei war meine klare Strategie: Erstens durch konsequente Händehygiene die Übertragung der Viren unterbinden (Hände waschen und desinfizieren!) und zweitens den in und um die Kloschüssel verteilten Viren den Garaus machen. Das war nicht so einfach, denn Noroviren sind extrem widerstandsfähig und auch mit normalen alkoholischen Desinfektionsmitteln – ansonsten ein bewährtes Mittel bei Infektionen – nicht wirklich kaputtzukriegen. Deshalb wählte ich jenes Mittel, das normalerweise für den Hausgebrauch nicht unbedingt zu empfehlen ist, nämlich Chlorbleiche. Hypochlorit ist wie schon diskutiert enorm effektiv gegen Bakterien, Pilze und eben auch alle Formen von Viren und deshalb meine erste Wahl in diesen speziellen Fällen. Dass in der Regel von der Verwendung von Hypochlorit im Haushalt abgeraten wird, hat gute Gründe, denn das Zeug ist nun wirklich ziemlich deftige Chemie: Chlorhaltige Produkte können die Schleimhäute reizen und bilden, wenn sie in die Umwelt gelangen, schlecht abbaubare Verbindungen. Außerdem schädigen sie empfindlichere Oberflächen und machen helle Flecken in Textilien, wenn man nicht aufpasst. Und noch mal: was Sie *niemals* tun dürfen, ist Hypochlorit mit anderen Reinigern zu mischen, insbesondere nicht mit dem »normalen« WC-Reiniger, denn die beiden reagieren miteinander, und schon stehen Sie in einer giftigen Wolke aus grünem Chlorgas.

Viele Gründe also, die gegen Chlorbleiche sprechen, und trotzdem habe ich sie hier verwendet. Warum? Weil das Leben nun mal verschiedenste Gefahren mit sich bringt und mir nach gründlicher Abwägung der sorgfältige und gezielte Einsatz von Hypochlorit als das deutlich kleinere Risiko erschien – verglichen mit der Aussicht auf eine Ausbreitung der Noroviren auf die ganze Familie. Letzteres konnten wir im Übrigen tatsächlich vermeiden, obwohl natürlich auch immer der Zufall mitspielt. Und nach so einer Nacht ist einem ohnehin irgendwann alles egal – Hauptsache, man kann endlich schlafen!

In Bad und WC alles okay?

Zum Glück passiert so was nicht jede Woche, also kommen wir zurück zur Frage, wie das Klo geputzt werden möchte, wenn gerade keine marodierenden Virushorden darin ihr Unwesen treiben. Natürlich ist es eine gute Idee, das WC regelmäßig zu reinigen; so weit waren wir ja schon. Wegen der Bakterien und Viren müssen wir uns zudem außerhalb einschlägiger Magen-Darm-Ereignisse keine übermäßigen Sorgen machen. Als größter Feind der deutschen Toilette in »Friedenszeiten« darf somit der Kalk gelten, wenn wir mal davon ausgehen, dass Sie so häufig saubermachen, dass der auch gerne als Problem beworbene Urinstein keine größere Rolle spielt. Wie der Name schon sagt, muss man sich unter Urinstein die versteinerte Form des Blaseninhalts vorstellen. Das Versteinern übernehmen die Calcium-Ionen im Wasser, die sich gern mit anderen, gerade verfügbaren Substanzen verbinden und dann als harte Schicht (in Form von Kalk oder eben Urinstein) auf den Oberflächen ablagern.

Dieses Phänomen können Sie im Bad und WC nicht wirklich verhindern, denn anders als bei der Waschmaschine, wo Sie hartes Wasser (also Wasser mit vielen Calcium-Ionen) bei jedem Waschgang mithilfe des Waschmittels vorbeugend enthärten, sodass Kalkablagerungen gar nicht erst entstehen, funktioniert das bei der Klospülung leider ebenso wenig wie im Waschbecken. Also hilft mal wieder nur Schrubben und – Sie ahnen es – die nachträglich angewendete Chemie, die dieses Mal in Form von Säure zu Hilfe eilt. Sie könnten im Prinzip Ihr Klo mit einer Zitrone auswischen, deren Säure ganz prima gegen Kalk wirkt; auch Essig würde funktionieren, oder Sie nehmen wie die meisten von uns einen Reiniger aus dem Supermarkt. Universal-Badreiniger sind dabei nicht ganz so sauer eingestellt wie klassische WC-Reiniger, denn konzentrierte Säuren sind nicht gut für die Haut und die Schleimhäute. Das Tolle daran ist: durch die Kalkentfernung entziehen Sie auch den Bakterien gewissermaßen ihre Lebensgrundlage, denn mikrobielle Zellen haften deutlich besser auf schmutzigen Oberflächen als auf sauberen. Ein Grund mehr zum Putzen also! Das gilt übrigens nicht nur für die Toilette an sich, denn – Achtung, hier kommt wieder eine Information aus der Rubrik: »Dinge, die man eigentlich lieber nicht erfahren wollte« – die Keime aus der Kloschüssel lassen sich wunderbar verteilen. Neulich, bei der Heimreise von unserem Urlaub, mussten wir an einer Tankstelle halten, weil meine Kinder Pipi mussten. Mit dem Schlüssel fürs WC bewaffnet, betrat ich mit meinem Sohn das wenig einladende Örtchen für die Jungs. Mit spitzen Fingern wurde der Klodeckel gelupft und der Blick freigemacht auf die Hinterlassenschaften früherer Nutzer. Was tut man in dieser Situation? Erst einmal kräftig spülen natürlich und mit prüfendem Blick in die Schüssel abwarten, ob sich die Gesamtsituation danach entspannt.

So habe ich das immer gemacht, bis ich die Studie einiger Kollegen aus Texas las, die bereits in den 1970er-Jahren untersucht hatten, was hier passiert (leider bin ich erst viel später auf den Artikel gestoßen): Die Autoren hatten in einem Versuch Toiletten gezielt mit vorher definierten Mengen von Bakterien und Viren beaufschlagt, wie man fachlich korrekt dazu sagt, und anschließend die Spülung betätigt. Dann überprüften sie, wo die Mikroorganismen dadurch hingetragen wurden. Und was glauben Sie? Überall im Badezimmer, also auf dem Waschbecken, auf der Türklinke, auf dem Boden und an den Wänden waren jene Mikroben zu finden, die doch gerade noch in der Toilette gesessen waren. Die Kollegen schätzten, dass im Rahmen eines normalen Geschäfts mit anschließendem Spülvorgang etwa 1000 bis 10 000 Keime in die Luft geschossen werden, weil die Toilettenspülung ordentlich Tröpfchen produziert. Was lernen wir also? Auf Autobahn-

In Bad und WC alles okay? 129

raststätten und an Tankstellen machen wir besser den Deckel zu, wenn »vorher« noch mal gespült werden soll.

Auch wenn ich weiter oben erläutert habe, dass sich die meisten Fäkalkeime in der Toilette nicht besonders wohlfühlen: Bestimmte Krankheitserreger können ziemlich lange auf den Porzellanoberflächen überleben, sodass insbesondere in Folge von Magen-Darm-Infektionen damit zu rechnen ist, dass die Burschen auf andere Bereiche im Bad übertragen werden. »Überleben« heißt übrigens nicht »vermehren«, das ist eine Aussage, die häufig durcheinandergeworfen wird. Wir hatten uns ja ausgiebig damit befasst, was es braucht, damit sich ein Keim vermehren kann: Nahrung, Feuchtigkeit und so weiter. Auf so einer Badezimmerfliese sind die Umstände in der Regel nicht so, dass bakterielle Zellen sich vermehren (bei Pilzen sieht das vielleicht anders aus) und Viren schon gar nicht, denn die benötigen zur Vermehrung die Körperzelle eines Wirtes. Wenn es wieder in unseren Körper gelangt, kann ein Bakterium oder ein Virus aber möglicherweise doch überleben und möglicherweise Schaden anrichten.

Zum Verbleib von Krankheitserregern auf Oberflächen gibt es eine andere interessante Studie von einem britischen Forscherteam, das die Toiletten von Familien untersucht hat, in denen es kurz zuvor eine Salmonelleninfektion gab. Die gute Nachricht ist, dass Salmonellen auf trockenen Oberflächen nicht besonders lange zu überleben scheinen, zumindest konnten die Kollegen bei den betrachteten Familien auf Türgriffen, dem Toilettensitz oder dem Knopf der Klospülung keine nachweisen. Das kann bei anderen Bakterien etwas anders aussehen, ist aber durchaus typisch für Fäkalkeime. Allerdings gab es eine Region, in der noch vier Wochen nach Abklingen der Durchfallerkrankung in vier von sechs untersuchten Haushalten Salmonellen zu finden waren, nämlich im Biofilm in der Toilettenschüssel.

Großes Kino – der Biofilm

Hier bietet sich eine gute Gelegenheit, sich Biofilme nochmal genauer anzuschauen. Wir hatten den Begriff zwar schon kurz erörtert, aber da sich Biofilme wirklich fast überall finden lassen, wo wir es mit Mikroorganismen zu tun haben, lohnt sich ein zweiter Blick. Biofilme bilden sich ja auf Oberflächen, die mehr oder weniger regelmäßig von Wasser überspült werden. Und das geht so vonstatten: Zunächst findet eine einzelne Zelle eines Bakteriums ihren Weg auf die Oberfläche und lässt sich dort nieder. Wenn es ihr gefällt (wir tun mal wieder so, als wären Bakterien denkende Wesen, was natürlich nicht stimmt), wird sich diese Bindung festigen, und die Zelle wird anfangen, sich zu teilen. So weit ist das noch nichts Besonderes, aber jetzt kommt der Clou! Also: Im nächsten Schritt der Biofilmentwicklung verhalten sich die Bakterienzellen nicht mehr länger wie Einzeller, sondern ein bisschen wie ein mehrzelliger Organismus: Die neugebildete Kolonie beginnt im Laufe der Reifung eine Schutzhülle aus Schleim um sich herum zu bauen; so eine Art Stadtmauer also, hinter der die mikrobiellen Zellen besser vor ihrer Umwelt geschützt sind. In der Tat sind Bakterien im Biofilm resistenter gegen Austrocknung, UV-Licht und sogar antimikrobielle Substanzen; und dabei ist die Mikrobenfestung auch noch so stabil, dass man sie nur durch sehr hartnäckiges Schrubben kaputtbekommt – und auch dann in der Regel nicht vollständig, sodass die verbleibenden Bewohner direkt nach der Zerstörung mit dem Neubau beginnen.

Wie in einer richtigen Stadt wird nicht nur eine Art von Bewohner beherbergt, sondern ein buntes Völkchen, dessen verschiedene Gruppen sogar unterschiedliche Aufgaben wahrnehmen. Die Arbeitsteilung geht zwar nicht so weit wie in einem »echten« Organismus, wo es eine Spezialisierung bei den Zellen und Organen gibt, aber immerhin gibt es wie im wahren Leben Wesen, die lieber in der dunklen Halbwelt unserer kleinen Stadt agieren (sprich in den sauerstoffarmen Bereichen nahe der besiedelten Oberfläche), während andere, ehrbarere Mitglieder der mikrobiellen Gesellschaft in Biofilm-City mehr an der frischen Luft (also in sauerstoffreicheren Regionen weiter oben) agieren.

Die Aufgabenteilung sieht im Wesentlichen so aus, dass bestimmte Substanzen von einer Bakterienart verdaut werden und andere Arten die Stoffwechselprodukte der ersten Spezies weiterverwerten. Dabei entstehen im Inneren der Biofilmburg regelrechte Straßen und Kanäle zum Transport von Rohstoffen und Waren. Natürlich wird es irgendwann recht eng in so einer von einer Mauer umgebenen Stadt, sodass sich einige, besonders abenteuerlustige Gesellen auf den Weg machen und ihr Glück anderswo suchen. Die Bakterienzellen werden aus der Schleimmatrix freigesetzt und können sich einen neuen Siedlungsort suchen. Bildlich kann man sich das Ganze vielleicht so vorstellen:

Wie ein Biofilm wächst und gedeiht

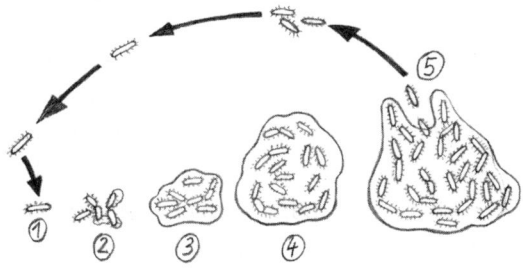

1 Adhäsion
2 Bildung von Mikrokolonien
3 Bildung der Schutzhülle
4 Reifung
5 Auflösung und Verteilung der Zellen

Obwohl wir uns mittlerweile daran gewöhnt haben, dass Bakterien mehr können, als man ihnen zutraut, stellt sich hier natürlich doch die Frage, wie dieser ganze Prozess gesteuert wird. Schließlich sollte ja zum Beispiel mit der Produktion einer Stadtmauer erst begonnen werden, wenn sich genügend Bürger eingefunden haben, denn – und hier zeigt sich wieder einmal in trauriger Weise, wie nah wir Menschen noch am Bakterium sind – wenn man sich einmal in seiner Gesellschaft eingerichtet und sich mit seinen Nachbarn arrangiert hat, soll nach der Errichtung der Stadtmauer nach Möglichkeit niemand mehr hereingelassen werden. Die Antwort ist fast ebenso menschlich wie unglaublich: die Bakterien reden miteinander! Bevor Sie nun aber das Ohr an die Kloschüssel halten – Sie werden nichts hören, denn Bakterien verständigen sich selbstverständlich nicht über akustische Signale, sondern mit chemischen Botenstoffen. Dieses mikrobielle Geplauder nennt sich »Quorum Sensing«; mit dem lateinischen Wort *quorum* bezeichnet man in der Politikwissenschaft diejenige Anzahl an Stimmen, die für eine gültige Wahl oder Abstimmung notwendig sind. Tatsächlich warten auch die Bakterien, bis sie genügend viele Gleichgesinnte um sich versammelt haben, bevor sie mit dem Mauerbau (ich meine natürlich mit der Produktion der Schleimmatrix) um sich herum beginnen.

Wie kann das funktionieren? Eigentlich ist das Prinzip so einfach, dass man es sich durchaus als erfolgversprechendere Alternative zu Volksentscheiden oder Präsidentschaftswahlen vorstellen könnte. Jede Bakterienzelle schleust aus ihrem Inneren geringe Mengen einer bestimmten Substanz aus, die auf den komplizierten Namen *Acylhomoserinlacton* hört, aber glücklicherweise fast immer nur abgekürzt als AHL bezeichnet wird. Das AHL wirkt als Signalmolekül, indem es außen an der Bakterienzelle an einem speziellen Rezeptor andockt. Das funktioniert in etwa so, als würden Sie einen Schlüssel ins

Schlüsselloch stecken. Wenn der Schlüssel passt, wird aber nun nicht eine Tür geöffnet, sondern die Herstellung der Schleimschicht eingeleitet. Allerdings reicht es zum Produktionsstart nicht aus, dass einige wenige Moleküle AHL ausgeschleust werden, weil die sozusagen außerhalb der Zelle im Nirwana des umgebenden Mediums verschwinden. Erst, wenn genügend Bakterienzellen gleichzeitig AHL produzieren, reicht die Konzentration aus, um die Maschinerie zur Herstellung der Schleimmatrix anzuwerfen.

Sie können sich das auch im Sinne unseres Schlüssel-Schloss-Modells so vorstellen, dass eine Person mit verbundenen Augen mit ausgestrecktem Arm und einem Schlüssel in der Hand in einem großen Raum herumläuft und dabei natürlich immer mal wieder irgendwo anstößt. Die Wahrscheinlichkeit, dass diese Person zufällig mit dem vorgereckten Schlüssel tatsächlich das Schlüsselloch trifft, ist eher gering. Stellt man aber sehr viele Personen in den Raum, die alle den gleichen Schlüssel in der Hand haben, ist die Möglichkeit, dass jemand das Schlüsselloch trifft, um ein Vielfaches größer. Die Tür wird also wahrscheinlich erst aufgeschlossen, wenn viele Menschen mit Schlüssel im Raum sind. Und bei den Bakterien gilt das ebenso, nur das Sie »Schlüssel« durch »AHL« ersetzen müssen und »Tür aufschließen« durch »Schleimhülle produzieren«.

Das Interessante ist nun, dass nicht nur der Bau der Schleimschicht über diese Art bakterieller Kommunikation reguliert wird, sondern noch viele andere Prozesse, zum Beispiel im Rahmen einer Infektion. Bei so einer bakteriellen Infektion lässt die Bakterienzelle Substanzen im Körper des Infektionsopfers frei, die ihr ermöglichen, sich im infizierten Organismus anzusiedeln und weiter auszubreiten. Das Blöde aus Sicht der Bakterie ist nur, dass die Produktion dieser Substanzen auch die Immunabwehr auf den Plan ruft. Es ist also nicht ungeschickt, mit dem Einsatz dieser Substanzen so lange zu warten, bis genügend Krankheitserreger da sind, das Immunsystem sich nicht mehr um alle kümmern und gewissermaßen überrannt werden kann. Wenn Sie an unserem Türbeispiel hängen, stellen Sie sich einfach vor, die Menschen mit dem Schlüssel seien Einbrecher. Auch hier könnte ein Plan sein, mit ganz vielen ins Gebäude zu stürzen, um das Wachpersonal zu überrumpeln. Ein Einzelner könnte sehr viel einfacher geschnappt werden. In geballter Masse aber sind die Chancen höher, dass wenigstens ein paar dem Wachpersonal, respektive dem Immunsystem, durch die Lappen gehen.

Bakterien stimmen sich also ab, um gewisse Prozesse einzuleiten. Übrigens kennen wir (wie im richtigen Leben) bei den Bakterien verschiedene Dialekte und Sprachen, natürlich in Form unterschiedlicher Moleküle (es gibt eine ganze Reihe AHL-artiger Substanzen und auch ganz andere), sodass sich in der Regel nur nah verwandte Bakterienarten verstehen.

Dass sich Bakterien auf diese Weise verschwören, hat nicht nur Nachteile: Man kann sich die mikrobielle Geschwätzigkeit auch zu Nutze machen, indem man versucht, die Kommunikation zu unterbinden, was derzeit als Antibiotikaalternative ausgetestet wird.

Wir waren aber eigentlich bei den Biofilmen, diesen zumindest für Mikrobiologen höchst faszinierenden Strukturen, in deren Form Mikroorganismen nahezu alle Oberflächen besiedeln, die von Wasser überströmt werden, und mit deren Hilfe sich die mikrobiellen Zellen quasi einen eigenen kleinen Lebensraum schaffen, der von außen nur schwer kaputtzukriegen ist. Ich hatte es ja schon erwähnt: Wenn Sie mal einen richtig tollen Biofilm sehen wollen, machen Sie sich einen schönen Nachmittag und reinigen die Siphons im Handwaschbecken. Herrliche, wunderbare Schleime werden Sie da

lich mit Parfum bestückt. Aber sauber oder gar hygienisch, wie auf mancher Packung versprochen, sind die Hängerchen wirklich nicht.

Abgesehen von den Duftstoffen besteht ein gemeiner Klostein im Wesentlichen aus Parfum, damit es schön riecht, und aus Tensiden, damit es schön schäumt. Und da die heutzutage verwendeten Tenside alle biologisch abbaubar sind, hat so ein Duftspülerkorb im Klo etwa den gleichen Effekt wie ein Vogelhäuschen im Vorgarten: Die lieben Kleinen werden gefüttert – nur in dem Fall eben die Bakterien, die sich von den Tensiden ernähren und die sich daher zwischen Körbchen und Klowand sauwohl fühlen: Voilá, ein Biofilm wie aus dem Lehrbuch ist da! Manche von diesen Apparaten kann man sogar nachfüllen (der Umwelt zuliebe), wobei sich dann irgendwann das Problem auftut, dass der Hanging Basket für die Toilette nicht mehr so ästhetisch aussieht. Aber die deutsche Hausfrau (und der Hausmann auch) ist erfinderisch, und ich habe Menschen getroffen, die mir glaubhaft versicherten, dass sie diese Körbe reinigen. Manche mit der Klobürste, andere (Ehrenwort!) in der Spülmaschine. Auch wenn ich aus mikrobiologischer Sicht sagen muss, dass das eigentlich gar keine schlechte Idee ist (über den Geschirrspüler als potentes Desinfektionsgerät werden wir noch sprechen), ist das freilich nicht unbedingt zu Nachahmung empfohlen.

Wie waren wir eigentlich auf die Biofilme gekommen? Ach ja, ich hatte diese Studie erwähnt, bei der die britischen Kollegen Salmonellen in den Toilettenbiofilmen von Haushalten gefunden haben, die vor kurzem eine entsprechende Infektion in der Familie hatten. Da ich geradezu sehe, wie Sie nun sorgenvoll die Stirn runzeln: Das ist kein großes Drama, denn erstens werden sich die Salmonellen dort nicht großartig vermehren (denken Sie daran, was wir über die Vorlieben von

Darmkeimen gesagt haben und wie es im Gegensatz dazu in der Toilette aussieht) und zweitens hatten wir auch schon besprochen, dass es für jede Infektion einen entsprechenden Infektionsweg geben muss. Und da Sie sich ja mit größter Wahrscheinlichkeit nach einem Handkontakt mit dem Spülrand der Toilette die Hände waschen dürften, besteht kein größerer Anlass zur Sorge. Zudem waren auf trockenen Oberflächen im Bad ja keine Salmonellen mehr nachweisbar. Natürlich gibt es immer noch eine theoretische Möglichkeit, sich auf diesem Weg anzustecken, in der Praxis dürfte das aber eher schwierig sein.

Biofilme sind also hauptsächlich ein ästhetisches Problem, zumindest, wenn wir uns auf Haushaltsoberflächen beschränken. Wenn sich so ein Biofilm hingegen an einem Katheter bei einem möglicherweise immungeschwächten Patienten bildet, der dadurch Gefahr läuft, dass Krankheitserreger in die Blutbahn gelangen, sieht das natürlich anders aus. Und ein paar heikle Stellen im Haushalt gibt es auch: wo wir gerade hier stehen, schauen Sie zum Beispiel mal die Zahnbürste an. Die ist so eine Ausnahme, weil wir die ja hoffentlich mindestens zweimal am Tag in den Mund nehmen und Krankheitserreger, die sich auf der Zahnbürste befinden, somit gut über die Mundschleimhaut in den Körper gelangen können (der Infektionsweg passt also). Natürlich wenden Sie jetzt zu Recht ein, dass eine Mensch-zu-Mensch-Übertragung von Bakterien oder Viren dennoch schwierig ist, es sei denn man teilt nicht nur Tisch und Bett mit dem Partner, sondern auch die Zahnbürste, was sich als Liebesbeweis glücklicherweise nicht durchgesetzt hat. Dennoch gibt es ein Risiko, und das heißt »Re-Infektion«. Es ist nämlich nicht unwahrscheinlich, dass bei einer Infektion Keime auf der Zahnbürste zurückbleiben und diese auch dann noch überlebt haben, wenn wir die Infektion schon überstanden haben. Zwar sind wir bei vielen Infektionen noch einige Zeit nach Abklingen der Symptome geschützt, weil unser Immunsystem ja alle Abwehrmechanismen wie Antikörper aufgebaut hat, der Schutz hält aber in der Regel nicht besonders lange. Damit man sich dann nicht an den Keimen auf der Zahnbürste erneut anstecken kann, sollte man das gute Stück nach überstandener Erkrankung wegwerfen oder den Bürstenkopf austauschen. Das sollte man turnusmäßig ohnehin nach etwa zwei bis drei Monaten tun, weil dann auch die Putzleistung nachlässt.

Mikrobiologisch ist die Zahnbürste auch deshalb ein bisschen heikel, weil die erstens ziemlich lange feucht bleibt (Sie erinnern sich: fehlende Feuchtigkeit ist in der Regel der limitierende Faktor für das Keimwachstum) und zweitens die Borsten eine ziemlich große Oberfläche darstellen, auf der sich Bakterien gut ansiedeln und vermehren können. Aus letzterem Grund sollten Sie selbst als hochgradig umweltbewusster Mensch unbedingt auf Naturborsten verzichten, denn die haben eine noch größere Oberfläche als Kunststoffborsten und bieten damit reichlich Platz für ungebetene Gäste aus der Welt der Mikroben.

Kosmetika – Träume zum Auftragen

Mit der Zahnbürste sind wir fast schon bei einem anderen Thema angelangt, über das ich mit Ihnen noch sprechen wollte: bei den Kosmetika. Was die jetzt mit Mikrobiologie zu tun haben? Ich meine nicht, dass die Effekte mancher Produkte so minimal ausfallen, dass man sie nur unter dem Mikroskop sieht, und generell wollte ich mich jetzt auch nicht über die Wirksamkeit kosmetischer Mittel auslassen. Obwohl – es gibt ja durchaus einige, die gegen Mikroorganismen wirken, und über die sollten wir schon einmal reden. Also, was hätten wir denn da in unserem Schrank? Lassen Sie mich mal schauen: Ein Deo natürlich und ein Anti-Schuppen-Shampoo. Hier habe ich noch eine Creme gegen unreine Haut, die passt auch in unsere Gruppe. Und selbstverständlich die Zahnpflegeprodukte, also Zahnpasta und Mundspülung. Das war's eigentlich schon, denn an den meisten kosmetischen Herausforderungen sind Mikroorganismen ausnahmsweise einmal nicht schuld; mir ist jedenfalls noch kein Bakterium bekannt, das Falten macht. Und da das hier kein medizinischer Ratgeber werden soll, klammern wir alle Arzneimittel aus. Bleiben eine Handvoll Mittelchen übrig, die wir gegen mikrobiell verursachte, nennen wir sie mal Ästhetikprobleme einsetzen. Diese Probleme sind schnell genannt: Unreine Haut (umgangssprachlich: Pickel), Körpergeruch, Kopfschuppen und fast alles aus dem Bereich Mund- und Zahnpflege, also schlechter Atem und Vorbeugung von Zahnstein, Karies und Zahnfleischentzündungen. Das Wörtchen Vorbeugung ist im Zusammenhang mit den letztgenannten Punkten wichtig, denn Kosmetika dürfen per Definition keine Krankheiten heilen, dafür sind Arzt und Medikamente zuständig. Deshalb spricht man bei Kosmetika von »unreiner Haut« oder allenfalls von »Pickeln«, denn Akne ist eine Erkrankung, und Mittel zur Behandlung von Akne sind Arzneimittel. Das Ganze hat eher juristische Gründe, weil Kosmetika und Arzneimittel unterschiedlich registriert und vermarktet werden. Früher war es sogar verboten, Wirkstoffe für Medikamente in Kosmetika einzusetzen, aber diese Regel wurde geändert, sodass man heute durchaus die gleichen Wirksubstanzen in beiden Produktgruppen findet, wenngleich sie in Kosmetika häufig niedriger dosiert sind.

Aber zurück zu den mikrobiell verursachten, kosmetischen Problemen, die wir jetzt mal genauer unter die Lupe nehmen werden:

Unreine Haut, also der gemeine Pickel, entsteht in der Talgdrüse, die in den Haarschaft mündet, dort, wo das Haar die Haut verlässt. Eigentlich ist das eine nützliche Sache, nicht nur weil früher das Fetten der Haare den Pelz wasserdicht gehalten hat, sondern weil dadurch die oberste Hautschicht mit Hautfett (auch *Sebum* genannt) versorgt und dadurch das Verdunsten von Wasser verhindert wird. Auf der Haut und besonders im Bereich der Talgdrüse lebt unter anderem ein Bakterium namens *Propionibacterium acnes*. Schon der Name lässt Böses ahnen, doch zunächst ist auch dieser Geselle eher von der hilfreichen Sorte. Denn er baut den Talg in kurzkettige Fettsäuren um und senkt dadurch den pH-Wert der Haut, macht sie also sauer. Das ist der berühmte Säureschutzmantel der Haut, der (Sie werden es schon ahnen) natürlich und wie das bei einem niedrigen pH-Wert zu erwarten ist, das Bakterienwachstum hemmt; in dem Fall speziell das von Krankheitserregern auf der Haut. Toll, wo wir überall dieses Prinzip antreffen, nicht wahr? So weit, so gut.

Problematisch wird es erst, wenn zu viel Sebum produziert wird. Das passiert zum Beispiel hormonell gesteuert in der Pubertät (weshalb wir da in der Regel ein Pickelproblem bekommen) oder auch bei vielen Menschen »einfach so« in bestimmten Körperregionen, etwa auf der Stirn. Die Propionibakterien fühlen sich jetzt so wohl, dass sie im Bereich des Haarschaftes geradezu im Hautfett schwelgen und dabei so viele Fettsäuren produzieren, dass es der Haut wortwörtlich zu bunt wird. Sie reagiert gereizt, also mit einer entzündlichen Reaktion auf das übermäßige Bakterienwachstum und die Säureproduktion. Dabei verstopft der Haarschaft und, voilà, ein Pickel entsteht.

Die meisten Cremes oder Lotionen gegen unreine Haut setzen darauf, das unbändige Bakterienwachstum einzudämmen, und enthalten deswegen antibakterielle Inhaltsstoffe.

Entstehung eines Pickels

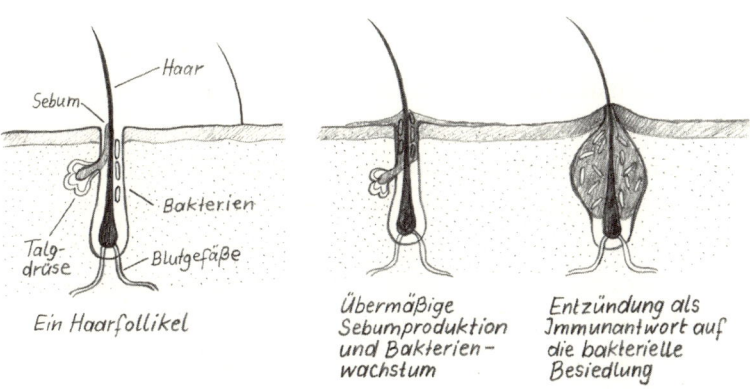

Zusätzlich versucht man, mithilfe spezieller Reiniger das überreich vorhandene Sebum möglichst effektiv zu entfernen, um dadurch auch die Ursache zu bekämpfen. Das funktioniert ganz gut bei »normalen« Problemen mit unreiner Haut; wenn es schlimmer wird, als Krankheit eingestuft und demnach Akne genannt wird, sollte der Arzt ran.

Körpergeruch, und damit meine ich Schweißgeruch und nicht etwa andere Ausdünstungen, ist für den kosmetisch interessierten Mikrobiologen ein hochspannendes Thema. Ganz besonders deshalb, weil an Körpergeruch – anders als bei unreiner Haut – eigentlich nichts auszusetzen ist, zumindest nicht unter gesundheitlichen Gesichtspunkten. Die vom Körper produzierten Duftstoffe spielten in der menschlichen Evolution sogar lange Zeit eine wichtige Rolle, bei der nonverbalen Kommunikation gewissermaßen. Sie kennen vielleicht die Geschichte, in der Napoleon seine Josephine in einem Brief bat, sich drei Tage vor seiner Ankunft nicht mehr zu waschen. Nun wollen wir uns aber nicht damit beschäftigen, was Napoleon in Wallung gebracht hat, und auch die

Frage, ob Sexuallockstoffe beim Menschen (noch) eine Rolle spielen, könnte sicherlich ein eigenes Buch füllen. Tatsache ist, dass die Problematik rund um den Körpergeruch eher als kulturelles Phänomen denn als ein biologisch-medizinisches anzusehen ist. Das ist insofern nicht unwichtig, als ich ja schon häufiger die schützende Rolle unserer Hautflora betont und Ihnen versichert habe, diese Keime auf unserer Haut seien »die Guten«. Was aber, wenn so ein Bakterium, das uns tagtäglich vor den Angriffen von Krankheitserregern schützt, dummerweise gleichzeitig ein Stinker ist, also etwa für die Produktion übelriechender Stoffe im Schweiß verantwortlich zeichnet? Da hält sich die Sympathie bei den meisten von uns in ziemlich engen Grenzen, möchte ich meinen. Jetzt müssen Sie aber glücklicherweise nicht so weit gehen, aus Rücksicht auf die edlen, aber müffelnden Bakterien Ihrer Hautpolizei auf Deos (und damit vielleicht auch auf menschliche Gesellschaft) zu verzichten; denn einerseits ist es gar nicht so einfach, die Hautflora wirklich nachhaltig zu schädigen, und zweitens gibt es viele Wege, Schweißgerüche zu verhindern. Also schauen wir doch mal genauer, wie die überhaupt entstehen.

Zunächst einmal sollten wir festhalten, dass es riechende Schweißbestandteile gibt, an deren Entstehung Bakterien (fast) völlig unschuldig sind. Hier sind wir wieder bei den bereits erwähnten Sexualhormonen (auf die es Napoleon vielleicht abgesehen hatte), die im Schweiß vorkommen und die einen bestimmten Eigengeruch haben – zumindest für die Menschen, die im Laufe der Evolution nicht verlernt haben, diesen wahrzunehmen, denn viele von uns sind mittlerweile quasi »geruchsblind« für diese Substanzen. Auch wenn ich das Thema mit den Sexuallockstoffen und Pheromonen an der Stelle nicht vertiefen möchte, gestatten Sie mir ein Wort der Warnung an meine Geschlechtsgenossen: Wenn Sie im

Internet oder in irgendeinem Käseblatt eine Anzeige lesen, in der für diese angeblich unwiderstehlich machenden Substanzen geworben wird, sollten Sie kurz innehalten und – trotz des beherrschenden Wunsches nach Fortpflanzung – noch mal kurz das Großhirn die Kommandos geben lassen. In der Regel handelt es sich bei den angebotenen Wunderpheromonen um das männliche Sexualhormon Androstenon, das in der Tat einen Eigengeruch hat: es riecht nach Eber! Nun kenne ich natürlich nicht die olfaktorischen Vorlieben jeder möglichen, potenziellen Sexualpartnerin, würde aber meinen, dass diese Information zumindest nicht unerheblich für den angestrebten Verlauf des Abends ist, an dem man(n) sich mit Androstenon einsprüht. Vor allem, wenn man auf dem Heimweg noch durch den Wald muss …

Aber zurück aus dem anekdotischen Unterholz auf den Pfad, der zu der Frage führt: Wie entsteht Schweißgeruch, und was kann man dagegen tun? Also: Abgesehen von den Hormonen, ist das meiste, was unseren Schweißdrüsen entfleucht, für die Nase zunächst ziemlich uninteressant. Dass frischer Schweiß nicht riecht, ist natürlich eine Binsenweisheit, deswegen aber nicht weniger richtig. Allerdings war die Erklärung für dieses Phänomen gar nicht so einfach zu finden. Es war der Wissenschaft zwar ziemlich schnell klar, dass die nichtriechenden Schweißbestandteile durch Bakterien zu stinkenden Molekülen umgesetzt werden, lange Zeit hat man sich das Leben aber zu einfach gemacht, indem man sich Schweißgeruchsbildung im Wesentlichen als Produktion von kurzkettigen Fettsäuren vorgestellt hat. Damit landen wir bei Substanzen wie Buttersäure oder Isovaleriansäure, die zwar in der Tat riechen, allerdings eher nach ungewaschenen Füßen oder Ziege. Wenn Sie Deos nutzen, ist aber weniger der Fuß das Ziel des Sprühnebels, sodass Geruchsnuancen wie Fußschweiß oder Ziegenbock zumindest noch nicht alles sein können.

Nun ist es unheimlich schwierig, über Gerüche zu sprechen. Was ich unter Schweißgeruch verstehe, lässt sich gut durch den Moment beschreiben, in dem man den Aufzug nach jenem Kollegen betritt, dem der Ruf anhängt, ein hartnäckiger Deoverweigerer zu sein. Dieser Fahrstuhldunst, in dem man jetzt einige Stockwerke ausharren muss, riecht nicht nach Stinkefuß oder Zicklein, sondern nach Substanzen, die wir uns jetzt vorknöpfen wollen. Chemisch betrachtet handelt es sich um schwefelhaltige Alkohole oder auch um eine Substanz namens 3-Methyl-2-Hexensäure, und auch diese Stinkbomben kommen zunächst in entschärfter Form im Schweiß vor, nämlich an ein Protein gebunden. Es gibt nun aber Bakterien (in dem Fall sind es vor allem Corynebakterien; an sich wiederum harmlose Gesellen, die ansonsten nichts Böses im Sinn haben), die durch Abspaltung des Proteinrests sozusagen den Sicherungsstift ziehen und damit das Geschoss »scharf« machen. Auf diese Weise werden aus geruchlosen Schweißkomponenten schlecht riechende Moleküle freigesetzt, und aus harmlosen Bakterien der Hautflora werden »Feinde«, was uns direkt zur Frage der strategischen Kriegsführung in diesem Fall führt.

Klassischerweise enthalten Deodorants antibakterielle Wirkstoffe, zum Beispiel Alkohol, die die geruchsbildenden Bakterien abtöten oder zumindest hemmen sollen. Sie können sich selbst die Frage beantworten, wie gut das funktionieren kann, wenn Sie erstens bedenken, wie viel Bakterien Sie wohl unter der Achsel haben. Ich werde es Ihnen verraten, es sind so etwa eine Million pro Quadratzentimeter. Das ist ziemlich viel, weil es da so schön warm und feucht ist und die kleinen Racker sich entsprechend wohlfühlen. Sie müssen zweitens überlegen, wie viel Alkohol Sie sich bei so einer Deoanwendung unter den Arm sprühen oder rollen und schließlich noch berücksichtigen, dass der Alkohol ruck, zuck verdampft ist. Also, so richtig toll wird das alles wohl nicht klappen.

Natürlich gibt es andere antibakterielle Inhaltsstoffe, die besser wirken als Alkohol, aber auch die schaffen es nicht, die kompletten Geruchskeime dauerhaft zu inaktivieren. Das kann auch gar nicht in unserem Interesse sein, denn die geruchsbildenden Keime mögen zwar Stinker sein, sie sind aber eigentlich die Guten, die uns als Teil der Hautflora vor ganz anderen Problemen schützen sollen. Legen wir sie dauerhaft lahm, kann das unangenehmere Folgen haben als die leidige Müffelei. Hinzu kommt, dass viele antibakterielle Deowirkstoffe ziemlich umstritten sind und manche deswegen in Europa gar nicht erst eingesetzt werden dürfen.

Aber glücklicherweise geht es auch eleganter. Wir hatten ja schon über Enzyme gesprochen, diese molekularen Maschinen, die in den Zellen aller Lebewesen bestimmte Reaktionen ermöglichen und gewissermaßen deren Ablauf koordinieren. Dieser Vorgang des Möglichmachens von Reaktionen wird Katalyse genannt, was prinzipiell der gleiche Prozess ist, den wir von der Abgasreinigung beim Auto kennen – nur, dass dort keine Enzyme als Katalysator wirken, sondern andere Substanzen. Wir hatten aber auch schon gesehen, dass man Enzyme hemmen kann, zum Beispiel mit Silber. Natürlich wird auch die Abspaltung der schlechtriechenden Schweißsubstanzen von dem Proteinrest (ich hatte das oben martialisch als Ziehen des Sicherungsstiftes von der Stinkbombe bezeichnet) durch Enzyme der bakteriellen Zellen gesteuert und erst möglich gemacht. Im Umkehrschluss heißt das: keine Enzymaktivität, keine Produktion von Geruchsmolekülen. Deshalb gibt es Deos, die beispielsweise mit Silber die Enzymaktivität – und damit hoffentlich auch den Schweißgeruch – hemmen. Man muss allerdings dazu sagen, dass Silber dabei auch die Bakterien abtötet (zumindest, wenn genug davon vorhanden ist), deshalb ist das noch nicht das Gelbe vom Ei. Ideal wären Hemmstoffe, die ganz gezielt nur jene Enzyme inaktivieren, die die Umsetzung der Schweißbestandteile katalysieren, aber das ist nicht so einfach ...

Sind wir damit also schon mit unserem Latein am Ende in Bezug auf Maßnahmen gegen Schweiß und Achselmuff? Keineswegs. Man kann nämlich sogar noch etwas tun, wenn die riechende Substanz schon produziert wurde. Eine nahezu unverzichtbare Eigenschaft von Deos ist denn auch, dass sie ordentlich wohlriechende Parfums enthalten, die schlicht und ergreifend den Körpergeruch überdecken sollen. Diese Strategie kennen wir schon recht lange, und im Barock, wo das Waschen des Körpers nicht gerade in Mode war (genau genommen galt es sogar als schädlich), hüllte sich jeder, der es sich leisten konnte, in eine enorme Parfumwolke – freilich mit mäßigem Erfolg (habe ich gehört; ausprobiert habe ich das auch noch nicht). Selbstverständlich leben wir nicht mehr im Barock und waschen uns regelmäßig, was im Übrigen keine ganz schlechte Strategie gegen Körpergeruch ist, und auch die Deodoranttechnologie ist weiter fortgeschritten. Zwar sind die meisten Produkte noch »normal« parfümiert, doch es gibt einige interessante Technologien, die das Parfum vermehrt bei Bewegung freigeben (das funktioniert über kleine Kapseln, die durch Reibung kaputtgehen und dadurch die eingeschlossenen Duftstoffe entlassen). Ich will eher auf eine gegenteilige Technologie hinaus, die nichts freisetzt, sondern etwas »einsperrt«. Es gibt nämlich Moleküle, die ein bisschen aussehen wie ein Käfig und in die man tatsächlich andere Substanzen einschließen kann. So lassen sich die übelriechenden Stoffe richtiggehend wegfangen, bevor sie die Nase erreichen. Diese Moleküle werden nicht nur in Deos eingesetzt, sondern auch in Raumsprays mit ähnlicher Wirkung – gegen Zigarettenmief im Vorhang oder gegen »nassen Hund«. Bevor ich nun die Hundefreunde unter Ihnen auf den Plan rufe; es wird natürlich nicht der Hund eingesprüht, sondern dessen Lieblingsdecke oder sonst etwas, worin sich der zweifelhafte Duft des vierbeinigen Lieblings verewigt hat.

Aber ob Sie gegen Schweißgeruch jetzt die Achselbakterien hemmen oder die Gerüche überdecken respektive abfangen: es bleibt eine Bekämpfung der Symptome. Die gute Nachricht ist, man kann auch die Ursachen angehen, sprich die Schweißproduktion hemmen. Da die Wirkweise der Produkte, die Entsprechendes leisten sollen, sich von denen der Deodorantien unterscheidet, bekamen die schweißhemmenden Mittelchen einen eigenen Namen: Antitranspirantien. Sie funktionieren recht gut und im Prinzip alle gleich, nämlich über das Auftragen von Aluminiumsalzen auf die Haut, die dann mit dem austretenden Schweiß im Gang der Schweißdrüse eine Art Pfropf bilden, der wiederum die Drüsengänge verstopft. Vor einiger Zeit kamen allerdings Gerüchte auf, dass diese Aluminiumverbindungen gesundheitsschädlich seien. Da diese Substanzen die Schweißdrüsen verschließen würden, könnten im Körper befindliche Giftstoffe nicht mehr über die Drüsen ausgeschleust werden, was zur Folge hätte, dass sich diese Gifte im Körper ansammeln und Schaden anrichten könnten. Die Rede war von einem erhöhten Brustkrebsrisiko und außerdem davon, dass die Aufnahme von Aluminium möglicherweise das Alzheimerrisiko steigert.

Der Witz ist nur (wenn es nicht eigentlich traurig wäre): Diese Behauptungen entbehren so ziemlich jeder wissenschaftlichen Grundlage. Nachdem diese Vermutungen kursierten, wurden zahlreiche seriöse Studien dazu gemacht, und keine mir bekannte konnte den Verdacht erhärten, dass die

Verwendung von Antitranspirantien gesundheitsschädlich ist. Vielmehr haben alle wichtigen Organisationen (die Liste ist so lang, dass die Aufzählung Sie und mich langweilen würde, beinhaltet aber unter anderem das *Bundesinstitut für Risikobewertung*, das *Deutsche Krebsforschungszentrum*, die amerikanische *Food and Drug Administration* und die *American Cancer Society*) die Sicherheit der aluminiumhaltigen Kosmetika bestätigt.

Die Geschichte geht aber noch weiter: Viele Kosmetikhersteller haben, nachdem die Antitranspirantien in Verruf geraten waren, die Vermarktung der aluminiumhaltigen Produkte eingestellt. Sieh an, werden Sie jetzt sagen, die Industrie ist doch nicht so schlecht wie ihr Ruf und sorgt sich um das Wohl der Verbraucher! Obwohl Sie mit der Aussage sogar recht haben könnten – zumindest die ernstzunehmenden Kosmetikhersteller sind verantwortungsvoll und darauf bedacht, ihre Kunden bei guter Gesundheit zu halten –, war der Auslöser für den Verzicht auf Aluminiumsalze möglicherweise ein anderer. Gehen Sie doch zum Spaß mal in einen Drogeriemarkt Ihrer Wahl und schauen sich die Regale an. Dort werden Sie reihenweise Deos sehen, die mit einem Aufkleber versehen sind, auf dem zu lesen ist, dass diese Produkte »ohne Aluminiumsalze« auskommen. Das ist nicht falsch, aber wie wir gelernt haben, sind in einem Deo nun mal keine Aluminiumsalze (sonst wäre es ein Antitranspirant). Durch geschickte Auslobung auf den entsprechenden Verpackungen kann man aber hier und da den Eindruck gewinnen, die Anwendung der darin enthaltenen Kosmetika tue noch immer das, was ein Antitranspirant zu tun pflegt, nämlich die Schweißproduktion zu hemmen. In der Tat gibt es ein paar Produkte, die alternative Technologien einsetzen, in den meisten Fällen sind es aber eben einfach Deos und keine Antitranspirantien.

Da aber der durchschnittliche Verbraucher den Unterschied zwischen einem Deo und einem Antitranspirant meistens nicht kennt, funktioniert das ganz prima. Dummerweise hat das Ganze einen großen Haken, denn auf diese Weise ist ein aus meiner Sicht vernünftiger und sicherer Inhaltsstoff in Verruf geraten. Da die entsprechenden Produkte nahezu vom Markt verschwunden sind, greifen alle jetzt wieder zu stark parfümierten Deos mit durchaus kritisch zu betrachtenden, antibakteriellen Inhaltsstoffen. Ich habe es bisher nur kurz erwähnt, aber gerade Parfumöle sind nicht gerade ein Segen, weil viele schlecht bis gar nicht biologisch abbaubar und einige sogar hoch allergen sind. Keine wirkliche Alternative, finde ich, aber mich fragt ja niemand …

Für den Fall, dass Sie jetzt ein wenig den Überblick verloren haben, auf welche Arten man gegen Körpergeruch vorgehen kann, habe ich Ihnen, sozusagen zum versöhnlichen Abschluss des Themas, noch mal aufgemalt, was für Möglichkeiten es gibt:

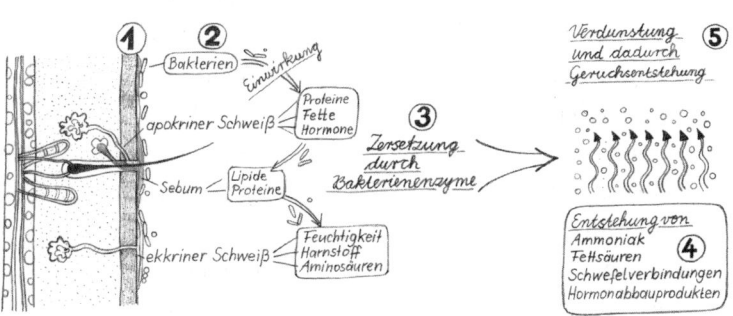

1 Verhinderung der Schweißsekretion mithilfe von Antitranspirantien · 2 Bekämpfung der Bakterien über antibakterielle Inhaltsstoffe · 3 Hemmung der bakteriellen Enzyme · 4 Überdecken der Duftstoffe mit Parfum · 5 Abfangen der schlechtriechenden Substanzen

Damit verlassen wir nun aber die Achsel und wenden uns anderen Körperregionen zu. Wussten Sie, dass auch bei **Kopfschuppen** Mikroorganismen ein Problem sind? Schuld sind diesmal allerdings nicht Bakterien, sondern ein Pilz, der auf den schönen Namen *Malassezia furfur* hört. Dementsprechend enthalten Anti-Schuppen-Shampoos auch spezielle Substanzen, die gegen Pilze wirken. Obwohl es einige Stoffe gibt, die in den entsprechenden Produkten eingesetzt werden, findet vor allem ein Stoff namens Zink-Pyrithion zunehmend Verwendung. Allerdings wirkt der Stoff nicht nur ausgezeichnet gegen den dafür verantwortlichen Pilz, sondern wirkt sich auch auf Fische und andere Wasserorganismen aus. Auch wenn man nun meinen könnte, dass Zink-Pyrithion für Fische schädlich ist, weil auch diese Schuppen haben – so ist das nicht ... Na, jedenfalls ist das Zeug nicht ganz unumstritten, und die amerikanische Umweltbehörde EPA hat sogar den Verdacht geäußert, dass diese Substanz möglicherweise eine hormonähnliche Wirkung haben könnte, was bislang allerdings nicht erwiesen ist. Deshalb sollte ich vielleicht kurz erzählen, was es mit diesen Pseudohormonen auf sich hat, die gerade bei den Kosmetika immer wieder ins Gerede kommen. Das Umweltbundesamt schreibt über diese Substanzgruppe: »*Endokrine Disruptoren* sind Chemikalien oder Mischungen von Chemikalien, die die natürliche biochemische Wirkweise von Hormonen stören und dadurch schädliche Effekte (z. B. Störung von Wachstum und Entwicklung, negative Beeinflussung der Fortpflanzung oder erhöhte Anfälligkeit für spezielle Erkrankungen) hervorrufen.«

Super, wenn so eine Erklärung direkt mit einem Fremdwort anfängt, aber egal: Während man sich »Disruptoren« ja noch ganz gut erklären kann (offenbar wird irgendwas gestört oder unterbrochen), stolpern Sie wahrscheinlich über das Wort »endokrin«. Das ist aber gar nicht so wild, denn das heißt lediglich, dass es um Hormone geht, die in den endokrinen Drüsen gebildet werden. Endokrine Drüsen zeichnen sich dadurch aus, dass die von ihnen gebildeten Substanzen direkt ins Blut abgegeben werden. Im Gegensatz dazu schleusen exokrine Drüsen – zu denen gehören zum Beispiel die Schweiß- und Talgdrüsen in der Haut – die produzierten Stoffe nach außen. So viel dazu. Und was machen jetzt diese endokrinen Disruptoren? Nun, diese Moleküle stören einfach die Hormonwirkung, was wiederum zur Folge hat, dass hormonell gesteuerte Prozesse nicht richtig ablaufen. Und da die meisten Abläufe ziemlich wichtig sind, wenn der Körper sich die Mühe macht, sie durch Hormone zu regulieren, ist der mögliche Schaden eben auch groß.

Neben dem Zink-Pyrithion, von dem Sie wahrscheinlich zuvor noch nie gehört haben, gibt es andere, bekanntere Beispiele für diese hormonähnlichen Stoffe, zum Beispiel das Insektizid DDT, das für einen Rückgang der Bestände bei bestimmten Greifvögeln verantwortlich gemacht wurde. Vielleicht haben Sie auch schon von Tributylzinn gehört, das als Schutzanstrich bei Schiffen eingesetzt wird und laut Weltgesundheitsorganisation dazu führt, dass sich bei weiblichen Meerestieren männliche Geschlechtsorgane bilden. Es gibt noch zahlreiche andere Substanzen, die unter einem ähnlichen Verdacht stehen (wobei, wie gesagt, diese Wirkung bei unserem Antischuppenwirkstoff noch nicht erwiesen wurde), und auf eine möchte ich hier kurz eingehen. Es geht um eine Klasse von Konservierungsmitteln, die vor allem in Kosmetika gerne eingesetzt werden. Gemeint sind die Parabene (die chemisch PHB-Ester heißen, wobei PHB für Para-Hydroxybenzoesäure steht), die in verschiedenen Formen wunderbar zur Konservierung von Cremes und Lotionen, aber auch anderen Kosmetika taugen. Diese Parabene nun haben britische Forscher im Gewebe von Brusttumoren nachweisen können.

Daraufhin wurde vor der Benutzung von parabenhaltigen Deos gewarnt, weil man glaubte, dass die dem weiblichen Sexualhormon Östrogen ähnliche Struktur der Parabene möglicherweise die Ursache für das vermehrte Wachstum der Krebszellen gewesen sein könnte. Die Sache war nur: die britische Studie war nicht wirklich aussagekräftig, weil die Kollegen gar nicht darauf geachtet hatten, ob die Teilnehmerinnen der Studie parabenhaltige Produkte verwendet hatten oder nicht. Außerdem zeigten später andere Untersuchungen, dass Parabene in allen möglichen Geweben zu finden sind und dass es keinen Zusammenhang zwischen der Verwendung parabenhaltiger Kosmetika und einem erhöhten Krebsrisiko gibt. Das ist auch offiziell auf den Seiten des Bundesinstituts für Risikobewertung zu lesen, dennoch werden vielfach keine Parabene mehr als Konservierungsmittel für Kosmetika verwendet. »Ja und«, könnten Sie natürlich jetzt sagen, »was soll's?« Das Problem ist, dass es so schrecklich viele Konservierungsmittel nicht gibt, die ähnlich gut wirken, sodass man hier letztlich ohne Not eine Substanzklasse in Misskredit gebracht hat, mit deren Hilfe es eigentlich ganz gut gelungen war, mikrobiologisch sichere Produkte herzustellen. Denn auch wenn Sie vielleicht nicht gerne zu konservierungsmittelhaltigen Cremes greifen: Sie wollen (und sollten) sich bestimmt keine verkeimten Mittelchen ins Gesicht schmieren. Dafür sind gut wirkende Konservierungsmittel aber in der Regel unerlässlich. Man muss also einen kleinen Nachteil (Konservierungsmittel) in Kauf nehmen, wenn man einen großen Nachteil (Gesundheitsgefahr durch verkeimte Produkte) vermeiden will.

Eigentlich sind wir ja auf das Thema gekommen, weil auch das Zink-Pyrithion ein wenig in Verruf gekommen ist, ohne dass es wissenschaftliche Beweise dafür gibt. Wir haben ja schon bei den Aluminiumsalzen im Deo gesehen, dass sich so

zu Gesicht bekommen ... Und nicht nur da: Hier meine persönlichen TOP 3 zur eigenen Zucht, ganz ohne Mühen.

Biofilme selber züchten (ohne Kleben, ohne Schrauben)

TOP 1: Kaufen Sie sich einen Kaffeevollautomaten.

Das Thema passt jetzt zwar nicht ins Badezimmer, aber wo wir gerade so nett hier beieinanderstehen, kann ich es ja schon mal anschneiden. Wenn Sie so ein Gerät besitzen und vergessen haben, die Tropfschale regelmäßig zu reinigen, wissen Sie bestimmt schon, wovon ich rede.

TOP 2: Waschen Sie schmutzige Wäsche.

Ja, ich weiß, auch meine Waschküche habe ich Ihnen noch gar nicht gezeigt, aber dort gibt es einen weiteren hervorragenden Biofilm zu bewundern (selbst bei mir zu Hause, glauben Sie mir!). Das mit der schmutzigen Wäsche war nämlich durchaus nicht im übertragenen Sinne gemeint, sondern bezog sich auf die Waschmaschine, in der selbstverständlich ganz exquisite Biofilme zu finden sind. Erinnern Sie mich bitte daran, dass ich Ihnen das in der Waschküche nachher vorführe, ja?

TOP 3: Benutzen Sie Klosteine.

Natürlich gibt es diese wohlriechenden Dinger heutzutage in allen möglichen Variationen, die nicht mehr viel mit einem Stein zu tun haben, weil sie Flüssigkeiten in allen Farben des Regenbogens ausschütten oder als bunte Bälle unter dem Spülrand Ihrer Toilette hängen. Vor einigen Jahren gab es sogar mal Duftspüler (so heißen die im Marketingjargon) in Form von Paddlern und Surfern, obwohl ich ja das Revier in der heimischen Schüssel als wenig attraktiv für Wassersport erachte. Jedenfalls tun diese Wunderwerke angeblich viel, um Ihr Klo sauber und wohlriechend zu gestalten; Letzteres stimmt zumindest, denn diese Produkte sind ziemlich ordent-

was manchmal auch verselbständigt. Und was machen wir da jetzt? Ich finde, wir sollten als Verbraucher kritisch bleiben, und zwar in alle Richtungen, und dann unsere Entscheidung selbst treffen. Das ist natürlich bei all den Angaben auf den Verpackungen, Warnhinweisen und Testergebnissen leichter gesagt als getan. Trotzdem sollten wir nicht aufgeben: Wenn ich Ihnen dabei ein wenig helfen kann, freut mich das.

So eine Produktgruppe, die gefühlt täglich komplizierter erscheint, sind für mich Zahncremes. **Karies und Zahnfleischentzündungen** sind aber nun Probleme, die uns alle interessieren dürften, denn auch wenn Karieserkrankungen bei Kindern in den letzten Jahrzehnten in Deutschland glücklicherweise zurückgehen, bleibt Karies die häufigste Erkrankung im Erwachsenenalter weltweit. Die Zahlen sind beeindruckend: Laut einer Studie der Londoner Queen Mary University litten im Jahr 2010 2,4 Milliarden Menschen an unbehandelter Karies an ihren bleibenden Zähnen. Erschreckend ist zudem, dass der soziale Status und der Bildungsstand einer Familie entscheidenden Einfluss darauf haben, ob Kinder an Karies erkranken oder nicht – und das wohlgemerkt auch bei uns in Deutschland. Das hat übrigens nicht nur damit zu tun, wie oft und gründlich die kleinen Schokomonster ihre Zähne putzen, sondern auch mit anderen Dingen. Ein interessantes Forschungsgebiet ist in diesem Zusammenhang die Frage, was Eltern so alles mit dem Schnuller ihrer Nachkommen anstellen, wenn der mal auf den Boden gefallen ist. Nicht wenige Menschen mit kleinen Kindern führen ja immer Desinfektionstücher mit sich, um alles, was in die Nähe ihres Sprösslings kommt, zuvor gründlich zu entkeimen. Andere sind lässiger und Anhänger der These: »Nur die Harten kommen in den Kindergarten« und begnügen sich mit einer grob-mechanischen Reinigung des Saugers. Wer von beiden Fraktionen hier richtiger handelt (wenn es so etwas wie »richtiger« gibt), wollen wir an dieser Stelle nicht vertiefen, denn wir befassen uns später noch einmal intensiv mit der Frage, ob auch ein Zuviel an Hygiene schädlich sein kann. Ich will auf eine andere Schnullerreinigungsmaßnahme hinaus, die man bei beiden genannten Gruppen beobachtet. Frei nach dem Motto: »Es bleibt in der Familie« wird das Kinderberuhigungsmittel aus Silikon vor der Rückgabe an den Nachwuchs nämlich gerne einmal herzhaft vom gerade diensthabenden Elternteil abgenuckelt. Und genau das ist eine wunderbare Methode, um das Kind mit Karies zu infizieren, denn, ja, genau das ist die gemeine Zahnfäule: eine Infektionskrankheit. Überträger sind häufig die fürsorglichen Eltern, die zwar gerne mal alles Fremde vor Berührung mit ihrem Kind desinfizieren, aber ohne Sorge das gleiche Besteck wie ihr Sonnenschein benutzen oder eben auch mal am Nucki saugen; nicht nur, wenn das Teil schmutzig geworden ist, sondern manchmal auch nur zum »Parken«, wenn man mal wieder eine Hand zu wenig hat. Zugegeben: bei den durchaus üblichen Initiationsriten in Kitas und Krabbelgruppen wird auch mal ein Schnuller im Kleinkinder-Freundeskreis geteilt und damit auch die Mundflora. Aber, um es klar zu sagen, kein Kind kommt mit Kariesbakterien im Mund auf die Welt, und alles, was man tun kann, um diesen Status zu erhalten, sollte man natürlich tun.

Doch was passiert eigentlich genau bei Karies? Alles fängt damit an, dass sich Bakterien im Mund ansiedeln und einen Biofilm bilden. Die Mundhöhle ist dafür ein idealer Ort: Es ist feucht und warm, und um die Nährstoffzufuhr braucht man sich als Mikroorganismus auch keine Gedanken zu machen, denn das erledigt mehrmals am Tag der Gastgeber. Im Zahnbelagsbiofilm wohnt nun die ganze mikrobielle Mischpoke; insgesamt sind es wohl mehrere hundert Arten von Bakterien, die sich bei uns im Mund tummeln. Für die Entstehung

In Bad und WC alles okay? 155

von Karies ist aber nur eine Bakteriengattung verantwortlich, die Streptokokken. Die Streptokokken sind recht nah verwandt mit alten Bekannten von uns, nämlich mit den Bakterien, die aus Milch Joghurt und aus Weißkohl Sauerkraut machen und gehören damit zu der großen Gruppe der Milchsäurebakterien. So schön die Milchsäureproduktion auch ist, wenn Sie ein Freund von Käse, Kefir und Kraut sind: Im Mund ist diese Säureproduktion ziemlich unpraktisch, und das hängt mit der Zusammensetzung unseres Zahnschmelzes zusammen. Für die äußere Zahnhülle brauchte die Evolution einen besonders harten Werkstoff, der sich in Form von *Hydroxylapatit* fand. Sie sind ja inzwischen ein bisschen chemisch bewandert, deshalb möchte ich Ihnen kurz erzählen, was es mit dieser Substanz auf sich hat: Erinnern Sie sich noch an die positiv und negativ geladenen Ionen, die gewissermaßen als Legosteine der Chemie zusammen ein Salz bilden? Eines dieser Steinchen was das negativ geladene OH^--Ion, auch Hydroxyl-Ion genannt. Wie Sie am Namen der Zahnschmelzsubstanz erahnen können, brauchen wir dieses Ion jetzt wieder. Was brauchen wir noch? Phosphat brauchen wir noch, ebenfalls ein negativ geladenes Ion; anders als das Hydroxyl-Ion hat es aber nicht nur eine negative Ladung, sondern gleich drei! Wir haben also viele negative Ladungen, die wir jetzt ausgleichen müssen, und zwar mit dem Stoff, der jedem hoffentlich einfällt, wenn es um gesunde Zähne geht: Calcium. Calcium ist ebenfalls ein Ion, allerdings ein positiv geladenes, und das gleich zweifach. Nun müssen wir das ganze Konstrukt noch zusammensetzen, und zwar so, dass sich positive und negative Ladungen ausgleichen. Im Zahnschmelzwerkstoff Hydroxylapatit sind immer drei Phosphationen (macht neun negative Ladungen), ein Hydroxyl-Ion (eine negative Ladung) und fünf Calciumionen (macht insgesamt zehn positive Ladungen) verbaut.

Das Ganze müssen Sie sich jetzt noch dreidimensional denken, sodass die Struktur gewissermaßen auch nach vorne und hinten weitergeht und die positiv geladenen Calcium-Ionen so ein bisschen wie Abstandshalter zwischen den negativ geladenen Hydroxyl- und Phosphat-Ionen sitzen. Dadurch sorgen sie für jene stabile Struktur, die unseren Zahnschmelz zu so einem festen Gebilde macht.

Nun kommen aber die bösen Streptokokken ins Spiel, die aus dem Zucker in unserem Essen Milchsäure machen. Erinnern Sie sich noch daran, was eine Säure ist? Richtig, eine Säure setzt H^+-Ionen frei. Dummerweise mögen diese H^+-Ionen die OH^--Ionen so sehr, dass sie sich mit ihnen zu Wasser verbinden.

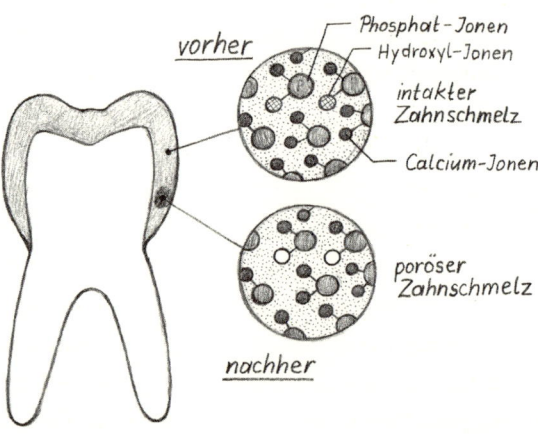

Aufbau des Zahnschmelzes

Der Zahnschmelz wird ohne die Hydroxyl-Ionen löchrig wie ein Emmentaler Käse – nur, dass die Löcher kariesschwarz sind ... Auf diese Weise greift Säure also unsere Zähne an, wobei die Bakterien, weil sie unten im Biofilm auf unseren Zähnen sitzen, besonders viel Schaden anrichten; denn sie produzieren die Säure unter der Biofilmschleimschicht direkt am Zahnschmelz, wo sie auch nicht so einfach weggespült werden kann. Dagegen hilft selbstverständlich Zähneputzen, das den Zahnbelag, also den bakteriellen Biofilm, entfernt. Wenn man zum Putzen fluoridhaltige Zahncremes benutzt, passiert aber sogar noch mehr: Das Fluorid in der Zahnpasta ist nämlich genau wie das Hydroxyl-Ion ein einfach negativ geladenes Ion, und das kann nun in den Zahnschmelz eingebaut werden, sodass sich eine neue Apatit-Art ergibt: das Fluorapatit. Das Tolle daran ist, dass Zahnschmelz, in den Fluorid-Ionen statt Hydroxyl-Ionen eingebaut sind, nicht mehr durch Säure angegriffen werden kann. Das heißt, solchermaßen gerüstete Zähne sind tatsächlich aktiv gegen Karies geschützt.

Um diesen Effekt zu erreichen, müssen Sie nicht allein auf die Zahncreme vertrauen, denn auch über die Nahrung aufgenommenes Fluorid ist wirksam. Und da auch unsere Knochen ähnlich aufgebaut sind wie die Zähne, gibt es zumindest die Vermutung, dass die Fluoridzufuhr auch den Knochenbau stärkt. Bevor Sie jetzt aber anfangen, sich und Ihren Kindern einen regelrechten Fluoridschub zu verpassen, indem Sie zum Beispiel nur noch mit fluoridiertem Salz kochen, sollten Sie wissen, dass auch hier der olle Paracelsus recht hatte, der als einer der Urväter der modernen Medizin gilt und bekanntermaßen behauptet hat, die Dosis mache das Gift. Zu viel Fluor kann also auch schaden; zunächst einmal dadurch, dass die Zähne fleckig werden, weil sich punktuell mehr Fluorapatit ablagert. Wenn Sie sich das Bild von oben noch einmal anschauen, würde das einfach bedeuten, dass an bestimmten Stellen besonders viele der Hydroxyl-Ionen durch Fluorid-Ionen ersetzt werden. Während das nur ein kosmetisches Problem ist, werden auch andere schädliche Wirkungen einer Überdosierung von Fluorid diskutiert, die deutlich schwerer wiegen, bis hin zu einem möglicherweise erhöhten Krebsrisiko. Wieder mal ein Dilemma also, bei dem man gerne wüsste, wie man sich richtig verhält. Glücklicherweise haben sich schon reichlich kluge Köpfe und seriöse Institutionen wie die Deutsche Gesellschaft für Ernährung oder das Bundesinstitut für Verbraucherschutz (dessen Aufgaben inzwischen vom Bundesinstitut für Risikobewertung, BfR, übernommen wurden) darüber Gedanken gemacht. Als Faustregel kann man vielleicht sagen, dass fluoridhaltige Zahncremes wegen der Kariesprophylaxe auf jeden Fall sinnvoll sind, wobei man darauf achten muss, dass eine altersgerechte Zahnpasta verwendet wird – in den Produkten für Milchzähne ist nämlich weniger Fluorid enthalten. Wer zusätzlich fluoridiertes Speisesalz verwenden möchte, sollte vorher abklären, wie viel Fluorid im örtlichen Trinkwasser enthalten ist, damit die von der Deutschen Gesellschaft für Ernährung empfohlene Gesamtmenge von 0,05 mg pro kg Körpergewicht und Tag nicht deutlich überschritten wird. Da müssen Sie ein wenig rechnen, aber das kriegen Sie schon hin. Von Fluoridtabletten sollte man aber eher die Finger lassen, sofern deren Einnahme nicht vom Arzt empfohlen wurde.

Eine Sache muss ich noch loswerden: Wenn Sie jetzt das Zähneputzen einstellen und stattdessen – Nebenwirkungen hin oder her – einfach so viel Fluorid zu sich nehmen, dass Karies keine Chance hat, ist das übrigens keine nobelpreisverdächtige Idee. Blöderweise wird nämlich auch der bakterielle Zahnbelag in die Neumineralisation des Apatits mit einbezogen, der dadurch sozusagen versteinert, weshalb sich das Ganze Zahnstein nennt. Also immer schön weiterputzen.

So, durch das Thema Karies hätten wir uns ganz gut durchgewurschtelt. War gar nicht so schwer, oder? Leider ist das Leben nicht immer so unkompliziert. Das gilt auch für die mikrobiologisch bedingten Probleme rund ums Zahnfleisch, über die wir bisher noch nicht gesprochen haben. Es ist allerdings kein schlechter Einfall, sich ein wenig mit dem Thema zu befassen, insbesondere, wenn man die vierzig überschritten hat, denn dann gehen zwar häufig die Probleme mit der Karies zurück, dafür beginnen jene mit dem Zahnhalteapparat (wenn er bis dahin noch was zu halten hat, wovon wir jetzt mal ausgehen). Damit Sie sich vorstellen können, wovon die Rede ist, ist hier ein Schneidezahn im Querschnitt skizziert:

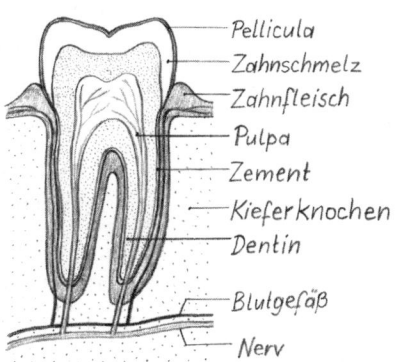

Die *Pulpa* ist der innerste Teil des Zahns, durch den auch die Nerven laufen. Sie ist über das von vielen kleinen Kanälen durchzogene *Dentin* mit der Außenwelt verbunden. Was uns meistens gar nicht recht ist, denn wenn wir etwas von der Welt außerhalb des Zahns mitbekommen, wird uns das häufig als Schmerz signalisiert. Dafür, dass genau dies nicht passiert, sorgt im oberen Bereich des Zahns der Zahnschmelz, den wir deswegen auch hegen und pflegen sollten.

Im Bild sehen Sie noch eine Schicht auf dem Zahnschmelz, die *Pellicula* (zu Deutsch: Häutchen) genannt wird. Sie ist die eigentliche Andockstelle für die Bakterien im Mund, die dort viel besser haften bleiben als auf der glatten Zahnoberfläche, und somit gewissermaßen die Keimzelle des Zahnbelagsbiofilms. Das Gute ist, dass die Pellicula nicht dauerhaft auf dem Zahn sitzt, sondern mit dem Zähneputzen (oder auch einfach mit dem Abbeißen und Kauen der »richtigen« Nahrung – und damit meine ich Obst und faserreiche Kost und kein weiches Hamburgerbrötchen) abgerubbelt wird – und damit auch der auf ihr befindliche Biofilm. Leider bildet sich die Pellicula binnen kurzer Zeit wieder neu, was die Bakterien freut, denn die haften dort nun wieder zahlreich an. Sie sehen, um die regelmäßige Zahnpflege kommen wir einfach nicht herum. Wenn Sie nun nach einem opulenten Mahl gerade keine Zahnbürste zur Hand haben: Man kann über eine Veränderung der Pellicula auch die Bakterienanhaftung beeinflussen; so konnte etwa gezeigt werden, dass sich nach dem Genuss von Käse die Pellicula dahingehend verändert, dass sich weniger Zahnbelag bildet. Auch ein Grund, eine Mahlzeit mit Käse abzuschließen; die Franzosen wissen eben, wie es geht!

Wir wollten aber eigentlich über das Zahnfleisch sprechen, das denjenigen Teil im unteren Bereich des Zahns umschließt, der nicht mit Zement (lachen Sie nicht, das Zeug heißt wirklich so) im Kiefer verankert ist. Sollten Sie zu den Menschen gehören, für die der Mauerfall noch kein Thema im Geschichtsunterricht war, dann wissen Sie vermutlich aus eigener Erfahrung (weil der Zahnarzt gerne mal da rumprockelt), dass es zwischen dem Zahn und dem Zahnfleisch Taschen gibt, die es im wahrsten Sinne des Wortes in sich haben können. Und zwar in Form von Bakterien. Ja, diese kleinen Biester sind überall ...

Die Problematik, die sich aus einer bakteriellen Besiedlung der Zahnfleischtaschen ergibt, hat mit dem Milieu zu tun, das sich in diesem Bereich bietet: Wie an anderen Körperstellen, an denen die Sonne nie scheint, gibt es auch hier nur sehr wenig Sauerstoff, was damit zu tun hat, dass die Bakterien im Zwischenraum zwischen Zahn und Zahnfleisch sozusagen ganz unten im Keller des hier befindlichen Biofilms wohnen. Die anaerobe Lebensweise, die daraus folgt, hat einige Konsequenzen. Zunächst einmal gilt die alte mikrobiologische Faustregel: ohne Sauerstoff fängt's an zu stinken. Das ist im Darm so, in der Kläranlage und eben auch hier im Mund. An dieser Stelle ist es vielleicht mal ganz gut, mit einer Legende aufzuräumen, die sich hartnäckig hält. Natürlich entsteht *Halitosis* (das ist der Fachbegriff für Mundgeruch) auch durch den Verzehr bestimmter Speisen wie Knoblauch, Zwiebeln und so weiter. Auch krankheitsbedingt kann »schlechter Atem« entstehen, dessen Qualität sogar manchmal zur Diagnose der Erkrankung taugt. So riecht der Atem von Diabetikern häufig nach Aceton, also ähnlich wie Nagellackentferner. Aber in den allermeisten Fällen dürfte die Mundflora schuld sein.

Prinzipiell entstehen schlechtriechende Moleküle übrigens bei jedem von uns – wenn Sie mir nicht glauben, riechen Sie doch mal an Ihrer Zahnseide. Der Trick liegt nun darin, die Biofilme rechtzeitig zu entfernen, bevor die kleinen Stinker zu eifrig werden. Dumm ist nur, dass man einige Stellen beim Zähneputzen nicht wirklich gut erreicht, etwa die Zahnzwischenräume oder eben diese vermaledeiten Zahnfleischtaschen ... Die Zungenoberfläche gehört im Übrigen auch dazu, die zwar auf den ersten Blick nicht mit Biofilmen besiedelt zu sein scheint, aber durch ihre Topographie durchaus geeignete Regionen für die Ansiedlung anaerober Bakterien aufweist. Überall dort können die da lebenden Stinkerkeime also in aller Ruhe weiter vor sich hin müffeln. Und das ist leider noch nicht das Schlimmste, denn gerade die Bakterienarten mit einem anaeroben Stoffwechsel provozieren jene Entzündungsreaktionen, über die wir sprechen wollten.

Hatte ich Ihnen eigentlich schon den Unterschied zwischen Gram-negativen und Gram-positiven Bakterien erklärt? Nein? Dann müssen wir das dringend nachholen, denn das ist so ziemlich die erste Frage, die Ihnen ein Mikrobiologe stellen wird, wenn Sie erzählen, Sie hätten ein Bakterium gesehen: War es Gram-positiv oder Gram-negativ? Sie erinnern sich bestimmt noch daran, dass Bakterienzellen in verschiedenen Formen vorkommen; Stäbchen und Kokken und so. In unserem kleinen Sherlock-Holmes-Krimi haben wir außerdem gehört, dass man Bakterienarten relativ schlecht anhand ihres Äußeren unterscheiden kann; man muss sich also in der Regel bestimmte Eigenschaften ansehen, um zu wissen, mit welcher Spezies man es zu tun hat.

Nun gibt es aber doch eine Äußerlichkeit, die zur Differenzierung von Bakterien gerne herangezogen wird. Da wir uns aber immer noch mit *Mikro*-Biologie befassen, kann man leider auch diese Äußerlichkeit nicht mit bloßem Auge erkennen, noch nicht mal unter dem Mikroskop – es sei denn, man färbt die Bakterienzellen ein. Genau das hat Ende des 19. Jahrhunderts der dänische Wissenschaftler Hans-Christian Gram gemacht und festgestellt, dass sich einige Bakterien mit der von ihm entwickelten Methode einfärben lassen, andere jedoch nicht. Wenn Sie eine Mischung dieser zwei Bakteriengruppen unter dem Mikroskop betrachten, sieht das vielleicht so aus:

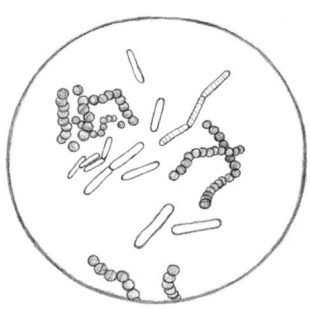

Zugegeben, diese beiden Bakterienarten zu unterscheiden hätten Sie gerade noch ohne Färbung geschafft, weil es sich einerseits um Kokken und andererseits um Stäbchen handelt, aber es geht ja ums Prinzip! Und das sieht so aus, dass man mit der Färbemethode nach Gram einige Bakterienarten tiefviolett anfärben kann, während andere farblos bleiben. Die Zellen, die sich färben lassen, heißen zu Ehren des dänischen Wissenschaftlers Gram-positive Zellen, die anderen Gram-negativ.

Lassen Sie mich noch kurz ausführen, warum die Frage nach Gram-positiv oder Gram-negativ keineswegs nur ästhetischer oder akademischer Natur ist, sondern auch Sie schon mit einiger Wahrscheinlichkeit ganz persönlich betroffen hat. Also: Ob sich eine Bakterienzelle nach der Gramschen Art und Weise anfärben lässt oder nicht, hat mit dem Aufbau ihrer Zellwand zu tun, und für die gibt es zwei generelle Baupläne, die Sie sich ungefähr so vorstellen können:

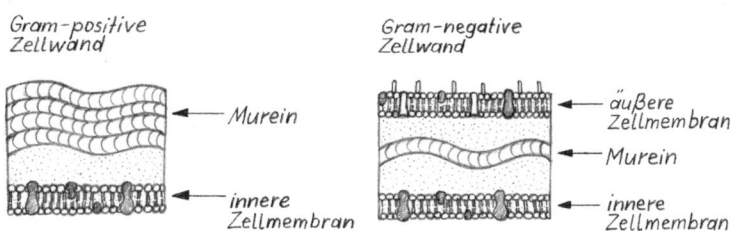

Eigentlich existieren hauptsächlich zwei Unterschiede, die wichtig sind: Erstens die Tatsache, dass zwar das Innere aller Bakterienzellen (das Sie sich im Bild unterhalb der inneren Zellmembran denken müssen) von einer Zellmembran umschlossen ist (das gilt übrigens auch für alle anderen biologischen Zellen, wobei die Membran quasi eine flexible, intelligente Barriere darstellt, die auch den Stoffaustausch mit der Zelle steuert), die Gram-negativen Bakterien aber noch eine zweite Membran haben, die die äußerste Hülle bildet. Zellen Gram-positiver Bakterien haben nur *eine* (innere) Membran, dafür aber eine dicke und sehr stabile Schicht, die sich *Murein* nennt und aus einem Verbund von Proteinen und Zuckermolekülen besteht. Gram-negative Zellen haben zwar auch so eine Mureinschicht zwischen ihren beiden Membranen; die ist allerdings viel, viel dünner. Bei der Gram-Färbung wird ein Farbstoff im Inneren der Zelle fixiert, sodass er nicht mehr durch die dicke Mureinschicht hinausgelangen kann, wohl aber über die Zellwand der Gram-negativen Zellen; daher die unterschiedliche Anfärbungscharakteristik.

Sehe ich einen leichten Anflug von Ungeduld in Ihren Augen? Ist ja schon gut, ich komme zur Sache: Der Zellwandaufbau hat enorme Auswirkungen auf die Eigenschaften der Zelle. So sind zum Beispiel Gram-positive Bakterien häufig unempfindlicher gegen Trockenheit (deswegen sind Wasserkeime in der Regel Gram-negativ, während Hautkeime Gram-positiv sind) und unempfindlicher gegen Tenside. Daher hilft Händewaschen – mit Seife! – auch ganz gut gegen die Gram-negativen Fäkalkeime, ohne unsere schützende Hautflora ernsthaft zu bedrohen. Und ganz wichtig: Einige Antibiotika wie das Penicillin greifen an der Mureinschicht an, sodass sie bei Gram-negativen Keimen nicht so gut wirken. Die Frage, ob eine Infektion durch Gram-positive oder Gram-negative Keime hervorgerufen wurde, ist also entscheidend für die Therapieoptionen!

Interessant ist im Zusammenhang mit unserem Thema »Zahnfleischentzündungen«, dass die Ursache für diese Problematik vor allem Gram-negative Bakterien sind, während die meisten anderen Mitglieder der Mundflora, also etwa die karieserregenden Streptokokken, zu den Gram-positiven Keimen gehören. Gram-negative Bakterien sind deshalb so häufig an Entzündungsreaktionen beteiligt, weil in der äußeren Membran bestimmte Substanzen eingelagert sind, die von unserem Immunsystem als feindlich erkannt werden – übrigens selbst dann noch, wenn die Bakterien gar nicht mehr leben oder nur noch Reste der Zellwand umherschwirren.

Eine Gefahr durch schlechte Mundhygiene und durch eine massive bakterielle Besiedlung der Zahnfleischtaschen und anderer Bereiche besteht im Übrigen nicht nur für Zähne und Zahnfleisch, sondern reicht erstaunlicherweise viel weiter. Seit längerem ist bekannt, dass Zahnfleischentzündungen auch das Risiko für koronare Herzerkrankungen, etwa einer Entzündung der Herzinnenwand, erhöhen. Wie kommt das? Ganz einfach, die Bakterien, die für diese sogenannte Endokarditis verantwortlich sind, sind die gleichen, die in den Zahnfleischtaschen ihr Unwesen treiben. Bei Zahnfleischbluten oder auch über medizinische Eingriffe können diese Mikroorganismen in die Blutbahn gelangen, und in unserem Körper gilt, dass alle Wege zu unserem Herz führen. Deshalb raten viele Institutionen wie die Deutsche Gesellschaft für Parodontologie zur Vorbeugung von Herz-Kreislauf-Erkrankungen nicht nur zu einem gesunden Lebensstil, sondern auch zu einer sorgfältigen Mundpflege, in die, wie spätestens jetzt klar sein sollte, nicht nur die Zähne, sondern auch das Zahnfleisch und die Zahnzwischenräume einbezogen werden sollten.

Meine Güte, jetzt haben wir uns aber ordentlich verquatscht! Bevor es nun aber gleich weitergeht mit unserer Hausführung, sollten wir noch einer letzten Lebensform im Bad unsere Aufmerksamkeit widmen, die sich dort – aber nicht nur dort – sehr gerne aufhält. Wir haben diese Geschöpfe schon kennengelernt, die immer dann aufblühen, sobald es feucht genug ist: die Schimmelpilze. Und Feuchtigkeit haben wir im Bad nun wirklich genug; besonders beim Duschen produzieren wir ein regelrechtes Tropenklima, das ideale Bedingungen für Schimmelwachstum liefert. Dabei ist es gar nicht so kompliziert, den Burschen einen Strich durch die Rechnung zu machen. Sie müssen nur dafür sorgen, dass das Bad so schnell wie möglich wieder trocken wird. Idealerweise dadurch, dass Sie die Dusche nachher trockenwischen und das Fenster öffnen, was jedoch zwei Sachen voraussetzt. Erstens: Sie haben ein Fenster im Bad (wenn nicht, können Sie ja wenigstens die Tür öffnen). Zweitens (und das ist *mein* Problem): Sie sind in der Lage, sich in puncto Fensteröffnen gegen Ihre Familienmitglieder durchzusetzen. Nach meiner morgendlichen Dusche wollen immer meine Kinder ins Bad. Die beiden sind verschlafen, frieren und schwören, auf der Stelle tot umzufallen, wenn jetzt das Fenster geöffnet wird. Tja, da muss man sich dann entscheiden, ob man lieber einen Schimmelbefall in Kauf nimmt oder sich mit seinen protestierenden Sprösslingen herumärgert ...

Natürlich ist Schimmelbefall nichts, was man haben will. Wenn Ihnen die bereits genannten Gründe (in der Kurzform waren die: Schimmel sieht doof aus, macht alles kaputt und löst Allergien aus) nicht reichen, hätte ich noch eine etwas gruseligere Geschichte dazu.

Schimmelpilze oder der Fluch des Pharao

Dichter Nebel wogte durch die Straßen Londons wie eine Welle düsterer Vorahnung, als John Maxwell den durch seine weite Reise arg mitgenommenen Briefumschlag seines Freunds Howard Carter langsam öffnete. Er sog noch einmal tief den Rauch seiner Zigarre ein, bevor er zu lesen begann:

Mein lieber Maxwell,
leider muss ich Dir heute in einer sehr unangenehmen Sache schreiben, die mir hier in Ägypten derzeit das Leben schwer macht. Ich hatte Dir ja bereits telegrafiert, dass noch am selben Tag, an dem wir das Grab des Tutanchamun eröffnet hatten, mein liebster Freund und Gefährte, der kleine Kanarienvogel Georgie, den ich nach unserem allseits geschätzten König genannt habe, plötzlich tot in seinem Käfig lag. Mein Diener behauptete, sein Herz habe beim Anblick einer Kobra, die ins Zimmer gekrochen war, vor Schreck aufgehört zu schlagen, aber ich weiß, dass mein kleiner Schatz sich vor Schlangen nicht mehr fürchtet, nachdem er mich auf so viele Abenteuer begleitet hat. Nein, sein Ableben muss eine andere Ursache haben.

Nun ist in den vergangenen Wochen noch viel mehr Schreckliches passiert. Als ich am Morgen des 21. März meinen Gönner Lord Carnarvon zu einem gemeinsamen Frühstück abholen wollte, fand ich ihn ohnmächtig auf dem Boden seines Badezimmers vor. Nur zwei Wochen später hauchte der arme Kerl nach furchtbaren Leiden buchstäblich sein Leben aus. Obwohl mich die Anwesenheit von Lady Carnarvon, zu der ich, wie Du weißt, schon seit langem die größte Zuneigung hege, ein wenig über diesen Verlust hinwegzutrösten in der Lage war, scheint das Unglück uns zu verfolgen.

In oben erwähntem Telegramm durftest Du ja ebenfalls erfahren, dass ein Freund Lord Carnarvons, dieser Yankee-Millionär, der bezeichnenderweise auf den Namen Gould hört, unsere Grabung zu unterstützen sich nach Ägypten aufgemacht hat; und was soll ich Dir sagen: Er stieg ins Grab hinab, kam kreidebleich wieder hinaus und starb nur einen Tag nach seinem Besuch. Es ist ein großes Dilemma, in dem ich mich nun wiederfinde, denn die ägyptischen Arbeiter reden Tag und Nacht vom Fluche des Pharao, der angeblich die armen Wesen hinweggerafft hat, und fliehen nun reihenweise. Ich bin verzweifelt und hoffe, mein lieber Freund,

dass Du vielleicht einen Ausweg und eine Erklärung für dies alles hast.
In Erwartung Deiner Antwort verbleibe ich,
Dein Carter

Maxwell zog ein letztes Mal an seiner Zigarre und legte mit einem tiefen Seufzen den Stummel in den alten Glasaschenbecher, der neben ihm auf dem Tisch stand. Natürlich hatte er von diesen Vorfällen gehört und kramte bereits in dem Stapel der Zeitungen, die sich neben seinem Sessel türmten. Endlich entdeckte er, was er suchte, denn bereits kurz nach den dramatischen Ereignissen um den Finanzier der Tutanchamun-Ausgrabung hatte sich dieser Schreiberling namens Arthur Conan Doyle dazu geäußert, wie er sich erinnerte. Maxwell schlug die Morning Post auf und las das Zitat des Schriftstellers:

»Möglicherweise ist etwas elementar Böses die Ursache von Lord Carnarvons tödlicher Krankheit. Man weiß nicht, welche Geistwesen in jener Zeit existiert haben und in welcher Form sie in Erscheinung getreten sind. Die alten Ägypter hatten wesentlich mehr Kenntnisse über diese Dinge als wir.«

Ein heiseres Ächzen entfuhr Maxwell, als er die Zeilen las, denn die Mutmaßungen über Geistwesen hatte dieser Doyle doch garantiert nur angestellt, um seine Detektivgeschichten noch populärer zu machen. Er selbst glaubte nicht an diesen esoterischen Unsinn, und doch war etwas seltsam an dieser Geschichte ...

Was, wenn die Ägypter wirklich Wege gefunden hatten, jenseits von Falltüren und aus der Wand schnellenden Pfeilen ihre Gräber vor Räubern zu schützen? Wege, die subtiler und zugleich heimtückischer waren? Ihm kam ein weiterer Artikel in den Sinn, den er vor einigen Wochen gelesen hatte und in dem es um einen Schimmelpilz ging, dessen Sporen möglicherweise eine Art von Lungenentzündung hervorrufen konnten. Dann hätte sich Gould nicht einfach im Grab eine Erkältung zugezogen, sondern wäre *durch das Einatmen der Pilzsporen umgekommen – wie vielleicht auch der bedauernswerte Carnarvon selbst, um dessen Gesundheit es, wenn er sich recht entsann, ohnehin nicht zum Besten gestanden hatte. Und schließlich wäre nicht auszuschließen, dass auch der kleine Kanarienvogel Georgie, den Carter manchmal auf seine Grabungen mitzunehmen pflegte, durch die Aufnahme der Sporen das erste Opfer des vermeintlichen Fluchs geworden war. Schließlich dürfte eine kleine Vogellunge als anfälliger gelten als die Organe von gestandenen Männern.*

Maxwell schaute aus dem Fenster in den mittlerweile einsetzenden Regen, der die Straßen Kensingtons in einen dunklen Spiegel verwandelte. Wenn das die Erklärung war, musste er sie Carter so schnell wie möglich mitteilen. Das würde ihm erlauben, sich und seine Arbeiter zu schützen und gleichzeitig die Panik mindern. Bedächtig rieb er die Zelluloidkappe seines Füllfederhalters am Kinn und begann zu schreiben ...

An dieser Stelle wollen wir das trübe London verlassen und uns wieder der fröhlichen Wissenschaft zuwenden. Zunächst einmal muss ich Ihnen beichten, dass ich natürlich ein klein wenig geschwindelt habe, wenn auch nur insofern, als die Hypothese, für den Fluch des Pharao und den Tod von Lord Carnarvon sei der Schimmelpilz *Aspergillus flavus* verantwortlich, nicht von Howard Carters Freund John Maxwell stammt (den ich hier zum Empfänger des ebenfalls fiktiven Briefes des Entdeckers des Tutanchamun-Grabes gemacht habe), sondern erst in den 1960er-Jahren des 20. Jahrhunderts aufkam und später durchs Fernsehen sehr populär gemacht wurde. Dass der Sherlock-Holmes-Erfinder Arthur Conan Doyle in die Diskussion um den Pharaonenfluch einbezogen war, ist aber genauso richtig wie das traurige Schicksal des amerikanischen Millionärs Gould und des Kanarienvogels von Carter.

Leider hat die Geschichte um den angeblich tödlichen Pilz im ägyptischen Grab auch dazu geführt, dass viele Menschen bei dem Gedanken an Schimmelpilz in der eigenen Wohnung recht panisch reagieren. Dafür gibt es aber keinen Grund, denn obwohl Schimmelbefall auf einen ernsten Baumangel und damit verbundene Feuchtigkeit hinweisen kann und demnach durchaus ernst genommen werden muss, ist das größte Problem für gesunde Otto Normalverbraucher im Zusammenhang mit diesen Pilzen das Allergierisiko. Und da Sie vermutlich selbst als Tierhaarallergiker beim Anblick einer Katze nicht sofort schreiend das Zimmer verlassen würden, besteht dafür auch kein Grund bei Schimmel im Bad. Man kann sogar noch weiter gehen und getrost die chemische Keule erst mal stecken lassen und lieber versuchen, über konsequentes Trockenwischen der Dusche und ordentliches Lüften dem Schimmel den Spaß zu verderben.

In jedem Fall können wir doch jetzt ein bisschen gelassener in puncto Badhygiene sein, denn so schlimm ist es ja alles gar nicht, wie Sie gesehen haben. Es gab sogar Untersuchungen zu Keimzahlen auf verschiedenen Oberflächen im Haushalt, die insbesondere das Klo in Bezug auf Keime entlasten: Auf so einem durchschnittlichen Toilettensitz wurden in dieser Studie um die 100 Keime pro cm^2 gefunden; im Waschbecken waren es dagegen zehnmal mehr! Wenn Sie aber so richtig viele Mikroorganismen auf einem Fleck suchen, müssen wir unsere Hausführung jetzt endlich fortsetzen und in die Küche gehen. Wir haben uns ohnehin schon ziemlich lange im Bad aufgehalten. Kommen Sie mit?

8
DIE KÜCHE – DER GEFÄHRLICHSTE ORT DER WOHNUNG

Es heißt ja, es gebe kein Land auf der Welt, in dem die Leute mehr Geld für Küchen ausgeben als in Deutschland – und keines, in dem man so wenig Geld fürs Essen ausgibt. Bei uns ist das nicht so, wie Sie sehen, irgendwie haben wir eine stinknormale Küche. Oh, da fällt mir auf, Sie haben ja noch immer Ihr Glas in der Hand. Darf ich Ihnen etwas nachgießen? Kommen Sie doch mit zum Kühlschrank, dann können wir auch gleich einen Blick in die Abgründe unseres Kühlgerätes werfen. Es ist übrigens nicht mit Silber ausgerüstet und verfügt auch sonst über keinerlei Schnickschnack. Manchmal würde ich mir ja so einen automatischen Eiswürfelbereiter wünschen, so ein Ding, wo man außen an der Kühlschranktür die Eiswürfel zapft. Bei der Frage nach dem Für und Wider habe ich dann aber immer das Gefühl, als würden auf meinen Schultern zwei kleine Wesen sitzen – ein Engelchen und ein Teufelchen –, die mir ihre gegensätzlichen Auffassungen ins Ohr flüstern.

So ein Eiswürfelbereiter ist natürlich sehr schick, und vor allem hat man immer Eis, wenn man es braucht, weil man doch in der Regel vergisst, diese Schalen nachzufüllen, mit denen man Eiswürfel im Gefrierfach macht. Außerdem schwappt einem auf dem Weg dorthin mindestens die Hälfte des Wassers auf den Boden (spricht das Teufelchen auf meiner rechten Schulter). Aber diese Kühlschränke mit Eiswürfelspender haben immer so einen großen Wassertank in der Tür oder sonst wo, und in dem steht das Wasser, und weil man eben doch nicht so häufig Eiswürfel braucht, ist das dann furchtbar alt und verkeimt, und es bilden sich Biofilme an Stellen, an die man nie rankommt (sagt das Engelchen). Wobei (mischt sich das Teufelchen wieder ein) es natürlich schon gehen würde, wenn man das Wasser regelmäßig austauscht, und gestorben ist bestimmt auch noch keiner daran. Möglicherweise hat ja nur keiner darauf geachtet (protestiert es von meiner linken Schulter), es ist sehr wohl gefährlich, und außerdem ... *Halt!* Jetzt wird's mir aber zu bunt mit den kleinen Quälgeistern. *Schluss jetzt!* Ihr habt ja beide recht, und ich habe ohnehin kein Geld übrig für so einen Firlefanz, also wird das Eis in diesem Haushalt auch in Zukunft noch auf die herkömmliche Art gemacht! Leider habe ich doch glatt vergessen, dieses Plastikteil rechtzeitig vor Ihrem Besuch aufzufüllen – zu gerne hätte ich Ihnen ein paar Eiswürfel für Ihr Getränk angeboten ... Aber schauen wir doch mal, was der Kühlschrank noch zu bieten hat.

Wunderwerk Kühlschrank

Wie ich schon sagte, ist so ein Kühlgerät ein Segen für uns mikrobiologisch geschulte Verbraucher, weil wir ja wissen, dass Kälte das Keimwachstum verhindert und damit viele Lebensmittel deutlich länger halten. Allerdings ist es keineswegs überall im Kühlschrank gleich kalt. Warme Luft steigt nach oben, deshalb empfehle ich meinen Kindern auf Klassenfahrt auch immer die untere Ebene im Etagenbett der Jugendherberge. Kalte Luft dagegen sinkt nach unten, das ist im Kühlschrank nicht anders. Weil es deswegen in den oberen Fächern auch gut und gerne drei bis vier Grad wärmer ist, bewahrt man leicht verderbliche Lebensmittel wie rohes Fleisch am besten unten im Kühlgerät auf. Das hat dann zudem den Vorteil, dass der Fleischsaft vom rohen Putensteak nicht auf den Käse tropfen kann. Aber warum ist das eigentlich ein Problem?

Hier kommen wir zu dem schönen Begriff »Risikolebensmittel«. Sie erinnern sich doch bestimmt an die Ausführungen zur Infektion und Intoxikation. Was war das nochmal? Unter Infektion verstehen wir die Aufnahme von Mikroorganismen, die sich dann bei uns im Körper vermehren und ihre Schadwirkung entfalten. Im Gegensatz dazu haben wir bei der Intoxikation eine Vermehrung von Keimen im Lebensmittel, in deren Verlauf Giftstoffe produziert werden, die wir dann über den Verzehr des Lebensmittels aufnehmen. Da wir durch die Kühlung ja gerade die Vermehrung von Mikroorganismen in Fleischwurst und Co. aufhalten wollen, sind wir über das konsequente Kühlen dieser Köstlichkeiten recht gut gegen Intoxikationen geschützt. Mit einigen Ausnahmen, denn Schimmelpilze können sich auch bei kalten Temperaturen vermehren und ihre Mykotoxine bilden, über die wir ja ebenfalls schon gesprochen haben.

Sie brauchen jetzt aber keine Angst zu haben, dass der Schimmel auf Ihrem Camembert Ihnen gesundheitliche Probleme bereitet. Der »Edelschimmel« auf dem Brie, im Gorgonzola und um die Salami herum ist selbstverständlich harmlos, weil die hier verwendeten Arten keine Mykotoxine bilden. Ziemlich häufig verbreiten sich diese Schimmelpilze aber vom französischen Weichkäse auf andere Lebensmittel (gerade im abgeschlossenen System des Kühlschranks), sodass der Gouda plötzlich merkwürdig und auch irgendwie nach Camembert schmeckt. In der Regel ist das, wie gesagt, harmlos; weil Sie aber nicht sicher sein können, dass der Störenfried auf dem holländischen Käse seinen Ursprung auf dem französischen Kollegen hatte, sollten Sie (ungewollt) verschimmelte Lebensmittel trotzdem immer wegwerfen.

Und was ist jetzt mit den Infektionen und den Risikolebensmitteln? Also der Schimmelkäse gehört sicher nicht dazu, das hätten wir geklärt. Obwohl: eine kleine Einschränkung muss ich machen, die aber weniger mit dem Schimmel auf dem Käse zu tun hat als mit dem, woraus der Käse gemacht ist. Natürlich wissen Sie, dass man Käse aus Milch herstellt. Ich will aber insbesondere auf die Rohmilch hinaus, die für einige Käsespezialitäten verwendet wird, zum Beispiel für bestimmte französische Weichkäsesorten, aber auch für den Harzer Käse. Rohmilch heißt deswegen so, weil sie unbehandelt ins Produkt kommt; vor allem wird Rohmilch nicht erhitzt, also auch nicht pasteurisiert. Was »pasteurisieren« bedeutet, hatten wir ja schon; da das aber schon wieder ein Weilchen her ist, sind Sie vielleicht dankbar für eine kleine Reprise: Unter Pasteurisieren versteht man das Erhitzen von Lebensmitteln zur Haltbarmachung (also zur Konservierung, um gleich noch mal einen Begriff zu wiederholen, den wir in diesem Zusammenhang erwähnt hatten). Durch Erhitzen werden in der Milch viele schädliche Mikroorganismen abgetötet: einerseits diejenigen, die die Milch schnell sauer werden lassen (die Milchsäurebakterien), andererseits auch mehr oder weniger gefährliche Krankheitserreger.

Nun muss man beim Thema Krankheitserreger in der Rohmilch die Kirche im Dorf lassen, denn andernfalls gäbe es dort (in dem Dorf, meine ich) niemanden mehr, der in die Kirche gehen könnte, weil auf den Bauernhöfen der Genuss von Rohmilch gang und gäbe ist – und die Landbevölkerung dennoch keineswegs deswegen ausstirbt. Tatsächlich findet man in der Milch zwar Mykobakterien, die als Erreger der Tuberkulose kurz erwähnt wurden, deren Vertreter in der Milch allerdings in der Regel eher harmloserer Natur sind; deshalb bezeichnet man sie auch als nicht-tuberkulogene Mykobakterien. Ein paar andere sind da vielleicht schon gefährlicher: zum Beispiel die Listerien, die nach einem alten Bekannten von uns, Sir Joseph Lister, benannt wurden – Sie wissen schon, dem »Erfinder« der Desinfektion. Listerien können eine Infektion hervorrufen, die in den allermeisten Fällen zwar eher mild verläuft (etwa so wie eine leichte Grippe) oder sogar ganz ohne Symptome, bei YOPIs aber leider auch richtig übel ausgehen kann. YOPIs – jung, alt, schwanger und immungeschwächt – sollten folglich Lebensmittel meiden, in denen Listerien vorkommen können, und dazu gehören allen voran Rohmilchprodukte.

Infektionen durch Listerien sind alles andere als lustig, obwohl die reißerische Aufmachung einer deutschen Boulevardzeitung durchaus etwas Komisches hatte, als sie im Jahr 2010 titelte: »Killer-Käse aus Österreich tötet sechs Menschen«. Bei diesem tragischen Fall handelte es sich nicht um einen terroristischen Akt oder perfiden Serienmörder, sondern um ein Problem der Lebensmittelmikrobiologie. Der betroffene Käse – ein steirischer Sauermilchkäse – wird nämlich aus Rohmilch hergestellt, in der Listerien vorkommen können. Bei dieser Art von vermeintlichem »Killer-Käse« kommt erschwerend hinzu, dass viele Konsumenten das Produkt länger im Kühlschrank aufbewahren, um es nachreifen zu lassen. Sie kennen den Effekt vielleicht vom Harzer Käse, der, wenn man ihn jung kauft, noch einen weißen, quarkigen Kern hat und erst nach einiger Zeit durch und durch gelb und fest wird. Das ist ein erwünschter und bekannter Vorgang, der allerdings gerade im Zusammenhang mit Listerien einen bösen Fallstrick enthält: Diese Viecher vermehren sich nämlich auch noch bei 4 °C, allem zum Trotz, was wir bisher über den Kühlschrank als Maschine, die über genügend tiefe Temperaturen das Keimwachstum hemmt, gelernt haben. Langsam zwar, aber sie haben ja auch ein paar Wochen Zeit. So kann es passieren, dass sich im Laufe der Reifung so viele Listerien im Käse entwickelt haben, dass die infektiöse Dosis erreicht wird und man durch den Verzehr erkranken kann. Natürlich ist es enorm schwer für den Hersteller, am Anfang der Reifezeit diesen Effekt auszuschließen, denn theoretisch reichen ein paar Listerienzellen, die über die Rohmilch in den Käse gelangen und die kaum nachweisbar sind, sich aber später vermehren. Daher bleibt ein gewisses Restrisiko und die generelle Empfehlung für YOPIs, auf Rohmilchprodukte zu verzichten. Alles, was aus pasteurisierter Milch hergestellt wird, darf dagegen als ziemlich sicheres Lebensmittel gelten, zumindest, was die Mikrobiologie angeht. Denn wenn man die Milch vorher pasteurisiert, werden dabei alle Listerien sicher abgetötet.

Spannenderweise hängen manche Menschen der Idee an, dass wir durch Rohmilchkonsum unser Immunsystem trainieren und dadurch besser vor Allergien geschützt sind. Sie untermauern diese These mit eben dem Phänomen, dass Bauernhofkinder sehr viel weniger von Allergien und Asthma geplagt werden als ihre stadtbewohnenden Altersgenossen. Das ganze Thema ist aber so kompliziert, dass wir uns das in Ruhe anschauen müssen – und das machen wir weiter hinten im Kapitel »Sind wir zu sauber?«.

Jetzt lassen Sie uns aber mal gucken, was ich sonst noch für Risikolebensmittel hier im Kühlschrank finde. Die Eier, meinen Sie? Wegen der Salmonellen? Ja, das stimmt im Prinzip, wenngleich das Problem früher ein deutlich größeres war, weil inzwischen viele Maßnahmen zur Bekämpfung der Salmonellenproblematik getroffen wurden; zum Beispiel die Vorschrift, dass Eier eine Woche vor Ablauf des Haltbarkeitsdatums gekühlt werden sollen, um ein mögliches Bakterienwachstum einzudämmen. Der Erfolg lässt sich sogar belegen: So zitiert das Niedersächsische Landesamt für Verbraucherschutz und Lebensmittelsicherheit eine Studie des Lebensmittel- und Veterinärinstituts Braunschweig/Hannover aus dem Jahr 2016, bei der über 2500 Eier aus der Region auf Salmonellen untersucht worden sind. Das Ergebnis: in keinem einzigen Ei konnten Salmonellen nachgewiesen werden, nur auf

Die Küche – der gefährlichste Ort der Wohnung 177

einem einzigen (faulen) Ei wurde der Erreger auf der Schale, also außen, gefunden. Wir können festhalten: Während es früher immer wieder mal Produktrückrufe gab, wenn Salmonellen in Eiern gefunden wurden, findet man heute – wenn überhaupt – noch am ehesten auf der Eierschale Salmonellen. Das heißt, dass man bei der Zubereitung ein bisschen aufpassen muss und sich die Finger waschen sollte, nachdem man mit rohen Eiern hantiert hat (war ja klar, dass ich keine Gelegenheit auslasse, darauf rumzureiten, wie wichtig Händewaschen ist) und einen direkten oder indirekten Kontakt zu Lebensmitteln, die man roh isst, vermeidet. Auch beim Eierauspusten zu Ostern ist vielleicht etwas Vorsicht angebracht; ansonsten gibt es erst mal Entwarnung.

Wie aber kommen die Salmonellen überhaupt auf das Ei, und warum findet man eher welche auf der Schale? Ganz einfach, bei dieser Bakterienart handelt es sich um Darmkeime, die Kollegen wohnen also im Hühnerdarm. Nun weiß ich nicht, wie sehr Sie an der Anatomie und dem Verdauungssystem von Vögeln interessiert sind; ich musste mich natürlich im Studium damit herumärgern und bin ganz dankbar, dass ich das jetzt mal anbringen kann und ein wenig klugscheißen darf. Also: Bei allen Vögeln endet der Darm in einer Öffnung, die bezeichnenderweise Kloake genannt wird. In dieser Kloake endet auch der Eileiter, aus dem die Eier gelegt werden. Während wir als Säugetiere also nur das kleine Geschäft durch die gleiche Körperöffnung erledigen, über die auch die Fortpflanzung abgewickelt wird, geht beim Huhn alles nur über einen Ein- und Ausgang, die Kloake nämlich. Während der Urin normalerweise schön keimfrei aus dem Körper fließt, ist das natürlich beim Kot ganz anders. Und somit kommt alles, was so im Hühnerdarm kreucht und fleucht, eben auch auf die Eierschale.

Leider aber nicht nur dorthin, was uns zu einem weiteren, wenn nicht gar *dem* Risikolebensmittel führt. Für die Zartbesaiteten unter Ihnen wäre es jetzt mal wieder an der Zeit, die nächsten beiden Absätze zu überspringen, in denen genau erläutert wird, warum der Weg vom Geflügeldarm auf das Geflügelfleisch nicht so abwegig ist, wie er scheint. Nur so viel zur Warnung: Erwiesenermaßen sind schon einige Personen nach Kenntnis dieser Zusammenhänge zu Vegetariern geworden ...

Ah, ich sehe, Sie gehören zu den Unerschrockenen; wohlan, denn: lassen Sie uns erforschen, warum Chicken Nuggets nicht auf Bäumen wachsen. Die Herstellung von Hühnerfleisch beginnt – nicht ganz überraschend – mit dem Huhn; in diesem Fall genau genommen mit dem Hahn, denn die werden ganz überwiegend für die Fleischproduktion hergenommen. Irgendwann ist es dann so weit, und der stolze Gockel sieht seinem Ende entgegen. Das ist recht wörtlich zu nehmen, denn in aller Regel werden die Tiere kopfüber durch ein stromführendes Wasserbad gezogen und dadurch zunächst betäubt, bevor sie dann durch das Durchtrennen der Halsschlagader getötet werden und sogleich ausbluten.

All das ist mikrobiologisch noch nicht wirklich kritisch; interessant wird es im nächsten Schritt. Hier wird nun das Huhn (oder ein anderes Geflügel Ihrer Wahl) gerupft, und es werden alle Innereien entfernt, Letzteres dadurch, dass ein großer Haken ins Huhn hineingesteckt und wieder herausgezogen wird. Bei dieser Prozedur kann man sich leicht vorstellen, dass die Darmflora (und hier interessieren uns vor allem die Salmonellen und eine weitere Gattung namens *Campylobacter*) überall auf dem Huhn verteilt wird und im Zuge der Weiterverarbeitung dann auf Schnitzel, Filet und Co. zu finden ist. Aber auch durch das Rupfen selbst, das mechanisch mit Gummifingern durchgeführt wird, gerät Kot auf den Hühnchen- oder Putenkörper.

Mit dieser neuen Erkenntnis begrüßen wir auch wieder weniger abgehärtete Leser zurück. Dieses Verteilen von Keimen

Die Küche – der gefährlichste Ort der Wohnung 179

aus dem Geflügeldarm auf den Rest des Vogels ist übrigens der Grund, warum es in den USA die im Zuge der Diskussion um das Freihandelsabkommen TTIP berüchtigt gewordenen Chlorhühnchen gibt. Durch das Waschen mit Chlor versucht man schlicht und ergreifend, die Kontamination der Geflügeloberfläche mit diesen Bakterien einzudämmen. In manchen Ländern ist es auch üblich, ein Huhn (oder eine Pute) vor dem Kochen gründlich zu waschen – keine gute Idee, denn es gibt Studien darüber, dass durch dieses Vorgehen die Bakterien auf dem Geflügel auch noch überall in der Küche verbreitet werden. Was hingegen gut gegen Salmonellen und *Campylobacter* hilft, ist Erhitzen, daher steht (hoffentlich) auf allen Geflügelfleischprodukten der Hinweis, dass das Lebensmittel vor dem Verzehr durcherhitzt werden muss!

Aber warum sind gerade diese Bakterien so wichtig, dass ich nun schon so lange auf dem Thema herumreite? Zunächst einmal ist eine Kontamination von Geflügelfleisch extrem häufig, ja, man kann fast sagen, normal. Es gibt ein sehr interessantes Protokoll eines Expertengespräches beim Bundesinstitut für Risikobewertung (BfR), in dem im Jahr 2011 die wichtigsten Aspekte dieses Umstands diskutiert wurden, die im Prinzip auch heute noch so stimmen. Laut BfR ist die Infektion mit *Campylobacter* (dazu gleich mehr) die häufigste durch Tiere (gemeint sind hier vor allem tierische Lebensmittel) übertragene Erkrankung mit knapp 200 000 Fällen im Jahr, was nicht verwundert, wenn man weiterhin liest, dass in fast der Hälfte aller Hühnchenfleischproben diese Keime nachgewiesen werden konnten. Da liegt die Vermutung also nahe, dass man sich eine Campylobacterinfektion in der Regel durch den Verzehr von Hühnchenfleisch einfängt; im erwähnten Dokument wird geschätzt, dass 50 bis 80 Prozent der Erkrankungen mit Campylobacter auf das Huhn als Quelle zurückzuführen sind. 20 bis 30 Prozent der Infektionen, so zitiert das BfR die Europäische Behörde für Lebensmittelsicherheit, seien mit dem direkten Verzehr verbunden und auf die falsche Handhabung von Geflügelfleisch zurückzuführen. Was heißt das denn nun wieder? Zum Beispiel, dass wir als Konsumenten nicht nur darauf achten müssen, dass das Putenschnitzel gut durchgegart wird, sondern auch, dass Oberflächen, die mit rohem Geflügelfleisch in Kontakt gekommen sind, nicht mit anderen Lebensmitteln in Berührung kommen, vor allem dann nicht, wenn diese roh verzehrt werden. Miteinander in Kontakt kommen Lebensmittel natürlich auch im Kühlschrank, vor dem wir ja immer noch stehen. Wenn man etwa rohes Fleisch weit oben im Kühlschrank lagert, besteht die Gefahr, dass der Fleischsaft auf darunterliegende Lebensmittel tropft und diese zum Beispiel mit Campylobacter kontaminiert. Deshalb – und weil es unten im Kühlschrank kälter ist als oben – sieht ein sinnvoll eingeräumter Kühlschrank ungefähr so aus:

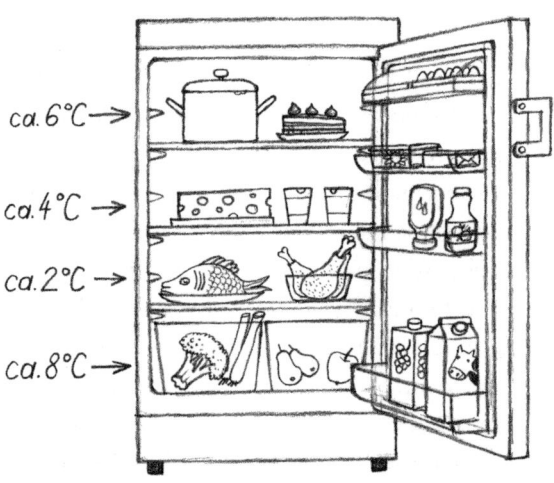

Ein sinnvoll eingeräumter Kühlschrank

Auch wenn das möglicherweise nicht ganz neu für Sie ist, ist es trotzdem gut, sich das Prinzip von Zeit zu Zeit nochmal klarzumachen. Im Falle der Ordnung im Kühlschrank bedeutet das: Obst und Gemüse kommen ganz nach unten in die Schubladen, wo es vielleicht 8 °C warm ist. Übrigens gilt das nur für einheimische Vertreter; Exoten wie Kiwis, Bananen und Zitrusfrüchte gehören gar nicht in den Kühlschrank. Wenn Sie unsicher sind, hilft eine einfache Faustregel: Obst und Gemüse aus sehr warmen Gefilden mögen es auch kurz vor dem Verzehr noch kuschelig warm. Härtergesottenes Grün- und »Buntzeug« aus unseren Breitengraden können etwas Kälte dagegen ganz gut ab.

Wenn man sich im Kühlschrank weiter nach oben vorarbeitet, fällt auf, dass es nun deutlich wärmer wird. Selbstverständlich, weil kalte Luft nach unten sinkt. Daher kommen Fleisch und Fisch auch in die erste Etage über den Schubladen, was dann auch gleich unser Problem mit dem tropfenden Fleischsaft löst. Darüber wohnen dann Milchprodukte und Käse und ganz oben schließlich zubereitete Speisen. Und in die Tür können Saft, Butter und Eier. So, dann hätten wir das auch.

Ich hatte aber versprochen, noch etwas über die Bakteriengattung Campylobacter zu erzählen. Im Gegensatz zu den Salmonellen, die seit Jahren eher an Bedeutung verlieren, sind diese Keime noch gar nicht so lange in den Schlagzeilen. Das liegt unter anderem daran, dass man Campylobacter lange Zeit gar nicht erst gefunden hat. Wie das passieren konnte? Nun, ich hatte ja schon erzählt, wie Mikroorganismen gewöhnlich nachgewiesen werden. Man nimmt eine Probe, streicht diese auf eine Agarplatte, sodass die Bakterien in der Probe nun fröhlich auf dem Nährboden wachsen; und so bekommt man Kolonien, von denen jede für eine ursprünglich in der Probe vorhandene Zelle steht. Leider funktioniert das mit Campylobacter nicht wirklich gut, denn diese Viecher wollen einfach nicht auf den normalen Nährmedien wachsen. Der einzige Ort, in dem sie sich natürlicherweise vermehren, ist der Darm von Warmblütern (also Säugetieren) und Vögeln. Auf der 08/15-Agarplatte hingegen zicken sie rum und denken gar nicht daran, sich zu teilen und so Kolonien zu bilden, durch die sie ihre Anwesenheit verraten würden. Aber wehe, eine solche Zelle gelangt wieder in den Magen-Darm-Trakt: Da fühlen die kleinen Miststücke sich wieder wohl, sie teilen sich und stellen unter Umständen Übles an – in Form einer Infektion.

Dieses Verhalten von mikrobiellen Zellen, sich partout nicht kultivieren zu lassen, ist übrigens eher die Regel als die Ausnahme. Wenn Sie irgendwo eine Probe nehmen, sagen wir mal, draußen eine Handvoll Erde, und Sie geben die auf eine Agarplatte, was meinen Sie, welcher Anteil der darin enthaltenen Mikroorganismen lässt sich kultivieren, teilt sich also auf der Platte und bildet Kolonien? Schätzen Sie ruhig mal, wir sind ja unter uns. 50 Prozent? 10 Prozent? Oder gar nur ein Prozent? Soll ich es sagen? Es sind vermutlich noch weniger! Denn erstens wissen Sie ja gar nicht, was die Mikroben gerne mögen, die Sie da gefischt haben, an Nährstoffen zum Beispiel. Und wenn Sie die Leibspeise nicht in Ihrem Nährmedium eingearbeitet haben, fressen die vielleicht gar nichts und vermehren sich auch nicht. Auch bei Bakterien fängt das Rendezvous schon beim Essen an, wollte ich gerade sagen, aber da Bakterien keinen Sex haben, ist das ein reichlich dämlicher Vergleich. Oder, zweitens, die Keime sind anaerob, Sie bebrüten die Platte aber in einem sauerstofffreichen Millieu: kein Wachstum! Was drittens sein kann (und eine der wahrscheinlichsten Ursachen für die fehlende Kultivierbarkeit darstellt): die Zellen sind in eine Art Ruhezustand übergegangen, aus dem sie sich nicht so leicht aufwecken lassen – es sei denn, es ist wirklich richtig angenehm, da wo sie aufwachen ... Letzteres ist häufig der Fall bei den Vertretern der Gattung Campylobacter, weshalb man diese Erreger beim Nachweis mithilfe der gängigen Methoden lange Zeit schlicht übersehen hat! Heutzutage wissen wir glücklicherweise, wonach wir suchen müssen, und zudem hilft uns die moderne Molekularbiologie. Über die Technik der Polymerase-Kettenreaktion (die wir nur *PCR* abkürzen, weil sie im Englischen *Polymerase Chain Reaction* heißt) kann man gezielt Stücke der DNA, also der Erbsubstanz bestimmter Mikroorganismen, vermehren und damit ihre Besitzer nachweisen. Zu erklären, wie die PCR funktioniert, würde jetzt ein wenig zu weit führen, aber ohne diese Methodik wären wir in der Biologie heute echt aufgeschmissen, denn man kann mit ihr nicht nur Bakterien nachweisen, sondern auch die DNA von Straftätern am Tatort, wie Sie bestimmt aus den ganzen Krimiserien wissen, die ich nicht auseinanderhalten kann: CSI Altötting und wie sie alle heißen mögen. Wenn ich also wissen will, ob das Huhn mit Campylobacter verseucht ist, mache ich eine PCR und weise einfach die DNA dieser Erreger nach, statt über dem Versuch zu verzweifeln, sie anzuzüchten.

Die Probleme mit der Kultivierbarkeit sind aber nicht der einzige Grund, warum sich die Lebensmittelmikrobiologen mit diesen Infektionserregern schwergetan haben. Wenn Sie einen Brechdurchfall bekommen, an was denken Sie? Normalerweise an die verschollen geglaubte Zabaione, die Sie am Abend vorher im Kühlschrank wiedergefunden haben und die »bestimmt noch gut« war; oder an den China-Imbiss, bei dem Sie gestern waren und bei dem die Acht Kostbarkeiten offenbar noch aus der Ming-Dynastie stammten. Woran Sie bestimmt nicht denken, ist der Salat mit Putenbruststreifen, den Sie sich vor einer Woche gemacht haben. Genau der könnte es aber gewesen sein, und das hat mit der Inkubationszeit bei

Campylobacter-Infektionen zu tun. Die ist nämlich ziemlich lang (als Inkubationszeit bezeichnet man die Zeitspanne von der Aufnahme eines Krankheitserregers bis zum Ausbruch der Erkrankung) und kann durchaus mal eine Woche betragen. Außerdem sind viele »Magen-Darm-Infektionen« keine *echten* Infektionen (wie bei Campylobacter), sondern Intoxikationen, bei denen, wie Sie ja wissen, nicht der Keim in Ihrem Körper die Symptome hervorruft, sondern die von den Mikroorganismen im Lebensmittel gebildeten Giftstoffe, die in der Regel relativ schnell wirken. Wenn Sie also mit einer Campylobacter-Infektion zum Arzt gehen, ist die Wahrscheinlichkeit hoch, dass Sie sich gar nicht mehr an das Lebensmittel erinnern, mit dem Sie die Erreger aufgenommen haben.

Haben wir denn jetzt alles über Risikolebensmittel im Kühlschrank gesagt? Nicht ganz, denn genau genommen gibt es zwei Arten von Problemen, die uns begegnen können. Die eine Art haben wir schon anhand zweier Beispiele besprochen. Hier war das – meist rohe, tierische – Lebensmittel bereits mit dem Erreger verseucht, als es zu Ihnen gelangte: Wir hatten da den Rohmilchkäse mit den Listerien oder das Geflügelfleisch mit den Salmonellen bzw. Campylobacter. Da es unzählige weitere Lebensmittelkeime gibt, können wir jetzt unmöglich auf alle eingehen, aber das ist auch nicht notwendig. Wenn wir uns einmal anschauen, welche Lebensmittel besonders problematisch sind, weil sie eben von Haus aus schon Infektionserreger mitbringen, dann haben wir mit den Rohmilchprodukten einerseits und mit dem Geflügelfleisch andererseits schon zwei wichtige Gruppen erwähnt, wobei das Geflügelfleisch eine Sonderrolle einnimmt. Denn während etwa der Rohmilchkäse, der ja zum Verzehr ohne vorheriges Erhitzen bestimmt ist, heutzutage sehr gut kontrolliert wird, muss man das Putenschnitzel eben immer durchgaren, bevor man es isst. Das bedeutet: In diesem Fall *müssen* wir sogar damit rechnen, dass Krankheitserreger wie Salmonellen oder Campylobacter im Fleisch zu finden sind. Und das bedeutet auch: besondere Vorsicht beim Zubereiten, worauf wir in Kürze zurückkommen werden.

Ob man ein Lebensmittel vor dem Verzehr durcherhitzt oder nicht, ist ganz entscheidend dafür, wie die Qualitätskontrolle beim Hersteller betrieben wird, das heißt, ob man das Vorkommen von Infektionserregern toleriert. Nehmen wir dazu mal das Beispiel Schweinefleisch. Wenngleich die Situation nicht so dramatisch ist wie beim Geflügel: auch im Schweinefleisch kommen relativ häufig Keime vor, die uns krank machen können. Wenn nun ein Hersteller Schweinekoteletts produziert, dann darf er davon ausgehen, dass niemand die Dinger roh verzehrt, und auch die Zubereitung »englisch« oder »medium« gibt es meines Wissens nur beim Rind. Also schreibt er auf die Packung »vor dem Verzehr durcherhitzen« und ist damit auf der sicheren Seite. Anders sieht es bei Schweinemett aus, das man ja in der Regel roh isst und das deshalb auch viel strenger kontrolliert werden muss, weil möglicherweise enthaltene Keime nicht durch Kochen oder Braten inaktiviert werden.

Es gibt übrigens für die allermeisten Lebensmittel Richt- und Warnwerte für die mikrobielle Belastung, an die sich die Hersteller halten, damit von den Lebensmitteln bei richtiger Handhabung keine Gefahr ausgehen kann. Die richtige Handhabung betrifft dabei natürlich einerseits den Herstellungsprozess und andererseits den Umgang des Verbrauchers mit dem Lebensmittel, angefangen vom Transport nach Hause, über die Lagerung im Kühlschrank bei der richtigen Temperatur bis hin zur Zubereitung. Wer hier alles richtig macht, kann eigentlich sicher sein, dass ihm das Schweinenackensteak nichts Übleres beschert als die Notwendigkeit, bei übermäßigem Verzehr auf die nächste Kleidergröße wechseln zu müssen.

Damit hätten wir nun so einigermaßen diejenigen Lebensmittel umrissen, die ihre mikrobiologische Gefährdung im Wortsinn mitbringen. Doch damit ist es natürlich nicht getan, denn viele leckere Sachen sind ja zunächst in Ordnung, verderben aber irgendwann – sofern dieser Verderb nicht durch Konservierungsmaßnahmen verhindert oder wenigstens verzögert wird. Was passiert dabei? Nun, anders als bei den oben genannten, primär kontaminierten Produkten müssen für das, was wir einen sekundären Verderb nennen, die Keime im Zuge der Verarbeitung, bei der Lagerung oder beim Hantieren mit diesen Lebensmitteln eingebracht werden: Die bereits angekündigte zweite Art der Kontamination. Besonders einfach ist das im Falle der Mikroorganismen, die ohnehin überall herumschwirren. Wir hatten ja schon ausgiebig über die Schimmelpilze gesprochen, deren Sporen immer in der Luft sind, sodass man eine Kontamination gar nicht vermeiden kann. Irgendwann verschimmelt auf diese Art fast jedes Obst, wenn es nicht gerade ausdörrt und dem Pilz dadurch das Wasser abgegraben wird. Glücklicherweise können wir solch einen Befall meistens ziemlich einfach erkennen und das betroffene Lebensmittel entsorgen. Schwieriger wird es beim bakteriellen Verderb, der sich häufig nur – wie in der kleinen Sherlock-Holmes-Episode dargestellt – über indirekte Effekte feststellen lässt: die Wurst klebt und weist einen weißlichen Belag auf (der übrigens nichts anderes ist als ein bakterieller Biofilm), die Farbe des Schinkens wechselt vom gesunden Rosa in dubioses Grün, oder es fängt einfach an zu stinken! In allen Fällen sollte man sich von der entsprechenden Speise trennen, um Schlimmeres zu vermeiden, denn wir wissen, dass die Mikroorganismen, die sich da fleißig in der Mortadella vermehren, möglicherweise Toxine bilden, die uns, wenn wir die aufnehmen, die klassische Lebensmittelvergiftung bescheren können.

Natürlich kann man solch einen Verderb nicht immer vermeiden (schon gar nicht dann, wenn er durch Mikroorganismen verursacht wird, die überall in der Umgebung vorhanden sind), aber manche Eintragswege kann man recht gut unterbinden. Dazu gehört vor allem der Kontakt mit der eigenen Hautflora (oder sollte ich besser sagen: Handflora). Wie oft habe ich jetzt eigentlich schon erwähnt, dass die Hände der wichtigste Vektor für die Übertragung von Mikroorganismen sind und deshalb das Waschen der Hände als wichtigste Hygienemaßnahme überhaupt angesehen werden muss? Tut mir leid, wenn ich Sie schon wieder damit nerve, aber man kann es wirklich nicht oft genug betonen … Neben der Tatsache, dass man über die Hände Keime wunderbar von Mensch zu Mitmensch wandern lassen kann, gebührt auch bei der hygienischen Zubereitung von Lebensmitteln den Händen hinreichende Beachtung. Das lässt sich besonders schön beobachten, wenn Sie mal wieder ein paar Brötchen in der Bäckerei Ihres Vertrauens kaufen. Laufen die Verkäuferinnen bei Ihnen im Ort auch immer mit einem Handschuh herum? Dadurch soll offenbar vermieden werden, dass die Hand, die Ihr sauer verdientes und offenbar höchst unhygienisches Kleingeld entgegennimmt, in Kontakt mit den köstlichen Backwaren kommt. Das führt – zumindest in den Bäckereien, die ich kenne – oft zu höchster Verwirrung bei den Filialmitarbeiterinnen, die in der Hektik des Augenblicks gar nicht mehr wissen, was sie denn nun mit der behandschuhten Hand anfassen dürfen, wann der Handschuh an- oder auszuziehen ist und ob der Kunde denn nun schmutziger ist als der Kollege. Dabei gibt es doch so wunderbare Erfindungen wie die Gebäckzange, zumal gerade Brötchen und Brot nicht wirklich als Risikolebensmittel gelten dürfen, in mikrobiologischer Hinsicht, meine ich; was mit den hunderttausenden Fällen von abgebrochenen Zähnen oder herausgefallenen Füllungen durch den Genuss von Backwaren mit steinharten Körnern irgendwelcher Lifestyle-Pflanzen ist, wage ich nicht zu beurteilen ... Jedenfalls finde ich das Spiel ziemlich absurd, zumal aus meiner Sicht mehr Schaden als Nutzen daraus folgt. Neben der Tatsache, dass dauerhaftes Tragen von Einmalhandschuhen durchaus negative Folgen für die Haut haben kann, verliert der Handschuhträger meines Erachtens häufig den Blick für die Problematik. Ein Kollege aus der Lebensmittelüberwachung brachte dieses Phänomen mit folgender Anekdote auf den Punkt: Er hatte einen Mitarbeiter eines Lebensmittelbetriebs dabei erwischt, dass er sich nach dem Toilettengang nicht die Hände gewaschen hatte. Der gute Mann antwortete: »Ich muss mir nicht die Hände waschen, ich trage ja Handschuhe!«

Zugegebenermaßen ist es manchmal schwer zu verstehen, warum Bakterien von der Haut ein Risiko darstellen sollen, denn schließlich kommen wir alle mit diesen Keimen regelmäßig in Kontakt, ohne dass uns Schlimmeres widerfährt. Das ist so weit auch richtig, solange man davon ausgeht, dass diese Bakterien nicht irgendwohin getragen werden, wo sie sich vielleicht stark vermehren können. Ein gutes Beispiel hierfür ist die inzwischen recht berühmt gewordene Bakterienart *Staphylococcus aureus*, die wir ja schon im Rahmen unserer mikrobiellen Namenskunde kennengelernt haben. Wann immer die Medien über diesen Keim berichten, zitieren die herbeigerufenen Experten gerne irgendeine beliebige Quelle, nach der *Staphylococcus aureus* »Hautentzündungen (Furunkel, Karbunkel), Muskelerkrankungen (Pyomyositis), in ungünstigen Fällen auch [...] Lungenentzündung, Endokarditis, Toxisches Schocksyndrom (TSS) und Sepsis« hervrufen könne. Der Witz ist, dass viele Menschen zwar mit *Staphylococcus aureus* besiedelt sind, das aber in den allermeisten

Fällen gar nicht wissen, weil dieses Bakterium sich völlig unauffällig verhält und gar nichts macht! Das hat mehrere Gründe: Erstens werden auch gefährlichere Keime in der Regel sehr effektiv durch unser Immunsystem und die schützende Hautflora in Schach gehalten, zumal sie selten in einer genügend hohen Zahl vorkommen, dass sie uns schaden könnten. Zweitens sind diese Erreger aber in der Tat gefährlich, wenn sie zum Beispiel in ein Krankenhaus eingeschleppt werden. Manche Patienten dort verfügen nämlich nicht über ein ausreichend starkes Immunsystem, um mit *Staphylococcus aureus* fertigzuwerden, und laufen Gefahr, an den oben erwähnten Infektionen zu erkranken. Besonders dramatisch ist die Tatsache, dass mittlerweile ein großer Anteil dieser Bakterien resistent gegen die meisten Antibiotika ist, sodass sich diese Infektionen nur schwer oder gar nicht mehr therapieren lassen. Im Falle von *Staphylococcus aureus* handelt es sich dann um den berühmten »MRSA«, was die Abkürzung für *Methicillin-resistenter Staphylococcus aureus* ist. Auf diese Problematik kommen wir später noch bei unserem Besuch im Krankenhaus zu sprechen, daher also zurück zu den Lebensmitteln. Denn auch hier gab es in der Vergangenheit leider ein paar tragische Geschichten mit dieser Bakterienart als Hauptdarsteller, und zwar sogar in der vermeintlich harmloseren, also nicht-antibiotikaresistenten Form.

Von den zwei Fällen, von denen ich berichten möchte, trug sich einer in einer Filiale einer französischen Burgerkette zu, ein anderer in einer französischen Dönerbude. Das Land spielt übrigens in diesem Zusammenhang gar keine Rolle; es ist wohl als reiner Zufall zu betrachten, dass sich beide Vorfälle in Frankreich ereigneten. Beide Male bezahlte ein Kunde den Genuss von Speisen aus dem jeweiligen Etablissement mit dem Leben, weil man es dort offenbar mit der Hygiene nicht so genau nahm. Was war passiert? Im Hamburger beziehungsweise im Fleisch vom Drehspieß hatte sich *Staphylococcus aureus* ausgebreitet und dort ein Toxin produziert, das bei den beiden unglückseligen Menschen, die davon aßen, zu einem Phänomen führte, das man »Toxisches Schocksyndrom« nennt. Dieser toxische Schock darf als Überreaktion des Immunsystems auf das Bakteriengift angesehen werden, was zu Organversagen und damit zum Tode führen kann. Glücklicherweise ist diese Antwort unseres Körpers auf Kontakt mit dem Toxin nicht die Regel, aber es kann eben vorkommen. In den beiden Schnellrestaurants lag übrigens mehr im Argen, als dass nur ein Koch mal die Hände nicht vernünftig gewaschen hatte, wobei Staphylokokken als Hautkeime nun mal in der Regel genau dadurch auf die Speisen gelangen: durch Anfassen mit den bloßen Händen. Bei einem Lebensmittel wie Hackfleisch kann das besonders risikoreich sein, denn durch die unheimlich große Oberfläche des kleingehackten Fleisches können sich nicht nur Staphylokokken, sondern jegliche Art von Bakterien besonders schnell vermehren.

Jetzt haben wir aber genug über die Hände als Quelle des bakteriellen Übels bei Lebensmitteln philosophiert, und eigentlich blicken wir schon viel zu lang in den Kühlschrank, finden Sie nicht auch? Auf eine Sache möchte ich zu guter Letzt noch eingehen, und das sind Lebensmittel, die das Gegenteil von risikoreich sind. Gibt es die denn auch, werden Sie fragen? Natürlich, und eigentlich haben wir das schon besprochen, als es darum ging, was ein Keim so alles zum Leben braucht. Wenn bestimmte Lebensmittel nämlich aus irgendeinem Grund für Mikroorganismen uninteressant sind, sollten diese selbstverständlich auch nicht verderben, oder zumindest nicht so schnell.

Was haben wir denn da im Angebot? Beispielsweise das ganze saure Zeug: neben Obst meine ich damit vor allem saurer Eingelegtes oder durch Gärung Angesäuertes wie Sauerkraut. Hier hilft die Säure, das Keimwachstum zu unterbinden. Deswegen dürfen Sie Joghurts getrost auch weit nach dem Ablauf des Mindesthaltbarkeitsdatums noch essen; vorausgesetzt, Sie haben den Becher im Kühlschrank aufbewahrt, der Deckel war unversehrt und zu und der Inhalt zeigt sich nach dem Öffnen in optischer und geruchlicher Hinsicht einwandfrei. Das Gleiche gilt für Käse (es sei denn, er ist aus Rohmilch!) und sogar für Salami (ziemlich trocken, durch Milchsäuregärung angesäuert und in der Regel gepökelt), auch wenn ich es bei Wurst nicht unbedingt übertreiben würde mit dem Warten ...

Und was ist mit Getränken? Auf denen steht doch in der Regel, dass man die Flasche nach Anbruch innerhalb von ein paar Tagen aufbrauchen sollte. Das ist auch ein ganz guter Tipp, denn durch das Öffnen, und vielleicht sogar durch das Trinken direkt aus der Flasche, können tatsächlich Mikroorganismen ins Getränk gelangen und sich dort möglicherweise vermehren, besonders bei Wasser und nicht so sauren Getränken. Beim Wein passiert es nicht selten, dass dieser bei Kontakt mit Sauerstoff und mithilfe von Essigsäurebakterien zu eben dem wird: Essig. Nicht schädlich, natürlich, aber unerwünscht. Es sei denn, »liebe Freunde« haben mal wieder die alte Flasche Elberfelder Fratzenschneider mitgebracht, von dem sie offenbar einen ganzen Keller voll haben. Da kann die Ausrede mit dem Essig durchaus helfen: »Es war *so* schade, wir hätten den total gern noch weitergetrunken ...«

Ein Alien in der Küche

Jetzt nehmen Sie sich gerne noch eins von den sauren Gürkchen, dann machen wir den Kühlschrank aber wieder zu, denn ich will Ihnen schließlich noch den Rest der Küche zeigen. Ah, schauen Sie hier, das ist interessant. Ja, natürlich ist das nur die Spüle, aber für den Mikrobiologen ist das so ziemlich die spannendste Stelle im ganzen Haus. Einerseits wieder wegen der Biofilme im Abfluss, aber die haben wir uns ja schon im Bad angesehen, und die meine ich auch nicht. Ich denke da an etwas ganz anderes.

Angenommen, Ihnen fällt die Gurke, die Sie gerade in der Hand halten, ins Klo. Was würden Sie machen? Vermutlich würden Sie einfach die Spülung betätigen und das Gürkchen auf den Weg ins Nirwana schicken. Wenn sie Ihnen aber hier in der Küche ins Spülbecken fallen würde, was würden Sie dann tun? Vermutlich würden Sie das saure Gürkchen abspülen und weiteressen, oder? Mache ich ja auch so, aber ich sehe, Sie werden schon stutzig und das zu Recht. In der Bibel folgt bei derartigen Fragestellungen häufig ein Gleichnis, und so was Ähnliches wollte ich auch anführen. Es gibt nämlich ein beliebtes – wenn auch ziemlich konstruiertes, wie ich zugeben muss – Gedankenspiel unter Hygienikern, das wir gerne immer mal wieder zum Besten geben und das unser Gurkenbeispiel recht schön illustriert: Ein Außerirdischer, der unsere Sprache nicht spricht, aber wissenschaftlich und analytisch sehr weit entwickelt ist, kommt auf die Erde und will nun allein anhand von wissenschaftlichen Beobachtungen herausfinden, wie die Menschen so leben. In diesem Zusammenhang nimmt er selbstverständlich auch mikrobiologische Proben aus der Toilettenschüssel und aus der Küchenspüle. Sie ahnen schon, was unser Alien finden wird: Die Probe aus dem Klo ist allenfalls moderat mit Mikroorganismen besiedelt, während die Probe aus der Spüle ein unheimlich starkes Bakterienwachstum aufweist (das entspricht den Fakten). Dieses Ergebnis und die Tatsache, dass die

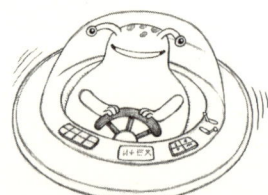

Proben in beiden Fällen aus Behältern entnommen wurden, in die klares, sauberes Wasser gefüllt wird, bringt den extraterrestrischen Besucher zu dem Schluss, dass das mikrobenarme Klo offenbar der Ort sein müsse, wo die Erdlinge ihr Gemüse oder die Hände in reinem Wasser säubern, während einiges dafürspricht, dass das hochkontaminierte Spülbecken der Platz ist, wo die Menschen ihre Notdurft verrichten.

Ich sagte Ihnen ja schon, dass die Geschichte ein bisschen weit hergeholt ist, aber die Mikrobiologen lieben sie, weil die Anekdote so treffend illustriert, wie falsch die verbreitete Annahme ist, das Klo sei schmutzig und die Spüle (relativ) sauber. Bevor Sie nun auf die Idee kommen, den Abwasch in der Toilettenschüssel zu machen: wir hatten ja schon diskutiert, dass es auch Situationen gibt, in denen das Klo nicht so sauber ist, und ich will auch noch mal ganz deutlich machen, dass die strenge Trennung von Trinkwasser und fäkal verunreinigtem Abwasser eine der wichtigsten Errungenschaften der Hygiene überhaupt ist! Also nehmen Sie bitte die Geschichte als das, was sie ist, nämlich als lustiges Gedankenspiel.

Was machen wir denn jetzt aber mit der Erkenntnis, dass sich in der Spüle eine große Menge an Mikroorganismen tummelt? Es gibt da verschiedene Studien, aber man kann von 1000 bis 10000 Mikroben pro Quadratzentimeter ausgehen. Da Sie sich von solchen Zahlen nicht mehr schrecken lassen, kommen wir gleich zu der Frage, um *welche* Mikroorganismen es sich handelt und ob Krankheitserreger dabei sind. Im Hinterkopf behalten Sie bitte, dass für eine Gesundheitsgefährdung eine bestimmte *Anzahl* an Krankheitserregern notwendig ist (die infektiöse Dosis). Nehmen wir nun einmal an, dass ein Prozent der vorhandenen Mikroben in der Spüle zu einer Art von Krankheitserregern gehört. Das ist durchaus realistisch, denn denken Sie daran, was wir über die Toilettenschüssel gesagt haben: Darmkeime etwa werden sich hier wie dort nicht wirklich stark vermehren, weil die Umweltbedingungen nicht gerade denen entsprechen, die von den Darmbakterien bevorzugt werden (warm, ohne Sauerstoff usw.). Tatsächlich ist der prozentuale Anteil einer bestimmten Art von Krankheitserregern vermutlich noch geringer; eine amerikanische Studie hat mehr als 200 Arten in der Spüle gefunden und weniger als 0,1 Prozent gehörten laut dieser Untersuchung zu Gattungen wie *Salmonella*, *Escherichia* oder *Campylobacter*. Egal: Ein Prozent von 10 000 wären 100 Keime, die alle gleichzeitig auf die Gurke kommen müssten, wenn wir weiterhin davon ausgehen, dass die Kontaktfläche zwischen Gurke und Spüle einem Quadratzentimeter entspricht. Wenn Sie das Gürkchen sofort wieder herausfischen, ist das extrem unwahrscheinlich, und eine infektiöse Dosis der meisten krankmachenden Bakterien liegt auch eher höher als 100. Also: kein Grund zur Panik; so schnell kontaminiert eine Oberfläche nicht, was sich übrigens auch in einer alten Chirurgenweisheit ausdrückt: »Steril bleibt steril, auch wenn es mal zu Boden fiel.« Meine Frau, die Chirurgin ist, hat mir übrigens versichert, dass auf den Boden gefallenes OP-Besteck dennoch nicht weiter benutzt wird, wenn Sie das jetzt beunruhigt hat. Etwas anderes ist es, wenn die Bakterien lange Zeit haben, sich zu entwickeln, was uns zum nächsten interessanten Objekt hier in der Küche führt: dem gemeinen Spülschwamm.

Von Horrorschwämmen und Killerlappen

Der Präsident des Bundesinstituts für Risikobewertung, Andreas Hensel, benutzt gerne den Ausdruck »Killerlappen« für jenes Reinigungsutensil, das wahrscheinlich in jedem Haushalt vorhanden ist: Gemeint ist das Tuch, das achtlos in die Spüle oder auf die Ablage daneben geworfen wird, nachdem man damit irgendwo irgendetwas weggewischt hat (die Bandbreite an »irgendetwas« ist groß und reicht vom verschütteten Apfelsaft über die Teigreste auf der Arbeitsfläche bis hin zum zerschlagenen, rohen Ei), und das in mehr oder weniger ordentlicher Verfassung auf seinen nächsten Auftrag wartet. Die Verurteilung als »Killerlappen« bezieht sich dabei auf die Tatsache, dass alles, was an Keimen in diesen Lappen gelangt, dort weiter inkubiert (zumindest, solange das Ding feucht rumliegt) und dann seine Fracht weiterverteilen darf.

Die Spüle – ähnlich wie die Küchenarbeitsplatte – ist hierbei kein ganz unkritischer Ort, weil sich dort viele Lebensmittel »treffen«, was in puncto Übertragung von Mikroorganismen immer Anlass zur erhöhten Aufmerksamkeit bietet. Es gibt in diesem Zusammenhang Prozeduren in der Küche, die einem als Mikrobiologen echte Kopfschmerzen bereiten, zum Beispiel die schon genannte Tradition, das Hühnchen vor dem Weg in den Backofen zu waschen! Wenn Sie sich an die hohe Belastung mit Salmonellen und Campylobacter erinnern, die während des Schlachtprozesses vom Hühnerdarm vor allem auf die Haut des Tieres gelangen, können Sie sich vorstellen, dass man mit dem Waschen des toten Huhns möglicherweise einige dieser Bakterien von der Oberfläche des Broilers entfernt – aber damit gleichzeitig auch überall herrlich verteilt; insbesondere, wenn hinterher mit dem Lappen alles (vermeintlich) weggewischt wird.

Es ist leider so: der Effekt von Lappen, Wasser und Spülmittel auf Bakterien ist kleiner, als Sie vielleicht denken. Was schätzen Sie? Wie lange muss man einen Teller mit ordentlich Salmonellen drauf im heißen Wasser (sagen wir mal mit einer Temperatur von 53 °C – ich komme deswegen auf diese Zahl, weil das mal in einer Studie untersucht worden ist) liegenlassen, damit die Bakterien um 99,9 Prozent, also drei Zehnerpotenzen reduziert werden? Das dauert sage und schreibe über eine halbe Stunde! Wenn man nun Spülmittel dazugibt, geht es etwas schneller, dann erreicht man diese Reduktion schon nach ungefähr zwanzig Minuten. Nun spült natürlich niemand mit der Hand in 53 °C heißem Wasser, aber wir haben uns ja schon angeschaut, dass zur Reinigung nicht nur Temperatur und Chemie gehören, sondern beim Handgeschirrspülen vor allem die Mechanik die Arbeit macht. Gilt das auch für Bakterien? Nun ja, so ein bisschen schon.

Wir haben selber mal eine kleine Untersuchung gemacht, bei der wir eine zusätzliche Zehnerpotenz Reduktion durch Schrubben mit der Bürste beobachtet haben. Da bei uns das Testdesign zudem ein wenig anders war als bei den gerade erwähnten Kollegen, haben wir insgesamt etwas bessere Reduktionen erreicht und ermittelten so vier Zehnerpotenzen Reduktion durch Handgeschirrspülen bei 40 °C. Aber auch das waren nur Laborversuche, und so sollte man sich auf keinen Fall von den relativ hohen Reduktionsfaktoren blenden lassen, denn wir haben auch gesehen, dass wir durch Spülen mit der Hand keinesfalls alle Bakterien loswerden konnten, was insbesondere ein Problem darstellen könnte, wenn wir von hohen Keimzahlen ausgehen, wie sie etwa im Fleischsaft bei rohem Geflügel durchaus vorkommen können. Wenn man sichergehen will, dass wirklich *nichts* mehr auf dem Teller lebt, gehört der in den Geschirrspüler, aber dazu später.

Ich hatte vorhin erwähnt, dass es ein nicht geringes Risiko gibt, Keime an Stellen wie der Spüle auch noch weiter zu verbreiten; ein Effekt, der Kreuzkontamination genannt wird. Das gleiche Forscherteam, das die Inaktivierung bei 53 °C untersucht hat, konnte auch zeigen, dass ein mit Salmonellen kontaminierter Teller im Spülbecken dafür sorgt, dass jeder weitere Teller, den man anschließend spült, ebenfalls Salmonellen aufweist. Noch interessanter ist die Betrachtung, was so alles beim Zubereiten von Speisen passieren kann. Das haben niederländische Wissenschaftler in einem eindrucksvollen Experiment nachgestellt. Dazu haben sie einen Küchenschwamm mit verschiedenen Bakterien beimpft und dann den Schwamm auf eine Edelstahloberfläche gelegt. Zu Hause lässt sich diese Versuchsanordnung übrigens problemlos nachstellen: Sie müssen nur ein rohes Hühnchen schneiden, den Fleischsaft in der Spüle auswischen und dann den Schwamm auf die Spüle legen. Das Ergebnis der Forscher aus dem Nachbarland: etwa ein Drittel bis ein Viertel der Bakterien wurde vom Schwamm auf die Edelstahloberfläche übertragen.

Das Experiment ging aber noch weiter, denn die Kollegen legten nun auf die vom Schwamm »verseuchte« Edelstahloberfläche eine Gurkenscheibe. Und siehe da: Nicht nur ein Teil der Keime auf der Spüle, sondern buchstäblich alle Keime auf der Edelstahloberfläche fanden sich hinterher auf der Gurke wieder. So funktioniert Kreuzkontamination, und genau die können Sie bei sich daheim auch erreichen, wenn Sie auf dem gleichen Brettchen, auf dem Sie das Hühnchenfilet kleingeschnitten haben, hinterher den Gurkensalat schnibbeln. Die umgekehrte Reihenfolge ist da selbstverständlich viel besser, und anschließend kommt das Brettchen in die Spülmaschine.

Dass das Spülen von Hand an dieser Stelle nicht das Gelbe vom Ei ist, zeigen auch mikrobiologische Analysen des Spülschwamms selbst, den ich ja weiter oben bereits (in Anlehnung an den Killerlappen) als Horrorschwamm angekündigt habe! Mein Kollege Markus Egert hat im idyllischen Schwarzwald einiges zu diesem Schreckensbild beigetragen, indem er Spülschwämme aus Haushalten auf ihre mikrobielle Belastung untersucht hat. Die Resultate dieser Untersuchung waren nicht ganz überraschend, aber in ihrer Ausprägung schon beeindruckend: In einem Kubikzentimeter Küchenschwamm haben die Kollegen von der Hochschule Furtwangen sage und schreibe mehr als 50 Milliarden Keime gefunden, das wären etwa so viel, wie man in der gleichen Menge einer Stuhlprobe finden würde! Damit hält der Spülschwamm unangefochten Platz eins unter den Orten mit der höchsten Mikrobendichte im Haushalt und lässt etwa die Toilette oder auch das Spülbecken weit hinter sich.

Unter den Mikroorganismen, die sich auf dem Schwamm tummeln, befinden sich auch potenzielle Krankheitserreger, was die Idee, mit diesem Teufelsding über alle möglichen Geschirrteile zu wischen, noch absurder erscheinen lässt. Eindrucksvoll fand ich in dieser Studie auch, dass diese hohe Keimdichte bereits nach einigen Tagen zu beobachten war. Das wiederum führt zur dringenden Empfehlung, das Schwämmchen häufig zu tauschen oder direkt auf Lappen umzusteigen, die man bei hohen Temperaturen in der Maschine waschen kann, bevor man diverse Oberflächen unbeabsichtigt großzügig mit Keimen beimpft.

An dieser Stelle kommen üblicherweise Plädoyers für antibakteriell ausgerüstete Schneidbretter oder für die Nutzung von Holzbrettchen, die angeblich natürlicherweise eine antibakterielle Wirkung haben. Bestimmt interessiert Sie, was ich darüber denke? Ein wenig habe ich darüber ja schon im Kapitel über Silber verlauten lassen, aber in diesem Kontext hier lässt sich noch viel besser erläutern, warum ich nichts von diesen Sachen halte. Vorneweg: es gibt in der Tat Hölzer, die antimikrobielle Inhaltsstoffe enthalten. Das ist in der Natur nützlich, weil das vor allem im feuchten Klima davor schützt, dass Mikroorganismen das Holz auffressen. In der Küche ist das Ziel aber nicht, dass das Schneidbrettchen vom mikrobiellen Appetit verschont bleibt, sondern wir als Verbraucher erwarten doch, dass die antibakterielle Eigenschaft in irgendeiner Weise das schützt, was wir auf dem Brettchen schneiden, oder nicht? Genau das ist aber keineswegs gewährleistet, denn dazu müssten die keimtötenden Inhaltsstoffe aus dem Brettchen raus und beispielsweise in dem darüber schwimmenden Fleischsaft wirken, wie es hier abgebildet ist:

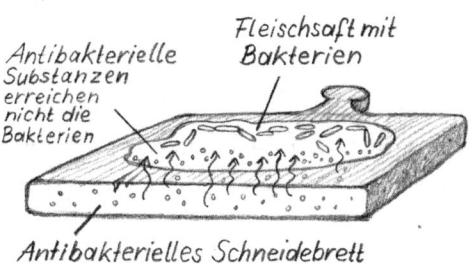

Auch wenn das tatsächlich in einem gewissen Umfang passiert: wir können nicht sicher sein, dass alle Keime dabei wirklich abgetötet werden. Doch genau das wird einem suggeriert, sodass man sich möglicherweise in trügerischer Sicherheit wiegt. Mit anderen Worten: antibakterielle Ausrüstungen können möglicherweise helfen, die Oberfläche von Gegenständen *keimärmer* zu halten, aber einen weitergehenden Schutz, etwa gegen Infektionen, darf man nicht erwarten! Das gilt auch für Holzarten, die von Natur aus antimikrobielle Stoffe enthalten. Weil man zumindest geleimte Holzbrettchen nicht in die Spülmaschine stecken kann, eignen sich die nicht zur Zubereitung von Risikolebensmitteln wie rohem Fleisch. Außerdem bekommen sie mit der Zeit Rillen, in denen sich allerlei festhängen kann. Ein einfaches Plastikbrettchen ist demnach das Sinnvollste für hygienisch riskante Lebensmittel und wandert nach dem Schnibbeln einfach in den Geschirrspüler. Antibakterielle Schneidbrettchen können getrost in der Schublade bleiben – und zwar versehen mit der Aufschrift »Dinge, die die Welt nicht braucht«.

Ein Loblied auf die Spülmaschine

Damit kann dann endlich unser Loblied auf die Spülmaschine beginnen, denn – wie nun bereits häufig genug erwähnt: was aus der Spülmaschine rauskommt, ist praktisch keimfrei. Wir haben das in einer großen Studie gemeinsam mit Kollegen von der Universität Bonn selbst untersucht und bei 170 Geschirrspülern aus deutschen Haushalten überprüft, wie es um die Hygiene bestellt ist. Weil es schwierig ist, Daten zu vergleichen, die aus Geräten stammen, die alle unterschiedlich alt sind, verschiedene Nutzungshäufigkeiten, Beladungen usw. haben, untersuchten wir in dieser Studie nicht die verschmutzten Teller, sondern die mikrobielle Belastung der Innenwände der Geräte, quasi stellvertretend fürs Geschirr. Das Ergebnis war recht positiv: In über 95 Prozent der Maschinen fanden sich weniger als 100 Keime pro Quadratzentimeter, in den meisten haben wir sogar weniger als 10 auf der Wand gefunden. Das ist beruhigend, zumal die Ergebnisse auch noch darauf hindeuteten, dass es sich in der Regel wohl um ein paar Schimmelpilzsporen gehandelt hat, während wir in nahezu keinem Gerät Fäkalkeime oder andere Krankheitserreger nachweisen konnten.

Im Labor untersuchen wir auch häufiger mal die Hygieneleistung an schmutzigen Geschirrteilen, die wir zusätzlich künstlich mit Bakterien beimpft haben, und auch hier finden wir nach dem Spülen nichts mehr, was die Befunde aus der deutschlandweiten Studie bestätigt. Man muss bei den 100 Keimen an der Gerätewand nämlich noch berücksichtigen, dass der Wasserstrahl, der den Schmutz abwaschen soll, natürlich darauf ausgelegt ist, das Geschirr in den Körben zu erreichen und nicht die Wände des Gerätes.

Lassen Sie uns bei der Gelegenheit doch kurz angucken, wie eine Spülmaschine arbeitet. Ich muss ja gestehen, bevor ich begonnen habe, mich beruflich mit diesen Geräten zu befassen, wusste ich nicht, wie die Dinger funktionieren (warum auch?). Darf ich also meinen Geschirrspüler vorstellen?

Mein Geschirrspüler von innen

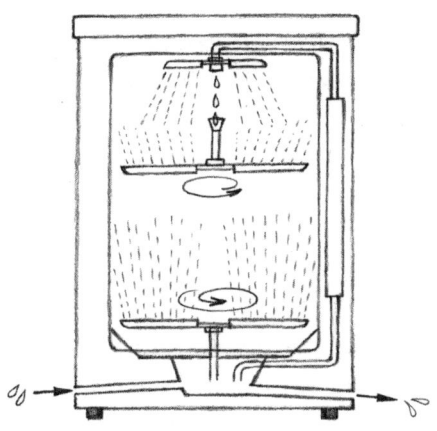

So, was passiert denn hier? Zunächst wird das Wasser ins Gerät gepumpt (unten links) und dann durch die Leitungen zu den Sprüharmen, die durch den Wasserdruck zu rotieren beginnen und dabei Fontänen nach oben spritzen – übrigens relativ hoch, das heißt, das Wasser hat ordentlich Power, wenn es aus den Armen herauskommt. Der Wasserstrahl trifft das Geschirr (natürlich nur, wenn Sie die Spülmaschine so eingeräumt haben, dass die Geschirrteile sich nicht gegenseitig verdecken!) und entfernt so über die mechanische Wirkung schon vieles an Verschmutzungen auf Teller, Tassen und Co. Damit das so richtig gut funktioniert, wird das Wasser auch noch aufgeheizt, auf 50 °C im Schnitt, also schon deutlich heißer als im Spülbecken. Nach einiger Zeit bekommt das System nochmals Unterstützung, und zwar in Form des Spülmittels, das in der Regel in ein kleines Fach in der Tür dosiert wird, häufig als Tablette. Nun haben wir wieder unsere vier Parameter des Sinnerschen Kreises zusammen: Mechanik (über den Wasserdruck), Zeit (das ist die Programmdauer), Chemie (das Spülmittel) und Temperatur, sodass einer effizienten Reinigung nichts im Wege steht. Da wir das Ganze in der Maschine mit *mehr* Zeit, *mehr* Temperatur und auch *mehr* Chemie machen als beim Handgeschirrspülen, ist das Reinigungsergebnis anschließend mindestens ebenso gut. Mehr Chemie haben wir dabei nicht deswegen, weil wir mehr Spülmittel nehmen würden, sondern weil die Zusammensetzung eines Maschinengeschirrspülmittels deutlich vom Produkt aus der Flasche neben dem Becken abweicht: Moderne Reiniger für den Geschirrspüler haben einen sehr hohen pH-Wert, und sie enthalten neben den Tensiden auch noch Sauerstoffbleiche und Enzyme. Im Handgeschirrspülmittel muss man auf diese Komponenten verzichten, weil ein hoher pH-Wert nichts ist, was man auf die Haut loslässt, und weil Bleiche und Enzyme ein bisschen Zeit brauchen, um zu wirken. Die Nachteile können wir beim Spülen mit der Hand nur durch mehr Mechanik (also Schrubben) ausgleichen.

Vor allem die Temperatur und die Bleiche reduzieren aber auch die Keimzahl, denn beides sind altbekannte antimikrobielle Einflussfaktoren. Deshalb ist Spülen im Geschirrspüler ein recht effizientes Desinfektionsverfahren, was manche Menschen veranlasst, die tollsten Sachen da drin zu reinigen. Ich persönlich finde es ja keine gute Idee, den Horrorschwamm in die Spülmaschine zu stecken – ebenso wenig wie in die Mikrowelle, was dennoch hin und wieder in Internetforen empfohlen wird. Man kann nämlich nicht wirklich sicher sein, dass die Keimreduktion auch wirklich effektiv genug erfolgt, was bedeuten würde, dass der Schwamm in der Tat noch eine Keimschleuder ist, auch wenn man fälschlicherweise annimmt, das Teil sei sauber. Der Geschirrspüler ist dafür gemacht, harte Oberflächen zu reinigen und keine textilen Strukturen. Daher wäre die bessere Option, die zehn Cent für einen neuen Schwamm zu investieren, oder eben auf ein Tuch umzusteigen, das sich waschen lässt. (Wie man das machen muss, damit es auch hygienisch rein wird, sehen wir uns später noch an.) Ich hatte tatsächlich schon Gespräche mit Leuten, die ökologische Vorbehalte hatten, alle paar Tage einen neuen Schwamm zu benutzen und den alten wegzuwerfen. Die Risiko-Nutzen-Analyse können wir hier sicher nicht im Detail ausführen; ich gebe aber zu bedenken, dass auch eine Magen-Darm-Infektion die Umwelt belastet – was da allein an Toilettenpapier und Reinigungsmittel draufgeht ...

Der Spülschwamm ist aber bei weitem nicht das Ungewöhnlichste, was seinen Weg in die Spülmaschine findet. Mein persönliches Highlight, das ich mir wirklich nicht ausgedacht habe, ist der Porzellan- oder Glasbehälter, in dem die Toilettenbürste steckt (in Haushalten, in denen man Wert auf hochwertige Ausstattung auch im WC legt, weshalb es etwas Besseres sein muss als die Bürste im Plastiktopf).

Nicht schlecht, oder? Ich darf nochmals betonen, dass diese Vorgehensweise aus mikrobiologischer Sicht als eher unkritisch zu betrachten ist, aber zum Abendessen wollte ich in diesen Haushalten, ehrlich gesagt, auch nicht bleiben.

Wir haben uns aber noch gar nicht zu Ende angeschaut, wie der Geschirrspüler genau funktioniert. Was hatten wir bisher? Wasser wird ins Gerät gepumpt, aufgeheizt und dann durch die rotierenden Arme mit relativ hohem Druck aufs Geschirr gesprüht. Bevor die Lauge ihre Reinigungsarbeit verrichten darf, gibt es aber noch einen Schritt dazwischen, bei dem das Wasser enthärtet wird, und zwar mithilfe des

Salzes, das ebenfalls in den Geschirrspüler gefüllt werden muss, wenn es nicht schon in Form eines Wasserenthärters in diesen praktischen Multifunktionstabs enthalten ist. Im Falle des zugefügten Salzes, das chemisch Natriumchlorid (oder kurz NaCl) genannt wird, sind für den Schritt der Wasserenthärtung die Natrium-Ionen wichtig, die in eine Art chemische Käfige eingebaut werden – diese Käfige befinden sich in Form von Granulat in einem Behälter im Inneren des Geschirrspülers und müssen nicht immer neu eingefüllt werden, weil sie am Schluss wieder regeneriert werden. In diesen molekularen Käfigen warten nun die Natrium-Ionen darauf, dass hartes Wasser an ihnen vorbeigepumpt wird. Das enthält Calcium-Ionen, die wir aber nicht haben wollen, weil die sich gerne mit Carbonat-Ionen, die auch regelmäßig im Wasser vorhanden sind, zusammenschließen und sich dann als Kalkschicht überall ablagern würden. Damit das eben nicht passiert, werden nun in der Spülmaschine die »wartenden« Natrium-Ionen gegen die Calcium-Ionen ausgetauscht (deshalb nennt man dieses Modul im Gerät auch Ionenaustauscher), sodass im Spülwasser nur noch die harmlosen Natrium-Ionen herumschwimmen, die glücklicherweise keine Kalkflecken auf den Gläsern hinterlassen.

So, nun wissen wir auch, wozu das Salz im Geschirrspüler gut ist. Über den Reiniger haben wir schon gesprochen; der wird nach einiger Zeit zugegeben, und nun wird die Lauge zigmal umgepumpt und dabei (hoffentlich) alles saubergemacht. Die immer dreckiger werdende Spüllauge wird dabei im tiefsten Punkt des Geschirrspülers gesammelt, um von dort wieder hochgepumpt zu werden, wobei eine ziemlich raffinierte Siebkonstruktion dafür sorgt, dass nur das Wasser umgepumpt wird, während die Bröckchen aus der Nudelsoße und alle sonstigen festen Bestandteile, die vom Geschirr abgespült wurden, bis zum Ende des Reinigungszyklus im sogenannten Sumpf verharren. Erst dann wird ein anderes Ventil geöffnet und alles aus dem Sumpf herausgepumpt, das heißt, die Lauge mit allen Essensresten.

Damit ist das Spülprogramm aber noch nicht zu Ende, denn nun folgen noch ein oder zwei Klarspülgänge. Hierbei wird zunächst durch die Verwendung von frischem Wasser verhindert, dass die schmuddelige Brühe aus dem Reinigungsgang auf dem Geschirr bleibt, wobei der zugesetzte Klarspüler (das ist neben dem Salz das andere Produkt, das man immer separat in die Maschine füllen muss – es sei denn, man greift wie bereits oben schon erwähnt auf Multifunktionsreiniger zurück, die nicht nur die Salzzugabe überflüssig machen, sondern auch Klarspüler enthalten) zusätzlich dafür sorgt, dass keine Wasserflecken zurückbleiben. Wie macht der das? Eigentlich ganz einfach: So eine Oberfläche von Glas und Porzellan ist mehr oder weniger wasserscheu. Das bedeutet, dass sich ein Wassertropfen, der da drauf sitzt, zu einer Kugel formt oder zumindest eine Art Halbkugel bildet, so wie hier im mittleren Bild gezeigt:

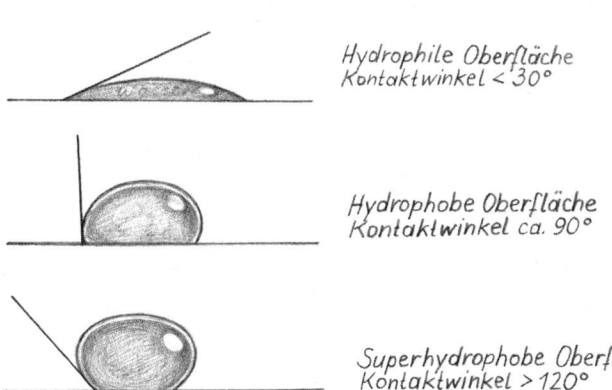

Weil man dabei den Winkel zwischen der Oberfläche und der Wasserkugel als Maß für die wasserabweisende Eigenschaft einer Oberfläche nehmen kann, ist dieser sogenannte Kontaktwinkel ganz praktisch, wenn man das Zusammenspiel von Oberfläche und Wasser beschreiben will: Eine wasserabweisende oder »hydrophobe« Oberfläche würde in einem großen Kontaktwinkel resultieren, während eine »wasserliebende« Oberfläche (das habe ich jetzt mal wörtlich aus der wissenschaftlichen Bezeichnung »hydrophil« übersetzt) einen kleinen Kontaktwinkel zur Folge hätte, so wie das oben im Bild dargestellt ist. Im Klarspüler ist ein Polymer enthalten, das sich auf die Oberfläche legt und diese, na, raten Sie doch mal: hydrophiler oder hydrophober macht, was meinen Sie?

Vermutlich werden Sie tippen (und das war im Übrigen auch mein Impuls, als ich mich mit dieser Technologie das erste Mal auseinandergesetzt habe), dass die Oberfläche hydrophober gemacht wird, so wie bei dem berühmten Lotuseffekt, wo die Wassertropfen aufgrund der extrem wasserabweisenden Oberfläche und dem daraus resultierenden großen Kontaktwinkel einfach spurlos abperlen. Das Problem ist, dass die Geschirr- und Glasoberflächen im Geschirrspüler nicht unbedingt senkrecht – oder zumindest stark genug geneigt – stehen, sodass der Effekt, den man über eine Hydrophobierung erreichen kann, nicht stark genug ist. Das bedeutet, die Wassertropfen bleiben wenigstens teilweise am Glas oder am Porzellan hängen und trocknen nun erstens ziemlich langsam, wodurch am Ende des Programms nicht alles trocken sein dürfte. Zweitens, und das ist das größere Problem, sind immer noch gelöste Mineralien im Klarspülwasser, die hinterher schön umrissen an den Stellen als Flecken erscheinen, wo zuvor die Tröpfchen saßen. Deswegen funktioniert ein Klarspüler genau *umgekehrt* zum Lotuseffekt: Er macht die Oberfläche noch hydrophiler, als sie bereits ist. Mit dem Ergebnis,

Die Küche – der gefährlichste Ort der Wohnung 207

dass sich das Wasser in einem sehr dünnen Film aufs Glas legt, der sehr gut abtrocknet und der keine Flecken hinterlässt. Ähnliche Polymere sind übrigens in Reinigern enthalten, die man nach dem Duschen auf die Glaswand sprühen kann und sich dadurch das Trockenwischen sparen soll – was wegen des möglichen Schimmelwachstums vielleicht trotzdem eine gute Idee ist, aber das nur am Rande.

Apropos trocken: Damit auch im Geschirrspüler alles ordentlich trocken wird, muss das Wasser ja noch weg vom Glas. Hier gibt es prinzipiell zwei Techniken: Der herkömmliche und immer noch verbreitete Weg ist der, einfach heißes Wasser fürs Klarspülen zu nehmen, das dann wieder verdampft und auf den etwas kühleren Edelstahlwänden kondensiert. Um das Abdampfen zu erleichtern, ist es natürlich hilfreich, die Spülmaschine möglichst bald nach dem Programmende zu öffnen. Dankenswerterweise kündigen die Dinger das Ende ihrer Arbeit ja durch Piepsen an, sodass das kein Problem sein sollte. Einige neuere Geräte machen sogar von alleine die Türe auf oder unterstützen den Trocknungsprozess, etwa durch Lüftungen. Eine etwas ausgefuchstere Technologie nutzt ein bestimmtes Granulat, das stark wasserbindend ist und das Wasser quasi aus dem System raussaugt. Das hat den großen Vorteil, dass man für das Klarspülen nicht mehr so hohe Temperaturen braucht, und das spart richtig Energie. Das Blöde ist nur, dass die klassischerweise hohen Klarspültemperaturen von über 60 °C dafür gesorgt haben, dass alle Keime während des Geschirrspülens abgetötet wurden. Wir haben uns das mal bei den neueren Geräten angeschaut und glücklicherweise gesehen, dass das immer noch so ist – nicht zuletzt dank der Chemie und der relativ langen Programmlaufzeiten (Sie erinnern sich: man kann prinzipiell das gleiche Reinigungsergebnis erzielen, indem man die Temperatur absenkt und dafür die Zeit verlängert). Allerdings habe ich ein bisschen Sorge, ob das in Zukunft so bleibt, sollten die Temperaturen im Geschirrspüler aus Gründen der Ökoeffizienz noch weiter abgesenkt werden. Dann sollten Sie ein Auge darauf haben und zumindest, wenn Sie irgendwas hygienisch Kritischeres mit in den Geschirrspüler packen, ein Programm mit einer höheren Temperatur wählen, die es hoffentlich als Option auch in Zukunft noch gibt.

So, jetzt ist unser Geschirr sauber. Was bleibt noch zu erzählen? Vielleicht, dass, wie bereits erwähnt, zum Schluss ein wenig Wasser im Sumpf stehenbleibt. In diesem Sumpfwasser haben wir bei unserer Untersuchung schon recht hohe Mengen an Mikroorganismen gefunden, in der Regel sogar zwischen 1 Million und 10 Millionen Keime pro Milliliter. Das muss Sie aber nicht schocken, denn das Wasser kommt nicht mit Ihrem Geschirr in Berührung, sondern wird vor dem nächsten Programmlauf abgepumpt. Es gibt allerdings Geräte, die das Wasser aus dem letzten Klarspülgang auffangen und in einem versteckten Behälter an der Seite speichern, damit dieses Wasser dann für den kommenden Reinigungsgang genutzt werden kann. Auf diese Weise verbrauchen derartige Spülmaschinen ein Drittel weniger Wasser, wobei man wissen sollte, dass auch ein »normaler« Geschirrspüler nicht mal mehr zehn Liter Wasser braucht, also deutlich weniger, als man für vergleichbare Mengen an Geschirr beim Handspülen benötigen würde. Auch diese Speichergeräte haben wir mikrobiologisch untersucht, und auch die spülen hygienisch einwandfrei. Allerdings geht diese Technologie für mich als Mikrobiologe ein bisschen in die falsche Richtung, denn keimärmer wird das System dadurch nicht! Und da wir in Deutschland keinen Wassermangel haben und der Kostenvorteil sehr überschaubar ist, muss man sich fragen, ob man so etwas wirklich braucht. Für Spanier, die in der Tat zu wenig Wasser haben, sieht das möglicherweise anders aus.

So langsam kommen wir dann aber auch mit dem Loblied auf die Spülmaschine zum Finale – in diesem Fall gestatten Sie mir vielleicht noch mal ein kleines *Da Capo al Fine* als Wiederholung der wichtigsten Aspekte.
Adagio: Maschinelles Geschirrspülen verbraucht weniger Energie und Wasser als das Spülen von Hand. Das gilt prinzipiell für alle Geräte, wenn die nicht gerade mehrere Jahrzehnte alt sind.
Andante: Der Geschirrspüler ist der sicherste Weg, um vor allem nach der Zubereitung von Risikolebensmitteln das dazu genutzte Equipment wieder einwandfrei hygienisch sauber zu bekommen.
Allegro: Es ist sooo bequem (bis auf das blöde Ausräumen …)!

Halt, jetzt hätte ich aber fast vergessen, noch einmal auf unsere Geschichte von ganz am Anfang zurückzukommen; Sie wissen schon, die Sache mit den furchtbar gefährlichen Monsterpilzen im Geschirrspüler. Dahinter steckt die Untersuchung einer slowenischen Arbeitsgruppe der Universität von Ljubljana, die die Besiedlung von Haushaltsgeschirrspülern mit Pilzen untersucht hat. Dabei wurden auch Proben von den Türdichtungen genommen. Eine Riesenstory wurde daraus gemacht, dass man »schwarze Hefen« gefunden hat. Das ist eine Gruppe von Pilzen, die vor allem bei immungeschwächten Patienten durchaus schwere Erkrankungen auslösen kann. Aber geht deshalb nun von unseren Geschirrspülern eine echte Gefahr aus?

Um das zu beantworten, lehnen wir uns erst einmal zurück, atmen tief durch und rekapitulieren, was wir bislang über Infektionen und Mikroorganismen gelernt haben, bevor wir unsere Geräte hektisch aus der Küche verbannen. Das Erste, was mir bei der Studie aufgefallen ist, war, dass die

Autoren gezielt nach Pilzen geschaut haben, aber nicht nach Bakterien. Dadurch ergibt sich natürlich ein völlig falsches Bild von der Zusammensetzung der Mikroflora eines Geschirrspülers und einer von ihm ausgehenden möglichen Gefährdung. Ich will das mal an einem anderen Beispiel deutlich machen: Das statistische Bundesamt erhebt jedes Jahr Zahlen zu Verkehrsunfällen in Deutschland. 2016 gab es laut dieser Erhebung etwa 596 000 Unfälle im Straßenverkehr. In ziemlich genau zwei Dritteln der Fälle gab es Verletzte, das heißt, die Wahrscheinlichkeit, bei einem Verkehrsunfall verletzt zu werden, lag alles in allem bei 67 Prozent. Allerdings hing das Verletzungsrisiko entscheidend davon ab, ob man bei dem Unfall in einem Pkw oder auf einem Zweirad saß, wobei mit Zweirad hier Motorräder, Mofas und Fahrräder gemeint sind. Während nämlich nur in 58 Prozent der Unfälle, in die Pkw verwickelt waren, ein oder mehrere Mitfahrer im Auto verletzt wurden, lag die Verletzungswahrscheinlichkeit von Zweiradfahrern bei sage und schreibe 94 Prozent! Das ist gut nachvollziehbar, denn im Auto ist man schließlich deutlich besser geschützt als auf dem Motorrad oder dem Drahtesel, und da sich deutlich mehr Autos als Zweiräder im Straßenverkehr tummeln, wird die Gesamtstatistik durch die Zweiradunfälle nur relativ leicht verändert:

Verkehrsunfälle und Verletzte in Deutschland (2016)

	gesamt	nur PKW	nur Zweiräder
Unfälle	595 948	381 354	131 935
Verletzte	396 666	222 252	124 195
%	66,6	58,3	94,1

Wenn man nun über die Gefährlichkeit des Straßenverkehrs nachdenkt, sollte man unbedingt diese Verhältnisse berücksichtigen, denn sonst zieht man die falschen Schlüsse. Und damit sind wir wieder beim Thema und zurück bei den Pilzen im Geschirrspüler: Wenn man nur die Pilze als Besiedler von Spülmaschinen betrachtet, aber nicht die Bakterien, ist das so, als würde man nur die Zweiräder für die Verkehrsunfallstatistik heranziehen und die Pkw einfach ignorieren. Man kann nämlich davon ausgehen, dass sich deutlich mehr Bakterien im Geschirrspüler finden lassen als Pilze. Bei unseren eigenen Untersuchungen haben wir etwa im Laugensumpf im Durchschnitt tausendmal mehr Bakterienzellen als Pilzzellen nachgewiesen! Zugegebenermaßen ist die Gummidichtung nicht ganz vergleichbar, weil die austrocknungsstabileren Pilze hier einen Vorteil haben, aber auch unsere Analysen der Innenwände zeigten einen größeren Anteil an bakteriellen Zellen – in der Tat haben wir im Innenraum kein einziges Mal schwarze Hefen nachgewiesen. Bei der slowenischen Studie kommt noch hinzu, dass die Bedingungen so gewählt waren, dass ein optimales Wachstum für die schwarzen Hefen gegeben war, während andere Pilze es eher schwer hatten, sich zu zeigen. Das alles bedeutet, dass man zwar schwarze Hefen im Geschirrspüler finden kann, aber es bedeutet eben nicht, dass die eine große Rolle spielen. Die Untersuchung der Kollegen aus Ljubljana jedenfalls dürfte die Wirklichkeit nur verzerrt wiedergeben.

Und noch etwas müssen wir ja bedenken: Wie sollte ich mich denn am Geschirrspüler infizieren? Sie erinnern sich bestimmt an unsere Diskussion über die Infektionswege. Ein echtes Risiko bestünde hier zum Beispiel, wenn fäkal-oral übertragene Bakterien in größeren Mengen auf dem Geschirr zurückbleiben würden. Dann könnte ich diese mit der nächsten Mahlzeit unbeabsichtigt aufnehmen und krank werden.

Aber die Türdichtung? Sollten Sie nicht zu den Menschen gehören, die ihre Gummidichtung durch regelmäßiges Ablecken saubermachen, können Sie entspannt bleiben, denn es fehlt der Infektionsweg. Zudem ist es so, dass wir überall – im Haushalt und anderswo – potenziell krankheitserregende Mikroorganismen finden. Die schwarzen Hefen wurden etwa auch an Wasserhähnen isoliert, bei denen das Infektionsrisiko höher zu bewerten ist als auf der Spülmaschinendichtung. Und wie viele Personen in Ihrem Umfeld sind in letzter Zeit an einer Infektion mit schwarzen Hefen gestorben?

Das mit den wissenschaftlichen Studien ist so eine Sache, denn man muss die richtigen Schlüsse aus ihnen ziehen. Meine Oma zum Beispiel hat nie einen Geschirrspüler besessen und ist über neunzig geworden. Daraus aber zu schließen, dass meine Oma über neunzig geworden ist, *weil* sie keinen Geschirrspüler besessen hat, ist nicht zulässig. So einfach ist das. Was mich, wie ganz zu Anfang erwähnt, an solchen Geschichten am meisten ärgert, ist die Möglichkeit, dass falsche Schlüsse auch einen großen Schaden anrichten können – und damit meine ich jetzt nicht wirtschaftliche Verluste bei den Herstellern. Aber es ist sehr wahrscheinlich, dass mehr Menschen krank werden, wenn sie das Brettchen nach dem Schneiden von rohem Hühnchenfleisch nun wieder von Hand abwaschen, weil sie sich vor Killerpilzen in ihrer Spülmaschine fürchten. Also noch mal ganz deutlich: Sie brauchen vor Ihrem Geschirrspüler keine Angst zu haben – der tut nix, der will nur spülen!

Die Kaffeemaschine und ihre Tücken

So, jetzt haben Sie sich aber erst mal einen Kaffee verdient. Darf ich Ihnen einen anbieten? Wie Sie sehen, haben wir auch so eine tolle Maschine, die alles vollautomatisch macht, vom

Mahlen der Bohnen bis hin zum Milchaufschäumen. Apropos, ich mache Ihnen auch gerne einen Cappuccino, mögen Sie? Sehr gern, schon fertig, bitte schön ... Ist es nicht erstaunlich, dass die Kaffeemaschine früher ein Haushaltsgerät war, um das man sich nicht besonders gekümmert hat und das vielleicht im Schnitt 30 Euro gekostet hat – umgerechnet von D-Mark, meine ich? Das hat sich ja nun grundlegend geändert, wo Kaffee nicht mehr auf der ersten, sondern auf der zweiten Silbe betont wird und man in der Bäckerei mehr Auswahl bei den Milchsorten zum Heißgetränk hat als bei den Brötchen. Aber mal im Ernst: Es schmeckt ja schon besser aus so einem Vollautomaten. Und auch als Mikrobiologe hat man deutlich mehr Spaß an den neuen Geräten. Warum? Na, zunächst einmal hat so ein Vollautomat einen Wassertank, den man in der Regel nicht jedes Mal frisch befüllt, wenn man sich eine Tasse Kaffee macht. Das heißt, das Wasser steht mehr oder weniger lange einfach so herum, was wiederum bedeutet, dass sich Keime darin vermehren können. Sie können aber ruhig weitertrinken und müssen sich keine Sorgen machen, *wir* wechseln das Wasser mindestens einmal am Tag. Und außerdem wird das Wasser schließlich noch ordentlich heiß gemacht, und das sollte den meisten Keimen den Garaus machen. Wir (und nun meine ich mal wieder meine Arbeitsgruppe) haben das sogar wissenschaftlich untersucht und konnten feststellen, dass die Temperatur, mit der der Kaffee zubereitet wird, einen ziemlich großen Einfluss auf die Keimbelastung im fertigen Getränk hat. Es ist nämlich so, dass Kaffee oder Cappuccino – egal ob zu Hause gebrüht oder aus dem Coffee-Shop – meistens nicht keimfrei ist.

Bevor Sie jetzt auf ewig dem Kaffeegenuss abschwören: Meines Wissens ist noch niemand aufgrund von kontaminiertem Kaffee gestorben – und die Auswirkungen auf Ihren Blutdruck stören Sie ja sonst auch nicht. Ich erzähle Ihnen das vor allem deshalb, weil Sie ja inzwischen einige Routine im Beurteilen mikrobiologischer Risiken haben und nicht so schnell aus der Fassung zu bringen sind. Ein paar der Kaffeespezialitäten, die wir untersucht haben, waren ziemlich stark belastet und hätten nicht einmal mehr Trinkwasserqualität gehabt, was selbstverständlich nicht in Ordnung ist. Die Keimzahlen, die wir gefunden haben, korrelierten übrigens sehr schön mit der Temperatur, die wir im Heißgetränk gemessen haben, und das bedeutet natürlich: je heißer der Kaffee, desto weniger Keime. An sich eine Binsenweisheit, aber deswegen nicht weniger wahr. So über den Daumen gepeilt kann man sagen, dass Kaffee ab einer Temperatur von 65 °C unter normalen Umständen fast keimfrei sein sollte. Tun Sie mir aber jetzt bitte einen Gefallen und zücken nicht das Thermometer, wenn Ihr Schatz Ihnen einen Kaffee ans Bett bringt. Das ist auf Dauer sicher deutlich risikoreicher als die möglichen mikrobiologischen Gefahren, rein partnerschaftspsychologisch gesehen. Viel sinnvoller ist es, dafür zu sorgen, dass überhaupt möglichst wenig Mikroorganismen in den Kaffee reinkommen – eben beispielsweise dadurch, dass man mindestens einmal am Tag den Wassertank neu befüllt. Und weil auch eine Kalkschicht dem Heizelement die Arbeit schwer und den Kaffee daher kälter macht, ist Entkalken eine zwar immer noch lästige, aber sogar hygienisch sinnvolle Maßnahme. Das Problem ist, dass sich in so einem Kaffeevollautomaten ein kompliziertes System von wasserführenden Schläuchen befindet und sich somit Biofilme bilden können. Diese lassen sich durch das Entfernen der Kalkschicht zwar nicht aus der Welt schaffen, aber immerhin reduzieren, denn Biofilme lagern sich auf rauen bekalkten Oberflächen schneller an als auf glatten sauberen.

Neben Tank und Schläuchen gibt es in diesen Wundergeräten natürlich noch jede Menge andere Tummelplätze für

Mikroorganismen. Sehr beliebt sind die Auffangbehälter im Inneren der Maschine, wo die ausgepressten Bohnenrückstände ihr Dasein fristen dürfen. Das tun sie allerdings in feuchtem Zustand – und schon horchen wir wieder auf, denn aus Feuchtigkeit und Mikroorganismen wird die altbekannte, unheilige Allianz geschmiedet, deren Ergebnis Sie bewundern können, wenn Sie nach einigen Tagen den Behälter leeren, nachdem die Maschine Sie unsanft darauf aufmerksam gemacht hat: Der Kaffeesatz liegt mit einem herrlichen Schimmelteppich überzogen in der Maschine, und Sie wundern sich, dass er noch nicht auf eigenen Beinen den Weg nach draußen gefunden hat. Die Pad- und Kapselmaschinen haben hier natürlich einen Vorteil – auch wenn zumindest die Metallkapseln kein Schritt in Richtung Müllvermeidung sind ...

Sie werden sich jetzt vielleicht fragen, woher die Mikroorganismen dieser Allianz kommen. Tatsächlich finden sich auf Kaffee regelmäßig Schimmelpilzsporen, die aber nicht weiter stören, solange die Kaffeebohnen nicht mit Wasser in Berührung kommen, denn Kaffee an sich ist zwar fettig, aber sehr trocken. Kaum gemahlen und feucht geworden – versehentlich oder bewusst durch den Brühvorgang – und anschließend ebenso feucht in irgendein Behältnis entsorgt, beginnt die Schimmelparty, denn nun ist alles da, was ein Pilz zum Spaßhaben braucht. Aus diesem Grund halte ich es auch für keine gute Idee, das Vorratsfach für die Bohnen in der Maschine sauberzumachen, selbst wenn sich mal ein kleiner Fettfilm gebildet haben sollte. Wasser würde hier möglicherweise mehr schaden als nützen, indem es das Schimmelwachstum ermöglicht.

Ohnehin hat die Kaffeemaschine schon genug Probleme mit dem feuchten Milieu, denn zu guter Letzt gibt es ja auch noch die Tropfschale. Das ist die Stelle, wo wir in unserer eigenen Maschine immer die tollsten Biofilme züchten, denn um ehrlich zu sein, leere ich zwar den Kaffeesatz regelmäßig aus, die Tropfschale aber nicht ganz so oft. Daran ist selbstverständlich nur das Gerät schuld! Obwohl es sich nämlich immer beschwert, dass der Kaffeesatzbehälter voll ist, meckert es bei der Tropfschale nie. Ist es nicht herrlich, dass heutzutage die Haushaltsgeräte prima zum Sündenbock taugen? Nun gut, jedenfalls kommt bei uns – sofern wir an die sträflich vernachlässigte Tropfschale denken – der ganze Klimbim in den Geschirrspüler, der natürlich auch hier einen guten Job leistet.

Immer wieder erstaunlich finde ich, dass die Hersteller solcher Heißgetränkemaschinchen nicht direkt in die Bedienungsanleitung schreiben, dass die Reinigung der entnehmbaren Teile im Geschirrspüler anzuraten ist. Vermutlich haben sie Angst, dass das Plastik Schaden nimmt, und es ist ihnen lieber, dass der Kunststoff stattdessen aufgrund mikrobieller Prozesse unansehnlich wird. Man muss nicht alles verstehen, aber an dieser Stelle sei mir ein herzliches »Gruezi« und »Hallo« an die Hersteller von Kaffeevollautomaten erlaubt, verbunden mit der Bitte: Entwickelt die abnehmbaren Teile an der Maschine so, dass man sie problemlos in der Spülmaschine reinigen kann!

Übrigens gibt mir das eine gute Gelegenheit, noch einmal etwas zum Thema Pressearbeit zu sagen. Die erwähnte Studie zur Hygiene in Kaffeeautomaten haben wir nämlich keineswegs gemacht, um zu zeigen, wie eklig der Kaffee aus diesen Geräten ist. Vielmehr kam das Ganze so zustande: Wenn ich unterwegs bin, gönne ich mir hin und wieder mal einen »Coffee to go«. Seit ich aber einmal auf einem Seminar der Verbraucherzentrale in Düsseldorf eingeladen war, um über die Hygiene bei Kaffee zu referieren, habe ich das stark eingeschränkt. Denn dort habe ich erfahren, welche unglaublichen Mengen von diesen Pappbechern alleine in Deutschland benutzt und weggeworfen werden: Es sind, wenn man der Deutschen Umwelthilfe glaubt, um die 300 000 – pro Stunde! Obwohl es inzwischen durchaus unterschiedliche Meinungen darüber gibt, wie sehr diese Wegwerfartikel die Umwelt im Vergleich zu ihren Brüdern aus Porzellan belasten, finde ich die Idee, einfach seinen eigenen Kaffeebecher füllen zu lassen, ziemlich gut. Allerdings kann es passieren, dass man Ihnen in der Bäckerei, oder wo immer Sie Ihr mitgebrachtes Gefäß über die Theke reichen, den Wunsch nach Befüllung aus hygienischen Gründen verweigert. Das passiert nicht aus bösem Willen, sondern weil der Verkäufer für die Qualität des Produktes geradesteht und nicht selten sogar das Befüllen fremder Becher von Behördenseite untersagt worden ist.

Jedenfalls sollte ich bei dem Seminar auch meinen Senf aus mikrobiologischer Sicht dazugeben. Normalerweise macht man sich schon im Vorfeld in der Literatur schlau, um anschließend ebenso schlaue Sachen von sich geben zu können; mein Problem war, dass es so gut wie keine Studien zur hygienischen Qualität von gebrühtem Kaffee gab. Natürlich war etwas zur Mikrobiologie der Bohnen zu finden, nicht aber zum fertigen Heißgetränk. Das war der Grund, weshalb wir uns selbst im Rahmen einer Masterarbeit zusammen mit der Verbraucherzentrale Nordrhein-Westfalen dieses Themas annahmen. Wir wollten zeigen, wie viele Keime möglicherweise *zusätzlich* in den Kaffee kommen, wenn man eine benutzte und nicht gespülte Tasse neu befüllt, was ja gewissermaßen das Worst-Case-Szenario darstellt, wenn man davon ausgeht, dass auch bei der Nutzung von Mehrwegbechern normalerweise saubere Gefäße gefüllt werden. Was soll ich Ihnen sagen: die Menge an Keimen, die im schlimmsten Fall durch den ollen Becher im Getränk landet, war in unseren Untersuchungen zehnmal niedriger als das, was im Durchschnitt ohnehin im gebrühten Kaffee zu finden war.

Stolz haben wir also nach Veröffentlichung der Masterarbeit eine Pressemitteilung geschrieben, in der wir die hygienische Unbedenklichkeit von Mehrwegbechern priesen und darauf hinwiesen, dass aufgrund der Datenlage vielmehr auf eine regelmäßige Pflege der Maschine und einen regelmäßigen Wasserwechsel zu achten sei. Eigentlich freut man sich dann, wenn die Medien so eine Pressemitteilung aufgreifen und darüber berichten. Auch in diesem Fall rief unsere Studie ein großes Echo hervor, allerdings mussten wir feststellen, dass in vielen Fällen offenbar die Tatsache, dass Kaffeemaschinen manchmal fies sind, mehr herzugeben schien als die Story um die Mehrwegbecher, sodass die Schlagzeilen eher in eine andere Richtung tendierten, als von uns beabsichtigt. Aber so ist das mit den Geistern, die man ruft ...

Wie ich sehe, haben Sie den Kaffee längst ausgetrunken. Wenn Sie mögen, führe ich Sie noch ein bisschen weiter herum. Da wir heute zufällig das Schlafzimmer aufgeräumt haben, würde ich ausnahmsweise die Pforte zu diesem sehr privaten Bereich öffnen.

9
BETTGEFLÜSTER –
DAS SCHLAFZIMMER

Wie Sie sehen, gibt es gar nichts Besonderes zu sehen und dem ersten Eindruck nach sollte man meinen, dass hier mikrobiologisch tote Hose ist, wenn Sie mir dieses Bild erlauben. Keine Angst, ich werde das Kapitel jetzt nicht dazu nutzen, über Geschlechtskrankheiten zu sprechen; das würde nun wirklich zu weit führen, auch wenn es noch gar nicht so lange her ist, dass man den Begriff »Ehehygiene« verwendet hat, um alles Mögliche rund um partnerschaftliche Freuden und Leiden zu erörtern. Nein, ich wollte Ihnen hier etwas ganz anderes erzählen: Haben Sie Heuschnupfen oder andere Allergien? Dann sind Sie in guter Gesellschaft, denn unter diesem Phänomen leidet schätzungsweise etwa die Hälfte der deutschen Bevölkerung – bei übrigens etwa gleich hohen Anteilen in Ost und West.

Auf Allergien kamen wir ja schon einige Male zu sprechen: So etwa, dass unsere Darmflora uns möglicherweise vor Allergien schützen kann und dass das Hauptproblem mit Schimmelpilzen die Gefahr einer Allergie gegen die Pilzsporen ist, die nicht nur bei Schimmelbefall auftreten, sondern überall im Hausstaub vorkommen. In diesem Hausstaub fühlt sich noch eine andere Spezies recht wohl, nämlich die Hausstaubmilbe. Die gehört wie alle Milben zu den Spinnentieren und wird normalerweise nicht größer als einen halben Millimeter. Daher werden sie meist auch nicht von uns wahrgenommen, obwohl sie sozusagen zu unserem Leben dazugehören; sie tummeln sich nämlich fast ausschließlich in menschlichen Behausungen und dort vor allem – Sie ahnen es – in unseren Betten! Je nachdem, wie sehr Sie sich vor achtbeinigen Wesen fürchten, ist das eine unschöne bis furchterregende Vorstellung, weshalb auch dieses Kapitel gut in die Kategorie »Fakten, die man eigentlich nicht wissen wollte« fallen könnte. Falls Sie sich jetzt bereits ekeln, sollten Sie bitte nicht das Internet nach Bildern dieser possierlichen Tierchen durchforsten, denn so eine detailreiche Abbildung eines Milbenkörpers ist nicht gerade ästhetisch.

Ungebetene Gäste im Bett

Wie dem auch sei, diese Viecher wohnen bei uns im Bett, und wir können erst mal nicht viel daran ändern. Was aber ist – abgesehen von der unangenehmen Vorstellung – so schlimm daran? Nun, das Problem ergibt sich wie angedeutet im Zu-

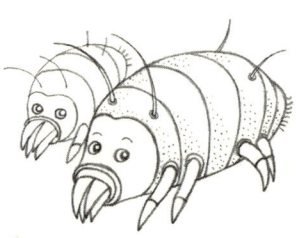

sammenhang mit Allergien, denn seit den 1980er-Jahren wissen wir, dass der Kot der Hausstaubmilbe die wesentliche allergieauslösende Komponente im Hausstaub ist. Das wird ja immer besser, mögen Sie denken: Nicht nur, dass wir diese fiesen Dinger im Bett tolerieren müssen, die kötteln auch noch auf unsere Matratze! So ist es, und nicht nur dorthin, denn in der Tat finden wir überall im Bett, also auch in Kissen und

Decken sowie in deren Bezügen, die Milben und ihre Hinterlassenschaften.

Kann man denn gar nichts dagegen unternehmen? Doch, man kann, aber das ist leider nicht so einfach. Tun wir zunächst das Naheliegende und waschen die Bettbezüge, Laken, Kissen und Decken regelmäßig, vorausgesetzt, sie sind aus waschbarem Material. Um sowohl die Milben als auch die eigentlichen Allergene, also den Kot, loszuwerden, sollten Sie das Bettzeug unbedingt bei 60 °C waschen und dabei ein »festes« Vollwaschmittel verwenden. Denn nur die Vollwaschmittel in Pulver-, Perlen- oder Tabform enthalten aktivierte Sauerstoffbleiche, die bei höheren Temperaturen nicht nur Flecken entfernt, sondern eben auch Mikroorganismen und – wie wir nun ergänzen können – auch Milben und deren Kot inaktiviert.

Den Begriff »inaktivieren« muss ich in dem Zusammenhang vielleicht erklären. So eine allergieauslösende Substanz muss nämlich nicht zwangsläufig komplett entfernt werden, um uns keinen Ärger zu machen. Allergien treten auf, weil unser Immunsystem einen Stoff (in dem Fall also Bestandteile des Milbenkots) als »fremd« erkennt. Diese Erkennung benötigt aber die dreidimensionale Struktur des Moleküls, was im Umkehrschluss bedeutet: Wenn ich es schaffe, die Molekülstruktur so zu verändern, dass die Zellen und vor allem die Antikörper meines Immunsystems dieses Molekül eben nicht mehr erkennen, dann wird auch keine allergische Reaktion ausgelöst. Man kann sich das einmal mehr anhand des vielstrapazierten Schlüssel-Schloss-Prinzips klarmachen: Hier wären das vom Immunsystem zu erkennende Molekül der Schlüssel und die für die Erkennung zuständigen Komponenten des Immunsystems das Schloss. Erst wenn der Schlüssel ins Schloss passt und umgedreht werden kann, ließe sich die Tür öffnen, und es würde – in unserem Bild – eine Reaktion des Immunsystems ausgelöst. Damit keine Reaktion ausgelöst wird, sich die Tür also nicht öffnen lässt, müssen Sie nicht unbedingt den Schlüssel wegwerfen (also die allergieauslösende Substanz komplett entfernen); es würde vollkommen reichen, wenn Sie den Schlüssel verbiegen oder auch einfach nur ein paar Zacken abfeilen. Im ersten Fall passt der Schlüssel nicht mehr ins Schloss, im zweiten lässt er sich nicht mehr drehen und in beiden passiert nichts: keine offene Tür – keine allergische Reaktion.

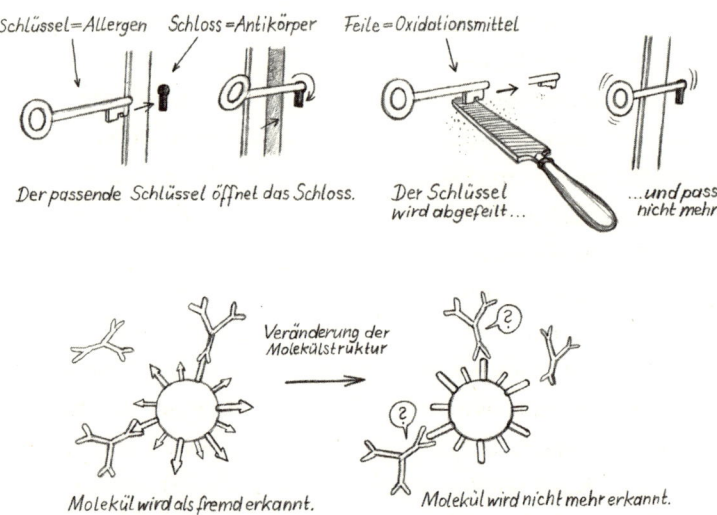

Dadurch, dass die Sauerstoffbleiche das Allergen oxidiert, macht sie genau das, was beim Verbiegen oder Abfeilen des Schlüssels geschieht: Die Struktur des allergenen Moleküls wird derart verändert, dass es nicht mehr ins »Schloss« des Immunsystems passt. Die erwünschte Folge ist daher, dass wir auf die mit Bleiche behandelten Substanzen nicht mehr (oder zumindest nicht mehr so stark) allergisch reagieren.

Die Temperatur macht übrigens mit den Allergenen das Gleiche: Weil es sich bei allergieauslösenden Substanzen häufig um Proteine handelt, können diese mithilfe hoher Temperaturen denaturiert werden und verlieren dabei ihr allergenes Potenzial. Darüber hinaus werden große Anteile der Milben und ihres Kots bei der Wäsche einfach herausgespült und sind dann erfreulicherweise schlicht nicht mehr da.

Der Haken an der Sache ist, dass man sich als Allergiker vielleicht noch damit abfinden kann, einmal die Woche Bettbezug und Laken zu waschen, denn selbstverständlich kommen die Biester immer wieder und sind nicht nach einmal Waschen auf ewig verschwunden. Aber jede Woche auch die Kopfkissen und die Bettdecke zu waschen ist schon eine ziemliche Zumutung. Bei der Matratze schließlich ist allenfalls der Bezug abnehm- und waschbar, doch nach zwei Monaten wöchentlichem Ab- und wieder Aufziehen wären mir die Milben vermutlich egal, weil ich wegen meiner Rückenschmerzen ohnehin nicht mehr vom Sofa hochkäme und direkt da schlafen würde. Außerdem hasse ich Bettenbeziehen von allen Hausarbeiten am meisten, sodass ich vermutlich eher vom Angebot eines bekannten skandinavischen Möbelhauses Gebrauch machen würde: Dort verspricht man, der Kunde könne eine Matratze bei Unzufriedenheit bis zu einem Jahr nach dem Kauf wieder zurückbringen (wie oft hintereinander könnte ich das wohl durchziehen, bevor ich Hausverbot bekäme?).

Zum Glück habe ich a) keine so starke Hausstauballergie und b) noch eine weitere Idee. Zunächst einmal gibt es Studien, die zeigen, dass auch Absaugen die Milben und deren allergene Hinterlassenschaften recht gut entfernt. Und vor allem gibt es milbendichte Schutzbezüge, die man über Matratze, Bettdecke und Kissen ziehen kann, bevor man dann alles zusammen in die Lieblingsbettwäsche stopft, sodass man sich die wöchentliche Waschprozedur sparen kann. Diese Schutzbezüge werden bei nachgewiesener Allergie sogar häufig von der Krankenkasse übernommen, also was will man mehr?

Risiken und Nebenwirkungen lebender Kuscheltiere

Da Milben nicht die einzigen Tiere sind, die mir im Zusammenhang mit dem Schlafzimmer einfallen, wollte ich an dieser Stelle eigentlich noch ein paar Worte über Haustiere verlieren. Natürlich halten die sich nicht – oder besser nicht nur – im Schlafzimmer auf, wobei das Hygienerisiko, das von so einem tierischen Hausgenossen ausgeht, stark davon abhängt, um was für ein Tier es sich handelt. Wenn Sie sich beispielsweise einen Komodowaran als Kuschelechse halten wollen, sollten Sie sich gut überlegen, ob das Tier bei Ihnen im Bett schlafen darf. Sollte der Waran nämlich schlecht träumen und Sie dabei versehentlich beißen, endet das vermutlich tödlich für Sie. Lange Zeit hat man geglaubt, dass die Bakterienflora des Komodowarans über den Biss in die Wunde gelangt und dabei eine Sepsis (also eine Blutvergiftung) hervorruft. Vor ein paar Jahren allerdings haben Forscher der Universität Melbourne nachweisen können, dass die Echsen ein eigenes Gift produzieren, das die gefürchteten Folgen verursacht. Die Theorie mit den Killerbakterien im Maul des Warans scheint damit so gut wie widerlegt zu sein. Allerdings ist insofern etwas daran, als sich gerade bei fleischfressenden Tieren (wie Hunden, Katzen und Menschen) in der Regel Bakterien zwischen den Zähnen und im Maul ansiedeln, die bei einem Biss böse Entzündungen beim bedauernswerten Opfer hervorrufen können. Allein schon wegen des möglichen Infektionsrisikos sollte man also vermeiden, beim Spielen mit seinem Hund, seiner Katze oder seinem Ehepartner gebissen zu werden. Dass wir möglicherweise von unseren Haustieren gebissen werden, ist aber nicht das größte Problem, zumal viele Infektionen, die hier früher eine größere Rolle gespielt haben, inzwischen zumindest in Deutschland so gut wie ausgerottet sind. Einem tollwütigen Hund hierzulande zu begegnen ist eher unwahrscheinlich. Anders sieht das natürlich aus, wenn man sich einen Straßenwauzi aus dem Urlaub mitbringt.

In Katzenkreisen deutlich beliebter als Beißen dürfte ohnehin Kratzen sein, wodurch ebenfalls Infektionen übertragen werden können, etwa die trefflich bezeichnete Katzenkratzkrankheit. Diese bakterielle Infektionskrankheit wird vor allem über den Kot von Katzenflöhen übertragen und kann für immungeschwächte Personen dramatisch verlaufen, wenn sie nicht rechtzeitig behandelt wird. Wir hatten ja bereits darüber gesprochen, dass stechende Insekten wie Flöhe, Zecken und Mücken gerne mal als Vektor (also als Transportmittel) für Bakterien, Viren oder Einzeller dienen und diese so verbreiten. Glücklicherweise sind in Deutschland die Zeiten vorbei, in denen Flöhe Pestbakterien übertragen haben, und obwohl die Pest als bakterielle Erkrankung mit Antibiotika behandelt werden kann, forderten in jüngerer Zeit Pestausbrüche auf Madagaskar und anderen afrikanischen Inseln auch Tote.

Neben den stechenden Parasiten, die uns zumeist nur wegen des Umstands Sorgen bereiten, dass sie als Vektor für Krankheitserreger dienen, darf eine weitere Gruppe von Parasiten bei Haustieren hier nicht unerwähnt bleiben: die Würmer. Da gibt es zum Beispiel den Fuchsbandwurm, bei dem man sich zunächst sicher fühlen könnte, wenn man bedenkt, wie lange der letzte Kontakt zu einem Fuchs her sein mag. Allerdings reicht es aus, Waldbeeren zu essen, auf die ein

Fuchs sein großes Geschäft verrichtet hat, um den Bandwurm aufzunehmen – weshalb man vom Verzehr ungewaschener Früchte, die sich auf geringerer Höhe befinden als der durchschnittliche Fuchshintern, dringend absehen sollte. Zudem gibt es eine Studie aus Österreich, die belegt, dass Katzenbesitzer – trotz sorgfältigen Waschens von Waldfrüchten – ein höheres Risiko haben als andere, vom Fuchsbandwurm befallen zu werden. Wie kann das sein? Nun, das hat mit dem

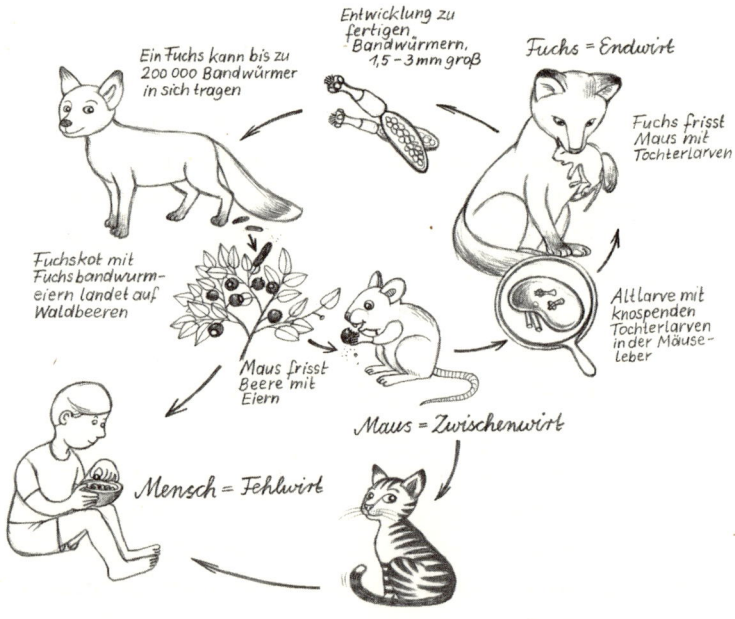

Entwicklungszyklus eines Fuchsbandwurms

Entwicklungszyklus des Fuchsbandwurms zu tun, den man sich etwa so vorstellen kann: Auf den Waldfrüchten befinden sich die Eier des Bandwurms, die in einem Happs zusammen mit den Früchten vor allem von Kleintieren wie Mäusen gefressen werden. Im Mäusedarm durchbohren die inzwischen geschlüpften Würmer die Darmwand und gelangen so über das Blut in die Leber, wo sich die weitere Entwicklung des Wurmes vollzieht. Wenn nun ein Fuchs wiederum die Maus frisst, nimmt er die Würmer in deren Leber mit auf, die nun ein weiteres Mal im Darm zu Gast sind, diesmal im Fuchsdarm. Ihre Zwischenbehausung verlassen die Würmer (oder auch ihre Eier, wenn sie schnell waren) mit dem Kot des Fuchses – zum Beispiel Richtung Waldbeeren. Hier könnte sich nun der Kreis schließen, oder aber wir stellen uns vor, dass nicht der Fuchs die wurmbefallene Maus frisst, sondern die Hauskatze. In diesem Fall könnte unhygienisches Hantieren mit dem Katzenkot zu einer Aufnahme der Wurmeier führen. Eigentlich ganz einfach ...

Wo wir gerade bei Katzenkot sind: Einen weiteren Parasiten hätte ich Ihnen eigentlich schon in der Küche bei den Risikolebensmitteln vorstellen können, aber hier passt es irgendwie besser. Haben Sie schon mal von Toxoplasmose gehört? Möglicherweise ja, falls Sie sich mit den Risiken bei einer Schwangerschaft beschäftigt haben. Toxoplasmose ist nämlich der Grund, warum Schwangeren geraten wird, sich erstens von Katzen fernzuhalten und zweitens kein rohes Fleisch zu essen.

Also: Toxoplasmose wird von einem einzelligen Parasiten namens *Toxoplasma* ausgelöst, der wie der Fuchsbandwurm ein Entwicklungsstadium in Nagern verbringt – allerdings im Muskelgewebe und nicht in der Leber – und schließlich über die von der Katze verdauten Nager im nächsten Stadium als eine Art Ei (wissenschaftlich korrekt: *Oocyste*) im Katzenkot endet. Von hier aus geht es dann Richtung Mensch, entweder direkt bei Kontakt mit dem Katzenkot oder indirekt dadurch, dass Nutztiere wie Schafe, Rinder oder Schweine den Katzenkot (beziehungsweise die Oocysten, die noch lange im Gras überdauern) aufnehmen und anschließend selbst gegessen werden. Hier ist nur das rohe Fleisch der Nutztiere problematisch, denn einen Kochvorgang überleben die Oocysten nicht.

Aber was passiert denn jetzt bei einer Aufnahme der Toxoplasmen durch einen Menschen? Erst einmal nicht viel, denn bei gesunden Personen sorgt das Immunsystem dafür, dass die Parasiten in der Regel sehr effektiv in Schach gehalten werden. Größere Schwierigkeiten tauchen einmal mehr bei den YOPIS auf, wenn das Immunsystem nicht wie gewünscht die Abwehr in Stellung bringen kann. Bei Schwangeren kommt ein weiteres Problem dazu: Wenn es nämlich während der Schwangerschaft zu einer Erstinfektion der Mutter mit Toxoplasmen kommt, hat diese noch keine Antikörper ausgebildet. Und die Parasiten können über die Plazenta auch das ungeborene Kind befallen, was wirklich schlimm enden kann, etwa in einer Fehlgeburt oder in Missbildungen.

Da Katzen die einzigen bekannten Organismen sind, in denen sich Toxoplasmen so weit entwickeln können, dass sie mit dem Kot wieder ausgeschieden werden, braucht man sich vor den Ausscheidungen anderer Haustiere in diesem Zusammenhang nicht so in Acht zu nehmen, obwohl diese Einzeller durchaus von Hunden aufgenommen werden. Um sich über einen Hund zu infizieren, müsste man ihn schon verspeisen wie das Fleisch anderer Tiere mit Katzenkotkontakt, das bei uns auf den Tisch kommt, aber das tut ja keiner.

Fassen wir zusammen: Schwangere, die zu Beginn der Schwangerschaft noch keine Antikörper gegen Toxoplasmen besitzen (das kann man im Rahmen der Vorsorgeuntersuchungen testen lassen), sollten den Umgang mit Katzenkot vermeiden. Das heißt: Die Säuberung des Katzenklos darf ab jetzt der stolze, angehende Vater übernehmen, und die werdende Mutter sollte weder im Sandkasten wühlen (weil die Katze da ja mal reingemacht haben könnte) noch ohne Handschuhe in der Gartenerde. Außerdem besteht ein Risiko beim Verzehr von rohem Fleisch (Mett, Salami, Schinken und so weiter). Auf den Verzehr von Katzen sollte ebenfalls während der Schwangerschaft ganz verzichtet werden (ein Witz, auch wenn der bereits erwähnte Begriff »Dachhas« für Katzen darauf hinweist, dass das nicht zu allen Zeiten so aufgefasst wurde). Wenn die Schwangere über Antikörper verfügt, ist alles gut. Rohe Fleischprodukte sind dennoch tabu – wegen der Listerien ...

Manchmal schadet im Umgang mit Haustieren auch einfach zu viel Liebe. Womit wir wieder bei der Frage wären, warum wir uns gut überlegen sollten, wen von unseren Haustieren wir in unser Bett lassen. Weil ich Ihnen Ihre haarigen, schuppigen und gefiederten Lieblinge nicht madigmachen will, gehe ich bei den restlichen Infektionskrankheiten, die im Zusammenhang mit Haustierhaltung zu erwähnen sind, nicht so sehr ins Detail. Also, was hätten wir denn da noch Schönes? Vielleicht ein paar Sätze zu alten Bekannten von uns, den Bakteriengattungen *Salmonella* und *Campylobacter*. Es gibt ein paar interessante Studien, nach denen Hunde, die rohes Fleisch oder rohe Leckerchen – also so was wie Schweineöhrchen (nein, nicht die aus Blätterteig; die richtigen!) – bekommen, diese Bakterien mit höherer Wahrscheinlichkeit verbreiten.

Viel wichtiger als Hunde sind in Bezug auf Salmonellenübertragung aber – das erraten Sie nie – Reptilien! Obwohl es sich hierbei ja nicht wirklich um Schmusetiere *par excellence* handelt, sind die Infektionsraten erstaunlich hoch, vor allem bei Kleinkindern. Im Jahr 2010 etwa ließ sich ein Drittel der Salmonelleninfektionen bei Kindern unter zwei Jahren auf den direkten oder indirekten Kontakt mit Reptilien zurückführen. Dieser hohe Anteil lässt sich vor allem damit erklären, dass nahezu jedes Reptil, das einem über den Weg läuft oder kriecht, Salmonellen ausscheidet. Die Kinder infizieren sich entweder über den unmittelbaren Körperkontakt mit den Tieren oder dadurch, dass Bartagamen, Schildkröten und Co. irgendwo dort die Keime verteilt haben, wo die lieben Kleinen herumkrabbeln und getrieben von Entdeckerdrang den Boden untersuchen; frei nach dem Motto: »Bei uns kannst du vom Boden essen, da findest du immer was!« Also, liebe Freunde der wechselwarmen Schuppenträger: Auch wenn die Kuschelschlange nicht groß genug ist, um ein kleines Kind zu fressen, sollte man die beiden voneinander fernhalten.

Neben Salmonellen und Campylobacter gibt es noch einige andere Bakterien, die möglicherweise von Haustieren übertragen werden, zum Beispiel Mykobakterien (die wir im Zusammenhang mit Tuberkulose kennengelernt hatten) oder MRSA (das steht, Sie erinnern sich, für: *Methicillin-resistenter Staphylococcus aureus*). Hab ich noch was vergessen? Na ja, so ein paar exotischere Infektionen gibt es noch, Wurmerkrankungen etwa mit so wohlklingenden Namen wie *Onchocercosis*, *Leishmaniosis* oder *Sporotrichosis*, aber ich höre jetzt besser mal auf.

Wie gesagt: Zu Risiken und Nebenwirkungen (von Haustieren) fragen Sie Ihren (Tier-)Arzt oder Apotheker. Und für den Fall, dass bei Ihnen nach der Lektüre der letzten Seiten jetzt die ganze Geschenkeplanung für den nächsten Kindergeburtstag oder für Weihnachten durcheinandergeraten ist: Die Haltung von Zierfischen ist ziemlich risikolos – sofern man sie vor dem Verzehr gut durcherhitzt ...

Wie bin ich jetzt eigentlich vom Schlafzimmer auf Zierfische gekommen? Ach ja, wegen der Haustiere, die ja manchmal mit im Bett schlafen dürfen. Lassen Sie uns jetzt von unseren possierlichen tierischen Freunden und unseren kuscheligen Betten in den unwirtlichsten Raum im Haus weitergehen: den Keller. Ich wollte mit Ihnen doch noch ein wenig schmutzige Wäsche waschen ...

10
DIE WASCHKÜCHE – NICHT NUR SAUBER, SONDERN REIN?

Die Waschmaschine ist sicher eines der am wenigsten beachteten Haushaltsgeräte. Ich finde das ganz in Ordnung so, denn auch ich wasche nicht gerade für mein Leben gern. Wobei genau genommen ja nicht das Ein- und Ausräumen der Waschmaschine das Lästige am Wäschewaschen ist, sondern das Bügeln, Zusammenfalten und In-den-Schrank-Räumen hinterher. Das war nicht immer so, denn bis zur Erfindung der Waschmaschine bedeutete Wäschewaschen harte, körperliche Arbeit am Waschbrett, wo so lange mit der Hand geschrubbt wurde, bis alles sauber war. Und das konnte dauern, denn damals trug man die Klamotten deutlich länger, gut und gerne mal eine Woche lang das gleiche Stück. So eine frische Unterhose jeden Tag ist schon ein Luxus, nicht wahr?

Interessanterweise gab es schon im 18. Jahrhundert die ersten Waschmaschinen, zu dem Zeitpunkt natürlich noch ohne Strom: Der Bottich mit hölzernen Zapfen und Scheiben im Innern wurde mithilfe einer Kurbel in Schwung gebracht, um die Wäsche in vorher zugegebener Seifenlauge hin und her zu bewegen. Nicht wirklich komfortabel, wenn Sie mich fragen, aber doch ein Fortschritt im Vergleich zum anstrengenden Rubbeln, Schlagen und Bürsten der Wäschestücke zuvor. Die Waschmaschine, wie wir sie heute kennen, kam erst in den vierziger und fünfziger Jahren des 20. Jahrhunderts auf, wobei sich das uns wohlvertraute Gerät mit der horizontal rotierenden Trommel, das auch Frontlader genannt wird, nicht überall durchgesetzt hat. In vielen Teilen der Welt nutzt man auch heutzutage noch sogenannte Toplader, also Maschinen mit vertikal drehender Trommel und häufig ohne Heizung.

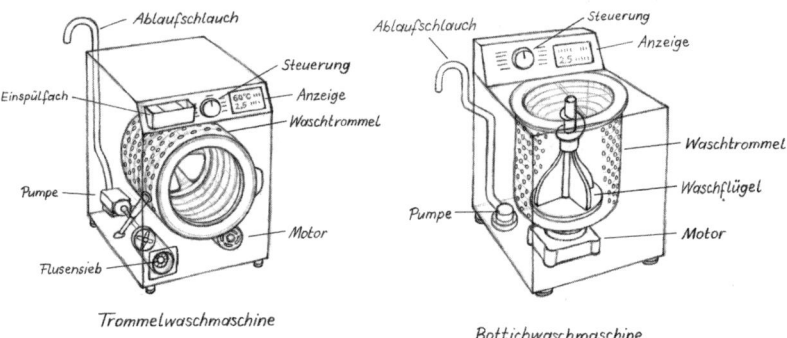

Trommelwaschmaschine   Bottichwaschmaschine

Auch in solchen Maschinen wird die Wäsche sauber, aber vielleicht nicht ganz so sauber wie bei uns, denn wenn Sie sich an Herrn Sinner und seinen Kreis erinnern, dann können Sie sich denken, dass die horizontal drehende Trommel den Faktor »Mechanik« besser anwendet als die vertikal drehende, zumal hier, wie erwähnt, teils nur kalt gewaschen wird. Diesen Nachteil durch mehr Zeit und mehr Chemie zu kompensieren ist nicht wirklich möglich. Hinzu kommt, dass diese Bottichmaschinen mit 40 bis 60 Litern im Hauptwaschgang drei- bis viermal mehr Wasser brauchen als jene 15 Liter, die bei Ihrer und meiner Maschine durchlaufen. Die Spülgänge sind hier nicht mitgerechnet, sie kommen bei beiden Typen gleichermaßen »obendrauf«.

Dass die Menschen in Amerika oder Japan nun nicht alle mit einem Auszug der gestrigen Speisekarte in Form von Flecken auf Hemd und Bluse herumlaufen, versteht sich von selbst. Das liegt daran, dass man das relativ schlechte Waschergebnis der Toplader in den einzelnen Ländern traditionell unterschiedlich ausgleicht; durch Vor- und Nachbehandlung

Die Waschküche – nicht nur sauber, sondern rein?

von Flecken zum Beispiel, oder tatsächlich durch mehr Chemie in Form von Zusatzmitteln. Ein wichtiger Punkt ist aber auch: Wir machen uns einfach nicht mehr so schmutzig wie früher! Dass der Fleckenteufel heute eher ein zurückgezogenes Dasein führt, belegen auch Studien, in deren Rahmen man Verbrauchern Waschmittel mit zwei unterschiedlichen Rezepturen zur Nutzung über mehrere Wochen gegeben hat: ein richtig gutes Mittel und ein deutlich schlechteres. Tatsächlich waren die Nutzer des schlechten Waschmittels nicht unzufriedener als die des Spitzenprodukts. Weil sich die Spitzenleistung heute eben vor allem an der Entfernung von wirklich hartnäckigen Flecken festmachen lässt, die eher selten auftreten. Das können Sie vermutlich leicht nachvollziehen, wenn Sie überlegen, wann Sie sich das letzte Mal mit Rotwein oder Schokoeis bekleckert haben. Wie gesagt: mit Kindern sieht die Welt auch in der Waschküche anders aus, die lieben Kleinen sind sehr kreativ, was Flecken angeht. Und Traubensaft macht ähnlich schöne wie Rotwein.

Aber zurück zur Waschmaschine, auf die dazugehörigen Mittel kommen wir gleich noch. Bei den Maschinen hat sich in den letzten Jahren vor allem in Europa viel getan, und zwar in puncto Energieeffizienz. Wenn Sie ein Haushaltsgerät kaufen, schauen Sie bestimmt auch auf das Energielabel und achten darauf, ein möglichst energieeffizientes Gerät zu erwerben. Nun ist die Berechnung der Energieeffizienzklasse höllisch kompliziert, zudem ändern sich die Regeln und Einstufungen in schöner Regelmäßigkeit, deshalb werfen wir nur einen kurzen Blick auf dieses Thema: Um beim Waschen Energie zu sparen, dreht man am allerbesten an der Temperaturschraube. Das Aufheizen des Wassers kostet nämlich mit Abstand die meiste Energie; wie wir an anderer Stelle bereits ausgerechnet hatten, wird beim Absenken der Waschtemperatur von 60° auf 40 °C der Stromverbrauch des Waschgangs ungefähr halbiert. Weil bei der Berechnung der Energieeffizienzklasse das 60-Grad-Programm eine tragende Rolle spielte, kamen die Maschinenhersteller irgendwann auf die Idee, ein Programm zu entwickeln, das so gut wäscht wie ein 60-Grad-Programm, aber weniger Energie verbraucht. Wie macht man das? Wenn man den Sinnerschen Kreis kennt, kein Problem: Man senkt einfach die Temperatur ab, verlängert die Zeit und nennt das Ganze »60-Grad-Ökoprogramm«. So dreht sich der Stromzähler deutlich langsamer, und trotzdem gehen die Flecken raus.

An sich eine gute Idee, die beim entsprechend aufgeklärten Verbraucher sogar dafür sorgen könnte, sich weniger über die langen Programmdauern moderner Haushaltsgeräte zu ärgern, weil man ja weiß, dass das bares Geld spart und der Umwelt hilft. Es gibt nur einen Haken: Die höheren Temperaturen haben dazu beigetragen, »nicht nur sauber, sondern rein« zu waschen und nebenbei auf der Wäsche befindliche Bakterien, Pilze und Viren abzutöten. Was, wenn diese Temperaturen nun nicht mehr ihren hygienischen Dienst tun?

Darauf wusste niemand so recht eine Antwort, denn systematische Studien dazu gab es nicht. Also führten wir selbst eine wissenschaftliche Studie durch, die Licht ins Dunkel bringen sollte. Generell war vorstellbar, dass die Wäsche auch bei niedrigeren Temperaturen von Mikroorganismen befreit wird, denn die mikrobiellen Zellen verhalten sich in gewisser Weise wie Schmutzpartikel, die schließlich auch irgendwann vom Textil abgelöst werden können. Hier sollte es nach dem Sinnerschen Prinzip tatsächlich möglich sein, die geringere Temperatur durch eine längere Programmdauer auszugleichen. Was aber, wenn die Zellen so fest auf dem Textil kleben, dass sie nicht durch Ablösung entfernt werden können, sondern über Hitze abgetötet werden müssen, um sie loszuwerden? Dann bekämen wir mit dem »60-Grad-Ökoprogramm« ein Problem. Unsere Studie sollte zeigen, welchen Einfluss die unterschiedlichen Kombinationen von Programmdauer und Waschtemperatur auf die Reduktion von Mikroorganismen auf der Wäsche haben. Der experimentelle Aufbau ist relativ einfach erklärt: Man packt eine bekannte Menge von unterschiedlichen Mikroorganismen auf kleine Baumwollläppchen, wobei jeweils ein Läppchen mit je einem Testorganismus »beaufschlagt« wird, wie das fachlich korrekt heißt. Insgesamt haben wir fünf verschiedene Teststämme genutzt, darunter Darmbakterien namens *Enterococcus hirae*, Hautbakterien wie *Staphylococcus aureus* und auch einen Pilz, der vor allem für Infektionen der Vaginalschleimhaut verantwortlich ist und wissenschaftlich *Candida albicans* heißt. Auf jedem Läppchen befand sich also zu Beginn eine definierte Anzahl an mikrobiellen Zellen der einzelnen Arten; übrigens ziemlich viel, nämlich bis zu zehn Millionen pro Quadratzentimeter. Sodann wurden die Läppchen in einer Haushaltswaschmaschine mit einer bestimmten Kombination aus Dauer des Hauptwaschgangs und Temperatur gewaschen (Waschmittel kam natürlich auch dazu), und dann wurde am Ende geschaut, wie viele von den ursprünglich auf den Läppchen befindlichen Zellen nach der Wäsche noch nachzuweisen waren. Wie gesagt: nicht mehr nachweisbare Zellen wären dann entweder im Waschprozess abgelöst oder auf dem Textil abgetötet worden (was uns im Endeffekt eigentlich egal sein kann, solange sie keinen Schaden mehr anrichten können). Um Ihnen die Details zu ersparen, habe ich Ihnen die Ergebnisse in den folgenden Tabellen dargestellt: Zwei Mal »Plus« bedeutet gute Keimreduktion; ein Plus steht für eine mittelmäßige Reduktion, und ein leeres Feld weist auf eine schlechte antimikrobielle Leistung hin. Und so sieht das Ganze aus:

Antibakterielle Wirkung von Waschverfahren

	Waschgang 15 Minuten					
	Hautbakterien		Darmbakterien		Pilze	
	mit Bleiche	ohne Bleiche	mit Bleiche	ohne Bleiche	mit Bleiche	ohne Bleiche
30°C	++	−	++	+	+	+
40°C	++	−	++	+	+	+
50°C	++	−	++	++	++	++

	Waschgang 90 Minuten					
	Hautbakterien		Darmbakterien		Pilze	
	mit Bleiche	ohne Bleiche	mit Bleiche	ohne Bleiche	mit Bleiche	ohne Bleiche
30°C	++	++	++	+	+	+
40°C	++	++	++	++	++	++
50°C	++	++	++	++	++	++

Zunächst einmal zur Erläuterung der Tabellen: im oberen Teil sind die Ergebnisse mit einem 15-minütigen Hauptwaschgang aufgeführt, unten stehen die Resultate aus den Versuchen mit einem 90-minütigen Hauptwaschgang. Dargestellt ist die Reduktion von Hautkeimen (*Staphylococcus aureus*), Darmkeimen (*Enterococcus hirae*) und Pilzen (*Candida albicans*) bei 30°, 40° und 50°C. Außerdem gibt es je eine Spalte pro getestetem Keim, in der die Ergebnisse mit einem Waschmittel ohne Sauerstoffbleiche (links) und einem Waschmittel mit Sauerstoffbleiche (rechts) aufgelistet sind. So weit, so gut: was schließen wir nun aus den Ergebnissen?

1. Wenn man ein bleichehaltiges Vollwaschmittel benutzt, wird man schon bei kurzen Waschprogrammen und niedrigen Temperaturen die Bakterien gut los; die Pilze allerdings erst ab ca. 50 °C.
2. Ohne Bleiche überleben vor allem die Hautkeime, aber auch die Darmkeime Waschgänge bei niedrigen Temperaturen.

3. Durch eine Verlängerung der Waschdauer wird die hygienische Leistung auch bei niedrigen Temperaturen besser; bei 30 °C bleiben allerdings noch Mikroorganismen auf dem Textil zurück.

Da Sie und ich im Allgemeinen nicht wissen, mit welchen Mikroorganismen wir es auf unserer Wäsche zu tun haben, stellt sich nun die Frage, was diese Studienresultate für das tägliche Waschverhalten bedeuten. Nun, wie wir gesehen haben, kommt das Sinnersche Prinzip, angewendet auf Mikroorganismen, an seine Grenzen. Um bestimmte Keime loszuwerden, benötigen wir daher immer eine bestimmte Temperatur, am besten in Kombination mit einem bleichehaltigen Vollwaschmittel. 50 °C sollten es schon sein, wobei man wissen muss, dass die Temperatur der Trommel immer ein paar Grad niedriger ist, als eingestellt. Also wählt man sinnvollerweise das 60-Grad-Programm, und zwar das Koch-/Buntwäscheprogramm und nicht das Ökoprogramm, denn bei dem kann man wegen der Energieeffizienz im Zweifel nicht sicher sein, welche Temperatur erreicht wird.

Die Kombination bleichehaltiges Vollwaschmittel und 60 °C sollten Sie *in jedem Fall* wählen, wenn es bei Ihnen in der Familie Probleme mit bestimmten Infektionskrankheiten gibt; dazu gehören vor allem Magen-Darm-Infektionen und Pilzerkrankungen. Wenn Papa also gerade durchfallmäßig unterwegs ist oder der Sohnemann vom Schwimmbadbesuch statt des Seepferdchens nur den Fußpilz mitgebracht hat, sollten Unterwäsche, Handtücher und Socken diese Rundum-sorglos-Behandlung erfahren. Andernfalls werden Sie wohl die durch die Verwendung des 30-Grad-Programms eingesparten Energiekosten direkt in eine Familienpackung Pilzcreme investieren müssen. Auch auf Flüssigwaschmittel sollten Sie in diesem Fall verzichten, denn das enthält wie bereits erwähnt keine Bleiche, auch wenn es ansonsten genauso daherkommt wie sein pulver- oder perlenförmiger Bruder. Was geht, ist die Kombination des Flüssigwaschmittels mit einem Additiv, das Bleichmittel auf Sauerstoffbasis enthält; diese Zusätze wirken ebenso gut wie das Alles-in-eins-Produkt, wenn sie richtig dosiert werden. Von den Wäsche-Hygienespülern mit den unaussprechlichen Wirksubstanzen auf Quat-Basis (ich nenne sie noch mal, weil es so schön ist: *Benzalkoniumchlorid* und *Didecyldimethylammoniumchlorid*) halte ich nicht so wahnsinnig viel, da diese Substanzen im Gegensatz zur Sauerstoffbleiche nicht auf alle Mikroorganismen gleich gut wirken. Sie haben ihre Schwächen, zum Beispiel bei bestimmten Gram-negativen Bakterien, vor allem aber sind sie nicht gegen unbehüllte Viren wirksam. Die machen aber in Form der uns gut bekannten Noroviren häufig die Probleme bei Durchfallerkrankungen und wären somit genau die, die wir im Fall der Fälle eigentlich wieder von der Unterhose herunterkriegen wollen. Die vermeintlich hygienisch reine Wäsche wäre somit eben nicht so rein, wie wir es erwarten und die Sicherheit trügerisch. Außerdem sollten diese Substanzen nicht in größerem Stil ins Abwasser gelangen, weil sie – sofern sie es bis zur Kläranlage schaffen – dort jenen Bakterien schaden könnten, die dort für die biologische Wasserreinigung gebraucht werden. Bei Sauerstoffbleiche ist das kein Problem, weil die es hundertprozentig nicht weit schafft – sie reagiert sich schlicht und ergreifend vorher mit irgendwas ab.

Wenn Sie sich erinnern, habe ich ja zur Bekämpfung der Noroviren im Bad meinen Chlorreiniger herangezogen. In vielen Ländern ist es durchaus üblich, Hypochlorit zur Wäsche zu geben, um erstens die Klamotten schön sauber zu bekommen und zweitens die Keime in Schach zu halten. Aber Chlorbleichlauge würde ich nicht als Zusatz zum Waschen nehmen, denn wenn Chlor ins Abwasser gelangt, kann

Die Waschküche – nicht nur sauber, sondern rein?

es mit organischen Substanzen zu recht problematischen Stoffen reagieren. Insofern sollten wir die Verwendung von Chlor sinnvollerweise auf einige wenige Ausnahmen beschränken, bei denen der Nutzen größer ist als die möglichen Probleme. Und da es für die Wäsche Bleichmittel auf Sauerstoffbasis gibt, geht es hier ohne Chlor und Quats.

Eine kleine Einschränkung muss man vielleicht bei hygienisch kritischen Textilien machen, die man weder bei höheren Temperaturen noch mit Vollwaschmittel waschen darf, wobei mir hier spontan eigentlich nur Seidenunterwäsche und Wollsocken einfallen. Eine Alternativlösung ist dennoch einfach gefunden: im Falle einer Infektion darf man getrost auf Schlüpfer und Strümpfe aus Baumwolle zurückgreifen, denn die vertragen 60 °C und Vollwaschmittel.

Übrigens sollten Sie in diesem Zusammenhang durchaus mal die Etiketten in der Wäsche kritisch hinterfragen, denn vielfach wird heute deutlich zu vorsichtig mit den Angaben umgegangen, was so ein Kleidungsstück verträgt und was nicht. So sind weiße Bauwoll-T-Shirts, die man angeblich höchstens bei 30 °C waschen darf, keine Seltenheit. Solange die aber wirklich aus reiner Baumwolle bestehen, ist das natürlich Quatsch. Etwas anderes ist es, wenn Elasthan als Stretchfaser mit verarbeitet wurde, denn die mögen in der Tat hohe Temperaturen nicht. Gemacht wird das Ganze, weil die Textilindustrie gern auf Nummer sicher geht, was die Behandlung der Fasern angeht: In diesem Zusammenhang ist weniger (Temperatur) in der Tat häufig mehr (Schonung) und einlaufen oder sich entfärben soll natürlich auch nichts. Dennoch vertragen viele Textilien höhere Temperaturen als angegeben, vor allem, wenn die sporadische Wäsche bei 60 °C eine durch den Kampf gegen Mikroben bedingte Ausnahme bleibt.

Neben den »besonderen« Fällen wie bestimmten Infektionen in der Familie gibt es einen weiteren Umstand, der nach erhöhter Wäschehygiene verlangt: wenn Sie YOPIs im Haus haben, also Menschen mit tendenziell geschwächter Abwehr. Wenn ein Säugling in Ihrem Haushalt lebt, ein Familienmitglied schwanger ist oder wenn Eltern oder Großeltern zu Hause gepflegt werden, ist ein Tick mehr Hygiene (auch) bei der Wäsche nicht verkehrt. Ich hatte es schon erwähnt: diese Menschen bekommen möglicherweise eine Infektion, wo andere nicht krank werden. Einerseits, weil geringere Mengen an Infektionserregern ausreichen, um eine Erkrankung hervorzurufen, andererseits, weil bestimmte Arten von Mikroorganismen durch das geschwächte Immunsystem nicht in vollem Umfang kontrolliert werden können. Übrigens: Die Tatsache, dass Sie Schnupfen haben, macht Sie nicht zum YOPI – noch nicht mal zum YOPI auf Zeit! (Der Männerschnupfen ist selbstverständlich ausgenommen und muss als lebensbedrohliche Erkrankung sehr ernst genommen werden, auch wenn Leserinnen darüber nur müde lächeln können ...)

Aber im Ernst: Bei YOPIs bedeutet jung *sehr jung*, alt *sehr alt* und immungeschwächt *ernsthaft immungeschwächt*, zum Beispiel durch eine Chemotherapie, HIV oder eine andere schwere Erkrankung. »Schwanger« ist in diesem Zusammenhang ja glücklicherweise eindeutig und, wie wir spätestens seit Bastian Sicks »Der Dativ ist dem Genitiv sein Tod« alle wissen, eines der wenigen deutschen Adjektive, die nicht gesteigert werden können, weshalb ich hier natürlich auf die Fortführung der Reihe in Form von *»sehr schwanger«* verzichtet habe. Dem YOPI seine Wäsche (sic!) sollte also eher mal bei 60 °C gewaschen werden, und auch hier hilft die Sauerstoffbleiche bei der Beseitigung potenzieller Gefahren mikrobieller Art von Handtuch und Bettwäsche, Unterhose und Waschlappen. Auf die traditionelle Kochwäsche – also das 95-Grad-Programm – können Sie aber nach heutigem Wissensstand guten Gewissens verzichten.

Keime in der Waschmaschine

Dass Mikroorganismen durch die normale Nutzung oder auch durch unvorhergesehene Umstände und Erkrankungen auf die Wäsche kommen, ist eine Sache. Eine andere wichtige Keimquelle ist aber die Waschmaschine selbst. Sie haben sich ja seit unserem kleinen Exkurs über den Geschirrspüler und dessen schaurigen Sumpf hoffentlich schon an den Gedanken gewöhnt, dass in unseren Haushaltsgeräten Bakterien und Pilze wohnen. Also wird Sie auch die Information nicht mehr sonderlich überraschen, dass die Waschmaschine ebenfalls kein schlechter Ort ist, um sich als Mikrobe häuslich niederzulassen. Schließlich wissen Sie doch inzwischen zur Genüge, dass dort, wo es feucht ist, in der Regel Keime wachsen. Und in der Waschmaschine herrscht nun wahrlich kein Mangel an Feuchtigkeit.

Aber wo finden wir denn nun die Keime? Das kann ich Ihnen direkt zeigen, denn auch in meiner Waschmaschine gibt es mikrobielle Wohngemeinschaften, das lässt sich gar nicht vermeiden. Oben hat jede Waschmaschine die Schublade, in die das Waschmittel dosiert wird. Wenn ich die herausgezogen habe, können Sie schön einen Blick in den Schlund der Maschine werfen. Und? Was sehen Sie? Nichts? Das kann nicht sein; lassen Sie mal schauen. Tatsächlich, das ist alles sauber. Ach ja, mir fällt ein, ich habe die Schublade erst letzte Woche ausgewischt. Normalerweise findet sich hier ein mehr oder weniger ausgeprägter schwarzer Belag, der ein wenig an Schimmel auf einer Wand erinnert, tatsächlich aber zu einem großen Teil aus Bakterien besteht.

Das ist natürlich wieder ein Biofilm, der sich im ständig feuchten Milieu der Einspülkammer mit der Zeit gebildet hat. Jetzt wissen Sie auch, warum ich die Schublade regelmäßig herausnehme und drinnen alles schön saubermache. Es hilft übrigens schon, wenn Sie die Lade nach dem Waschen einfach ein wenig herausziehen und offen lassen, sodass die Feuchtigkeit entweichen kann. Aus dem gleichen Grund ist es eine gute Idee, das Bullauge der Waschmaschine einen Spalt geöffnet zu lassen.

Übrigens: auch wenn Sie in meiner Maschine nichts sehen, ein paar Bakterien sind trotzdem da. Wir haben mal fürs Fernsehen etwa einhundert Proben aus deutschen Waschmittelschubladen analysiert, und in allen (!) gab es eine mikrobielle Besiedlung, selbst in den optisch saubersten. Dass sich die Mikroorganismen hier so wohlfühlen, liegt im Übrigen nicht nur daran, dass es hier so schön feucht ist. Auch für das leibliche Wohl ist gesorgt, denn heutzutage müssen die wichtigsten Waschmittelinhaltsstoffe biologisch abbaubar sein. Wenn Sie sich noch nie gefragt haben, was »biologisch abbaubar« bedeutet: Das heißt natürlich nichts anderes, als dass Bakterien in der Lage sind, die Substanzen zu zersetzen, damit sie nicht im Abwasser verbleiben, sondern in eine umweltverträgliche Form gebracht werden. Bevor diese Regelung eingeführt wurde, gelangten große Mengen, etwa an Tensiden, in unsere Gewässer und waren dort weiter aktiv – sprich: sie schäumten. Aus dieser Zeit gibt es Bilder vom Rhein mit Schaumbergen an den Ufern, die unter anderem von diesen nicht abgebauten Tensiden herrührten.

Das ist heute glücklicherweise Geschichte. Dumm für uns, wenn die Bakterien mit ihrem Tensid-Festmahl nicht bis zur Kläranlage warten, sondern die Waschmittelreste an Ort und Stelle, nämlich in der Dosierschublade vertilgen. Dann wächst und gedeiht die Mikrobenmafia und bildet fleißig Biofilme. Das tut sie nicht nur in der Einspülkammer, aber da besonders gut – wenn wir ihnen nicht ein wenig Einhalt gebieten, indem wir ihnen zeitweise das Wasser entziehen und den Bereich hin und wieder mal schrubben. Auch die Maschine ab und zu leer mit einem 60-Grad-Programm laufen zu lassen, kann helfen. Die Temperatur kommt natürlich oben an der Schublade nur noch bedingt an, aber das Programm macht auch den Rest der Maschine mal sauber, also gewissermaßen da, wo die Zahnbürste nicht hinkommt, wenn ich mal wieder einen 1980er-Jahre-Werbespot zitieren darf …

Sie mögen sich jetzt fragen, was die Biofilme in der Einspülkammer denn für ein Problem darstellen sollen, abgesehen von der Ästhetik. Nun, das haben wir uns auch gefragt und deshalb vor einiger Zeit eine Studie durchgeführt, in der wir die mikrobiellen Gemeinschaften in der Waschmaschine analysiert haben. Das Ergebnis war durchaus überraschend, obwohl wir zunächst hauptsächlich Keime gefunden haben, die wir dort auch erwartet hatten. Also Wasser- und Umweltbakterien sowie einige Schimmelpilze und Hefen; darunter übrigens auch die berüchtigten »schwarzen Hefen«, die wir schon aus dem Geschirrspüler kennen. Aber Sie wissen ja inzwischen: um Sie krank zu machen, braucht es mehr als die bloße Anwesenheit der Mikroorganismen. Erstaunt waren wir zum Beispiel darüber, dass wir ziemlich häufig Bakterien identifizieren konnten, die sonst nur im Boden, und zwar vergesellschaftet mit Pflanzenwurzeln, vorkommen. Eine richtig gute Erklärung dafür habe ich bis heute nicht; so einfach, dass jemand in der Maschine mit Gartenerde beschmutzte Hosen gewaschen hat, kann es jedenfalls nicht sein, aber vielleicht haben Sie ja eine gute Idee.

Um zurück zur Fragestellung zu kommen: Mikroorganismen, die ein besonders hohes Risiko darstellen würden, haben wir nicht gefunden, beziehungsweise es fehlt der Infektionsweg, von daher gilt erst mal Entwarnung. Allerdings wissen wir, dass die Pilze und Bakterien, die im Bereich der Einspülkammer zu finden sind, tatsächlich aufs Textil gelangen. Und zwar während des Waschprozesses und selbst bei hohen Temperaturen, wie Kollegen von der Hochschule Niederrhein in einer Studie nachweisen konnten. Aber warum schaffen es die Keime bis auf die Wäsche, selbst wenn mit einem bleichehaltigen Vollwaschmittel bei 60° oder sogar 95°C gewaschen wird? Die Erklärung ist einfach: Die hohen Temperaturen und das Waschmittel wirken nur im Hauptwaschgang. Danach folgen aber noch ein oder mehrere Spülgänge, bei denen kaltes Wasser durch die Einspülkammer in die Maschine gepumpt wird, wobei die Bakterien aus dem Biofilm herausgelöst und auf die bereits saubere Wäsche gespült werden. Einige unserer eigenen Experimente haben gezeigt, dass das durchaus erkleckliche Mengen sein können, so an die 100 mikrobielle Zellen pro Quadratzentimeter. Es kann also ohne Weiteres sein, dass man ein normal verschmutztes Handtuch bei niedrigen Temperaturen wäscht, und nach der Wäsche sind mehr Keime auf dem Textil als vorher.

Das hängt natürlich ziemlich stark vom Zustand der Waschmaschine ab, aber es gibt wahrscheinlich in keinem Haushalt eine Waschmaschine ohne Biofilm rund um die Einspülkammer. Kann man – außer »Lüften« und Auswischen – etwas dagegen tun? Im Prinzip schon, denn es gibt ja beispielsweise Wäscheadditive, die im Spülgang wirken. Auch wenn ich Ihnen gerade nicht besonders begeistert von den Hygienespülern berichtet habe (Stichwort Abwasser), belegen Untersuchungen, dass diese Produkte tatsächlich die im Spülgang eingetragenen Bakterien aus der Waschmaschine so weit reduzieren, dass die Wäsche hinterher deutlich weniger mit Keimen belastet ist. Nun könnten Sie natürlich kritisch hinterfragen, warum das notwendig ist, wenn doch anscheinend keine Gefahr von den abgelösten Biofilmen ausgeht. Letztlich ist diese Frage nicht eindeutig zu beantworten, wenn man mal davon absieht, dass es Spezialfälle gibt, in denen diese Mittelchen vielleicht helfen können, ein Infektionsrisiko zu mindern. Und da fällt mir noch eine weitere Situation ein, in der Hygienespüler zu helfen scheinen. »Scheinen« sage ich deshalb, weil ich diese Aussage im Gegensatz zu den anderen Informationen, die Sie in diesem Buch finden, nicht wirklich belegen kann. Viele Verbraucher haben mir aber erzählt, dass sie irgendwann Probleme mit schlechten Gerüchen in der Waschmaschine oder auch auf der Wäsche bekommen haben und dass ihnen die Nutzung von Hygienespülern geholfen hat, diese Schlechtgerüche in den Griff zu bekommen. Um besser zu verstehen, was hier genau dahintersteckt, sollten wir uns das Thema erst mal genauer anschauen:

Wäschegeruch statt Wäscheduft

Sich mit einer Geruchsproblematik zu beschäftigen ist nicht so einfach, weil es häufig schon daran scheitert, dass wir gar nicht in der Lage sind, den Geruch exakt zu beschreiben. Wenn ich zum Beispiel sage: »Diese Waschmaschine riecht muffig«, dann stellen Sie und ich uns vielleicht etwas ganz anderes unter dem Begriff vor. Und was ist der Unterschied zwischen »muffig« und »modrig«? Ganz schön kompliziert, aber wir haben ja Zeit, und deshalb probieren wir mal unser Glück. Also: Wie ich schon erwähnt habe, gibt es mehrere Wege, auf denen Mikroorganismen in die Maschine und aufs Textil kommen können. Dementsprechend gibt es auch nicht nur eine Art von Geruchsproblematik, die wir im Zusammenhang mit Waschen kennen.

Fangen wir mit der einfachsten und hoffentlich eindeutigsten Thematik an, dem Schweißgeruch. Den kennen wir schließlich schon und wissen, wie er entsteht: durch bakterielle Umsetzung zunächst nicht riechender Substanzen im Schweiß. Das passiert natürlich direkt auf der Haut, aber wenn wir schwitzen, kommt der Cocktail aus jungfräulichem

Schweiß (geruchsneutral), bereits umgesetztem Schweiß (stinkend) und den ganzen Mikroorganismen der Haut auch aufs Textil. Und jetzt wird's kompliziert. Die Bakterien hören nämlich keineswegs auf, die geruchlosen Schweißkomponenten umzusetzen, sobald sie die Hautoberfläche verlassen haben. Sie machen auf der Wäsche so lange fröhlich weiter, wie es geht, und das heißt in der Regel: solange es feucht genug ist. Die müffelnden oder nassgeschwitzten Klamotten kommen in die Waschmaschine, wo sie eigentlich von den Bakterien befreit werden sollten. Ich sage »eigentlich«, weil der »Befreiungsschlag« entscheidend davon abhängt, bei welcher Temperatur und mit welchem Waschmittel gewaschen wird. Wenn Sie sich noch einmal unsere Tabelle vergegenwärtigen, auf der die Keimreduktion in Abhängigkeit von Zeit, Temperatur und Waschmitteltyp (gemeint ist hier mit oder ohne Bleiche) dargestellt ist, und an die Spalte »Hautkeime« denken, dann wird klar, dass bei niedrigen Temperaturen, kurzen Programmen und der Verwendung bleichefreier Waschmittel nicht alle diese Bakterien während des Waschgangs entfernt werden. Das Gleiche gilt auch für die Schweißbestandteile, von denen einige durchaus hartnäckig an der Faser haften, besonders an Kunstfasern. Dass genau diese Umstände zusammenkommen, ist nicht unwahrscheinlich, sehen Sie sich nur mal die Waschempfehlungen für moderne Sportbekleidung an: Polyester, 30 °C, Flüssigwaschmittel. Und wenn Sie – genau wie ich – nicht zu den beneidenswerten Personen gehören, die auch nach einem Halbmarathon noch wie aus dem Ei gepellt aussehen, dann sitzt auch der Schweiß mitsamt den Bakterien auf den Fasern. Nach der Wäsche ist vielleicht erst mal alles gut, aber wehe, es wird wieder feucht und warm – etwa beim nächsten Tragen. Und schon geht die Stinkerei wieder los. Dazu braucht es übrigens noch nicht einmal unbedingt die Bakterien, denn die typischen Schweißmoleküle haben die Eigenschaft, schon in geringen Konzentrationen wahrgenommen zu werden. Dazu müssen sie allerdings ihre Andockstation am Textil verlassen, was man beispielsweise durch die Behandlung mit einem warmen (Dampf-)Bügeleisen hinbekommt oder eben schlicht durch die Körperwärme beim Tragen. Durch die Temperatur lösen sich die flüchtigen Moleküle von den Fasern und gelangen an die Rezeptoren unserer Nase: es stinkt nach Schweiß, obwohl das Teil doch gerade frisch aus der Wäsche kommt. Kunstfasern, die bei niedrigen Temperaturen mit Flüssigwaschmittel gewaschen werden, bieten für Schweißgeruch auch nach dem Waschen eine optimale Konstellation. Die Lösung ist einfach: Steigen Sie wieder auf Sportbekleidung aus Baumwolle um! Ich weiß, ich weiß, diese Lösung kann nur ein Mikrobiologe ernsthaft vorschlagen und auch noch einfach finden. Was aber, wenn Sie als sportlicher Mensch keinesfalls mehr auf Ihre Funktionskleidung verzichten wollen? In diesem Fall könnten Hygienespüler Abhilfe schaffen, weil die zumindest den bakteriellen Part auf dem Textil ausschalten. Ich muss aber wiederholen, dass es für diesen Ansatz bislang keine wissenschaftlichen Erkenntnisse gibt, sondern lediglich gute Hinweise. Was bleibt, ist das etwas schlechte ökologische Gewissen bei der Anwendung dieser Produkte – und Schweißmoleküle bleiben trotzdem haften.

Damit sind wir aber noch lange nicht am Ende der Wäscheleine angekommen, ich meine, in Bezug auf die Geruchsproblematik. Viele Menschen klagen nämlich noch über eine andere Art von üblen Gerüchen im Zusammenhang mit Waschen und Waschmaschine. Gemeint ist die Qualität von Geruch, die häufig als »muffig« beschrieben wird, womit wir wieder bei der Frage wären, was das denn nun genau ist? Am ehesten kommt man dieser Duftnote nahe, wenn man an einen alten Putzlappen denkt, der lange feucht zusammengeknüllt in der

Ecke lag. So zumindest hat das ein japanisches Forschungsteam definiert, das sich wissenschaftlich mit der Entstehung dieser Art von Wäschegeruch befasst hat. Wir reden hier also nicht von einem schweißig-stechenden Mief, sondern eher von einer stumpfen, modrigen Kellernote. Damit habe ich mein Pulver hinsichtlich der olfaktorischen Beschreibung dieses Problems aber auch schon verschossen ...

Befassen wir uns lieber mit der Frage, wie dieser Geruch entsteht: Die Kollegen aus Japan haben das genau untersucht und sowohl eine Substanz als auch eine bestimmte Bakterienart als Übeltäter identifiziert. Dass diese Untersuchung aus Japan kommt, ist übrigens nicht ganz überraschend, denn dort wäscht man traditionellerweise mit kaltem Wasser, sodass die Wahrscheinlichkeit, solche Probleme zu bekommen, sicher höher ist. Nachdem sie die Note »alter Putzlappen« definiert hatten, machten sich die Forscher daran, die Substanz zu isolieren, die diesem Geruch entspricht. Das macht man üblicherweise mithilfe einer Analysemethode namens »Gaschromatographie-Massenspektrometrie«, die (wie der Name schon vermuten lässt) ziemlich kompliziert ist. Ich will dennoch die Grundzüge erläutern: Mithilfe der Gaschromatographie kann man Substanzgemische auftrennen, was so ähnlich funktioniert, wie der alte Schulversuch mit der Tafelkreide und dem Spinatsaft. Vielleicht erinnern Sie sich: wenn man ein Stück Kreide in Spinatsaft stellt, wandern die einzelnen Blattfarbstoffe das Kreidestück hinauf, alle mit einer etwas anderen Geschwindigkeit, sodass man am Ende eine Art Indian Summer auf dem Kreidestäbchen produziert hat. Damit ließ sich die schöne Herbstfärbung der Bäume erklären, die vor dem Winter den bekanntesten Blattfarbstoff, das grüne Chlorophyll, aus den Blättern abziehen, während die gelben oder roten Farbstoffe dort verbleiben.

Dieses Kreideexperiment kann man so ähnlich auch mit

Gasgemischen machen, die allerdings in einem Röhrchen und nicht auf einem Stück Tafelkreide aufgetrennt werden. Das Gute daran ist, dass man die aufgedröselten Moleküle nun einzeln auffangen kann, um sie anschließend mit dem »Massenspektrometer« zu identifizieren. Das ist jetzt wirklich so kompliziert, dass ich das hier nicht weiter erläutern will; in jedem Fall weiß man aber am Ende, welche Substanz hinter einem bestimmten Geruch steckt.

Im Falle der japanischen Studie war die Substanz, die für den Wäschegeruch verantwortlich sein soll, die 4-Methyl-3-Hexensäure. Das ist deshalb so interessant, weil dieses Molekül sehr ähnlich aussieht wie eines, dem wir schon mal kurz im Badezimmer im Zusammenhang mit Schweißgeruch und Deos begegnet sind: Die Rede ist von der 3-Methyl-2-Hexensäure. Übrigens sollte ich vielleicht darauf hinweisen, dass sich »Hexensäure« nicht von »Hexe« ableitet (auch wenn die möglicherweise auch so riecht) und dass sie sich »Hexeensäure« spricht (also mit langem »e«) – nur, falls Sie mit diesem Wissen irgendwo angeben wollen ...

Was ich aber eigentlich sagen wollte: Es ist doch erstaunlich, dass die Moleküle, die für den Schweiß- beziehungsweise den »Nasser-Lappen«-Geruch auf der Wäsche verantwortlich sind, chemisch fast gleich gebaut sind. Allerdings sind für den muffigen Geruch nicht etwa wieder Hautkeime verantwortlich, sondern – wenn man den japanischen Kollegen glauben darf – ein Bakterium, das auf den Namen *Moraxella* hört und grob zu den Wasserkeimen zu zählen ist.

Wo zum Teufel kommen die denn jetzt her? Sie werden es sich schon denken: Die wohnen in der Waschmaschine, zum

Beispiel im Biofilm der Einspülkammer. Tatsächlich findet man diese Art auch in anderen Haushaltsgeräten mit wasserführenden Leitungen, also etwa in Geschirrspülern und Kaffeeautomaten, allerdings nicht so häufig, dass daraus hervorgeht, diese Spezies sei in jedem Fall der Verursacher von Wäschegeruch.

Auch wenn das Ganze nicht so einfach ist – eines zeigt die japanische Studie: die unterschiedlichen Gerüche auf dem Textil haben wahrscheinlich auch unterschiedliche Ursachen – und die bakterielle Besiedlung der Waschmaschine ist mit großer Sicherheit eine davon. Das erklärt dann auch den Effekt, dass selbst bei hohen Temperaturen noch Keime aufs Textil kommen und dort zu müffeln anfangen; und es würde außerdem erklären, warum hier Hygienespüler helfen, denn mit diesen Produkten kann man gewissermaßen die Wäsche gegen Bakterienbefall imprägnieren. Besser noch ist aber, vorbeugend hin und wieder die Maschine bei hohen Temperaturen laufen zu lassen, damit sich die Stinker gar nicht erst etablieren. Denn ansonsten kann auch die Waschmaschine selbst anfangen, zu riechen, sagen wir mal: modrig. Dass dieses Problem ebenfalls häufiger auftritt, seit vermehrt bei niedrigeren Temperaturen gewaschen wird, ist zwar noch nicht endgültig erwiesen, aber recht naheliegend. Andere Phänomene hingegen harren noch vollständig ihrer Aufklärung. So berichten nicht wenige Verbraucher, dass von dem muffigen Wäschegeruch besonders dunkle Textilien betroffen sind. Leider ist es uns bislang nicht gelungen, diesen Zusammenhang wissenschaftlich zu erklären oder gar zu belegen. Aber es wäre ja auch schade, wenn alles schon erforscht wäre, oder?

Wir sind damit so weit durch mit unserer Hausführung. Aber keine Angst, das Buch ist noch nicht zu Ende, und ich würde mich freuen, wenn Sie noch mitkämen, auf einen Besuch ins Krankenhaus.

TEIL III

DER BLICK AUS DER HAUSTÜR

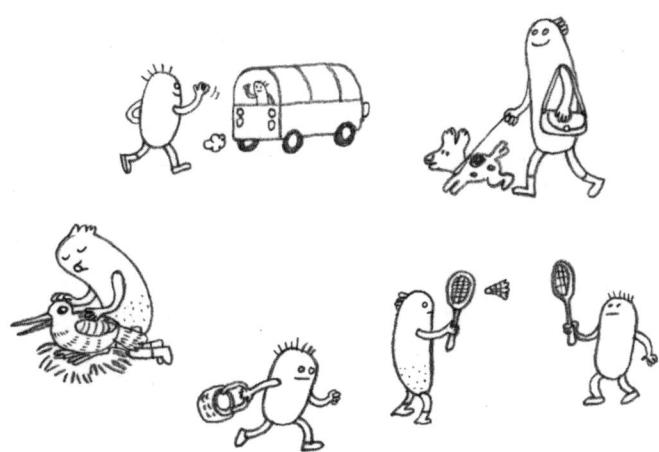

11
EIN BESUCH IM KRANKENHAUS

Obwohl niemand gerne ins Krankenhaus geht, übt dieser Ort auf viele Menschen eine gewisse Faszination aus. Spätestens seit *Emergency Room* mussten wir einsehen, dass das Treiben in einer Klinik nicht viel mit der Romantik der *Schwarzwaldklinik* zu tun hat, und dennoch vermitteln die meisten Arztserien den Eindruck, dass zum Schluss (meistens) alles gut wird. Dass das leider nicht immer so ist, wissen wir natürlich auch, und weil, wie man so sagt, das Leben an sich eine Krankheit ist, die immer tödlich endet, werden wir wohl prinzipiell auch nichts daran ändern. Heikel wird es aber, wenn der Krankenhausaufenthalt der Grund dafür ist, dass man noch kränker wird oder zusätzlich mit einer ganz anderen Erkrankung zu kämpfen hat als nur mit der, die es durch den Klinikaufenthalt zu heilen galt. Längst haben auch die Medien dieses Horrorszenario für sich entdeckt, und so gibt es unzählige Berichte, Artikel und Enthüllungsstorys rund um das Thema krank durch Krankenhaus.

Ich selbst befinde mich da in einer durchaus misslichen Lage, denn wenn ich hier über vermeintlichen Ärztepfusch schreibe, ist das erstens ein Gebiet, auf dem ich mich nicht auskenne, und zweitens würde das den häuslichen Frieden bei uns massiv gefährden, weil ich nun mal mit einer Chirurgin verheiratet bin. Genau aus dem Grund weiß ich aber auch, dass Ärzte, trotz der unzweifelhaft vorhandenen Missstände in unserem Gesundheitssystem, alles tun, damit ihr Patient geheilt die Klinik verlässt und nicht etwa das Gegenteil im Sinn haben. Das Problem ist vielleicht eher ein anderer menschlicher Faktor, der bei Ärzten ebenso wie bei anderen Berufsgruppen in mehr oder weniger starker Ausprägung vorhanden ist und den die folgende Geschichte sehr schön illustriert.

Die Erkenntnis des Herrn Semmelweis

Bis ins späte 19. Jahrhundert hinein war die Sterblichkeit bei Frauen, die gerade entbunden hatten, besonders hoch. Einen jungen österreichisch-ungarischen Arzt namens Ignaz Semmelweis beschäftigte diese Problematik so sehr, dass er ihr auf den Grund zu gehen versuchte. Aus heutiger Sicht erscheint uns dieses Unheil recht logisch, denn inzwischen weiß man, dass das gefürchtete Kindbettfieber keineswegs als reiner Schlag des Schicksals zu betrachten ist, sondern im wahrsten Sinne des Wortes handfeste Gründe hatte. Nach der Entbindung nämlich war es üblich (und ist es durchaus immer noch), dass der behandelnde Arzt die Gebärmutter innen abtastete, um zu prüfen, ob sich die Plazenta bei der Geburt auch vollständig gelöst hatte. Dies ist eine wichtige Prozedur, deren Sinn auch der junge Semmelweis nicht anzweifelte. Wohl aber stellte er seinen Kollegen eine entscheidende Frage: »Wollt ihr euch nicht vor der Untersuchung einmal die Hände gründlich waschen?«

Eine für uns heutzutage recht profane, ja, geradezu lächerlich anmutende Frage, oder? Was aber, meinen Sie, haben die Mediziner des 19. Jahrhunderts auf diese vermeintlich triviale Aufforderung geantwortet? Der junge Kollege wurde verlacht und verspottet ob der schier unfassbaren Annahme, der Arzt selbst könne durch seine Handlung (oder vielmehr durch die unterlassene Handlung des Händewaschens) die Erkrankung ausgelöst haben. »Wir sind Mediziner, wir heilen Krankheiten und verursachen sie nicht!«, mögen sie Ignaz entgegengeschmettert haben. In der Tat war die Semmelweissche Vermutung völlig unvereinbar mit der damaligen Vorstellung, wie Krankheiten entstehen, denn man glaubte, dass auch Infektionen quasi »aus dem Nichts« auftauchten. Erinnern Sie sich noch an das Experiment von Louis Pasteur und die »Zeugung aus dem Nichts«? Genau das war die Idee: nicht von Menschenhand werden Krankheiten weitergetragen, sondern sie bilden sich »einfach so«. Und dass nun ausgerechnet Ärzte die Ursache einer Krankheit sein sollten, war einfach unglaublich! Böse Zungen behaupten, es gebe auch heute noch Chefärzte, die mit einem ähnlichen Selbstverständnis die Verwendung von Händedesinfektionsmitteln verweigern, aber wie gesagt: ich vermag das nicht zu beurteilen ... Der arme Semmelweis wurde jedenfalls aus dem erlauchten Kreis ausgeschlossen und, modern ausgedrückt, gemobbt. Es gibt sogar Spekulationen, dass er mutwillig in die Psychiatrie eingeliefert worden sei, um seinem schändlichen Tun Einhalt zu gebieten. Erst viel später wurden seine Verdienste angemessen gewürdigt, und neben der medizinischen Anerkennung wurde auch ein psychologisches Phänomen nach ihm benannt: Als »Semmelweis-Reflex« bezeichnet man den Umstand, dass Innovationen in der Wissenschaft eher bestraft werden, als dass sie Anerkennung und Hochachtung finden. Kein Wunder: schließlich stellt der Wissenschaftler, der aufgrund seiner bahnbrechenden Erkenntnisse dazu aufruft, alles bisher als wahr Angenommene über Bord zu werfen, sämtliche Kollegen, die eben das Alte als Wahrheit verkauft haben, als Idioten dar. Nicht einmal Naturwissenschaftler mögen das sonderlich gern.

Semmelweis hatte natürlich recht mit seiner Annahme, dass die hygienische Reinigung der Hände gerade niedergekommene Frauen vor Infektionen schützen könnte. Das war nicht nur ein Meilenstein in der Hygiene und ein Paradebeispiel dafür, wie man korrekt aus Hypothesen wissenschaftliche Erkenntnisse ableitet. Es war auch vielleicht die erste Beschreibung einer Infektion, die direkt als Folge einer medizinischen Behandlung anzusehen ist; der Fachbegriff dafür lautet: »Nosokomiale Infektion« (für die nächste Scrabble-Runde: *Nosokomeion* ist das griechische Wort für Krankenhaus).

Es gibt zurzeit wohl nur wenige Themen, die die medizinische Welt so beschäftigen wie diese nosokomialen Infektionen, vor allem, weil viele dieser Infektionen mit Antibiotikaresistenzen zusammenhängen. Allerdings werden nicht alle im Krankenhaus erworbenen Infektionskrankheiten durch resistente Erreger ausgelöst, weshalb wir die Problematik wieder einmal etwas aufdröseln sollten, was leider gar nicht so einfach ist. Es fängt schon bei der Definition von nosokomialen Infektionen an. Wenn zum Beispiel ein Patient im Krankenhaus plötzlich Symptome einer Infektion zeigt, bedeutet das automatisch, dass er diese Infektion im Krankenhaus erworben hat? Natürlich nicht, denn es gibt schließlich eine Inkubationszeit, was bedeutet: der Patient kann sich möglicherweise angesteckt haben, lange bevor die ersten Symptome auftreten.

Wie zum Teufel soll man aber in jedem Einzelfall feststellen, wann und wo die Ansteckung erfolgt ist? Das wäre in der Tat äußerst schwierig, und daher hat man sich auf eine pragmatische Herangehensweise geeinigt. Glücklicherweise sind Inkubationszeiten von mehr als ein paar Tagen eher selten, sodass sich in vielen Fällen die Erkrankung innerhalb von 48 Stunden offenbaren sollte. Deshalb lautet ein praktikabler und weithin akzeptierter Ansatz für die Überwachung von Krankenhausinfektionen: Wenn der Patient innerhalb der ersten zwei Tage nach der Einlieferung krank wird, ist es keine nosokomiale Infektion. Streng genommen ist zwar jede Erkrankung durch einen Infektionserreger infolge einer medizinischen Behandlung eine nosokomiale Infektion, aber das lässt sich im Zweifelsfall eben nicht nachvollziehen.

So weit, so gut, aber warum sind nosokomiale Infektionen denn so ein Problem? Zunächst, weil es im Krankenhaus Risiken gibt, die es draußen so nicht gibt – oder zumindest nicht so ausgeprägt. Alles beginnt mit der trivialen Feststellung, dass man in der Regel krank ist, wenn man ins Krankenhaus kommt. Wieder mal eine bahnbrechende Erkenntnis, nicht wahr? Aus mikrobiologischer Sicht ist das allerdings wichtig, denn krank sein bedeutet häufig, ein geschwächtes Immunsystem zu haben, womit man zu unseren (teilweise im wahrsten Sinne des Wortes) alten Freunden, den YOPIs gehört. Außerdem macht man im Krankenhaus gefährliche Sachen im Sinne eines Infektionsrisikos. Zum Beispiel legt man den Patienten einen Katheter oder einen Port, also einen Zugang zur Blutbahn, der über längere Zeit stecken bleibt. Oder man operiert im Bauchraum herum, um etwa ein Stück des Darms zu entfernen, vielleicht, weil ein Tumor dort sitzt. Dies sind nur einige wenige Fälle von vielen, aber an ihnen lässt sich schön klarmachen, wo hier das besondere Infektionsrisiko liegt. Bei so einem arteriellen oder venösen Zugang besteht plötzlich ein direkter Weg von der Haut ins Blut, wodurch es passieren kann, dass ein Hautkeim, wie der bereits erwähnte *Staphylococcus aureus*, der bislang ein unbeachtetes Dasein auf der Hautoberfläche geführt hat, gewissermaßen an der Nadel entlang den Weg in die Ader findet. Dort kann er dann nicht mehr durch die Hautflora in Schach gehalten werden und sorgt möglicherweise für Unheil. Eine Ausbreitung von Mikroorganismen im Blut, vielleicht noch gepaart mit der Ausschüttung von Toxinen, nennt man Sepsis. Während die umgangssprachliche Bezeichnung »Blutvergiftung« hier noch einigermaßen passt, ist der weit verbreitete Glaube, der dunkle Strich, der bei einer vermeintlichen Blutvergiftung etwa den Arm hinaufläuft, signalisiere das Fortschreiten der Vergiftung, und wenn der Strich das Herz erreiche, sei man tot, ziemlicher Unsinn.

Jedenfalls ist so eine Sepsis eine sehr ernstzunehmende Sache, wobei die häufigere Ursache für ein Einschleppen von Mikroorganismen in die Blutbahn sicher das Durchführen einer Operation ist. Wenn wir beim Beispiel der Darm-OP bleiben, kann man sich das leicht vorstellen: Selbst bei noch so sorgfältigem Arbeiten lässt sich kaum vermeiden, dass Darmkeime ins Blut gelangen. Auch lokale Wundinfektionen sind dadurch möglich. Das Perfide daran ist, dass der Patient sich quasi selber ansteckt, das heißt, er infiziert sich mit Mikroorganismen, die er mit sich führt, etwa in seinem Darm oder auf der Haut. Es war und ist daher nicht unüblich, bei großen Operationen vorsorglich ein Antibiotikum zu geben, um solche Infektionen zu unterbinden. Katastrophal wird es, wenn die Bakterien gar nicht auf das Antibiotikum ansprechen, wir also das Phänomen der berühmten antibiotikaresistenten Keime haben.

Wie Resistenzen entstehen

Immer wieder hört man übrigens von Patienten, die behaupten, sie hätten ein Problem, weil *sie* gegen ein Antibiotikum resistent seien, was eine weitere falsche Annahme ist, die wir jetzt mal in Ruhe richtigstellen sollten. Also, Resistenzen können von Bakterien gegen verschiedene Substanzen (zum Beispiel Antibiotika) entwickelt werden und zwar auf verschiedene Art und Weise. Am einfachsten kann man sich das vielleicht so vorstellen: Nehmen Sie an, Sie haben eine Infektion mit einem bestimmten Bakterienstamm. Nichts Dramatisches, vielleicht eine Mandelentzündung oder so. In den vereiterten Mandeln leben also nun viele tausend Bakterienzellen, die (so wie wir Menschen auch) zwar auf den ersten Blick alle gleich aussehen, aber dennoch ein bisschen unterschiedlich sind. Da wir uns für die Antibiotikatherapie interessieren, könnten wir uns vielleicht mal anschauen, welche Gegenmittel die Bakterienzellen so zur Hand haben. Da gibt es beispielsweise kleine Transporter in der Zellwand, die schädliche Substanzen (wie Antibiotika) wieder so schnell wie möglich aus der Zelle rausschaffen. Und von denen haben nicht alle Bakterienzellen gleich viele – so wie wir Menschen auch nicht alle gleich viele Schweißdrüsen haben, um mal einen Vergleich zu schaffen, unter dem sich alle was vorstellen können. So wie nun die Personen unterschiedlich stark schwitzen (je mehr Schweißdrüsen, desto stärker), so können einige Bakterienzellen vielleicht auch mehr Antibiotika »ausschwitzen«, weil sie mehr Transportermoleküle besitzen. Diese Bakterien sind gut dran, denn diese Glückspilze (eigentlich müsste es hier ja »Glücksbakterien« heißen) würden mehr von den für sie tödlichen Antibiotika vertragen als andere.

Man kann nun weiterhin davon ausgehen, dass die meisten Zellen so mittelmäßig viele Transporter besitzen und nur ein

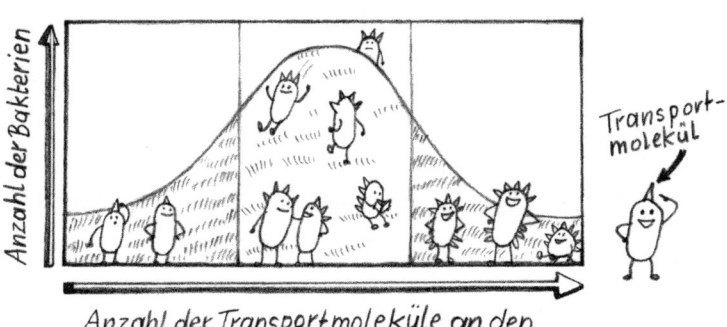

paar Zellen besonders viele beziehungsweise extrem wenige. Das ist übrigens mit den meisten Eigenschaften von Organismen so (die meisten Menschen sind mittelgroß, mittelintelligent und so weiter), weshalb man diese Verteilung auch »Normalverteilung« nennt (und manchmal nach ihrem Aussehen »Glockenkurve«).

Kommen wir nun zurück zu Ihren Halsschmerzen und der fröhlichen Bakterienschar auf Ihren Mandeln. Interessant wird es nun, wenn Sie gegen Ihre eitrige Mandelentzündung ein Antibiotikum verschrieben bekommen. Wenn wir uns vorstellen, dass zuallererst die Zellen mit ganz wenig schützenden Transportern abgetötet werden, während die Bakterien mit vielen Transportermolekülen weniger stark beeinträchtigt werden, würde mit der Bakterienschar Folgendes passieren:

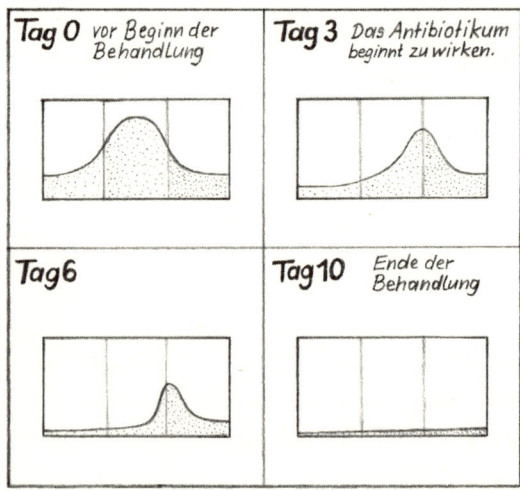

Eigentlich ganz klar: die resistenteren Zellen (also die mit mehr Transportern) überleben sehr viel länger als die hochsensitiven Bakterien, die schon nach kurzer Zeit den Geist aufgeben. Aber zum Schluss sind doch alle Bakterien weg, wo liegt also das Problem? Nun, das Problem tritt immer dann zutage, wenn eben *nicht* alle Bakterien erwischt werden, weil Sie sich vielleicht schon nach ein paar Tagen wieder fit fühlen und keine Halsschmerzen mehr haben, sodass Sie beschließen, nun kein Antibiotikum mehr zu nehmen. Dann geschieht nämlich das:

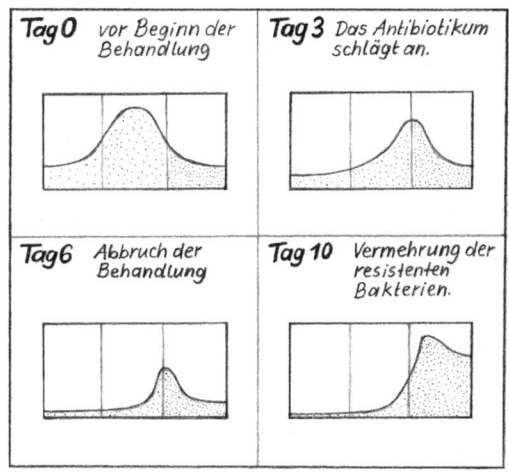

Die Keime, die nach sechs Tagen noch am Leben sind, das sind die mit den vielen Transportern. Da die Anzahl der Transporter genetisch festgelegt ist, werden die resistenten überlebenden Zellen diese Eigenschaft auch an ihre Nachkommen weitergeben, wenn sie sich nun wieder zu vermehren beginnen. Das Resultat: Sie haben plötzlich fast nur noch resistente Bakterien auf Ihren Mandeln. Diesen Vorgang bezeichnet man als Selektion, und der ist zumindest teilweise für den Ärger mit den Antibiotikaresistenzen verantwortlich. Immer wenn zu wenig oder das falsche Antibiotikum verabreicht wird, werden sich die resistenteren Keime übermäßig stark vermehren, weil sie keine so große Konkurrenz mehr haben. Genau das ist in den vergangenen Jahrzehnten leider regelmäßig passiert, sodass wir nun überall mehr oder weniger viele antibiotikaresistente Bakterien finden.

Die »klassischen« Krankenhauskeime

Inzwischen lassen Sie sich ja nicht mehr so leicht verunsichern, sodass Sie wissen, dass die bloße Anwesenheit eines resistenten Erregers noch keine Katastrophe ist, denn damit es zu einer Infektion kommt, müssen noch andere Bedingungen erfüllt sein: Es muss einen Infektionsweg geben, den Kontakt mit einer genügend großen Anzahl dieser Keime und vielleicht ein geschwächtes Immunsystem. Tragisch ist, dass die meisten dieser Bedingungen im Krankenhaus gerade bei schwer kranken Patienten erfüllt sind.

Vermutlich wird Ihnen als Erstes der schon erwähnte MRSA, also ein *Methicillin-resistenter Staphylococcus aureus* einfallen, wenn es um Antibiotikaresistenzen geht. Mittlerweile gibt es aber noch zahlreiche andere Bakterien, die der Fachwelt mitunter sogar noch größere Sorgen machen. Dazu gehören vor allem Gram-negative Bakterien, die inzwischen schon gegen drei oder vier Klassen von Antibiotika resistent geworden sind. Die Herausforderung bei allen diesen Erregern ist, dass man deren Quelle nicht wirklich austrocknen kann. So wie sich *Staphylococcus aureus* als blinder Passagier und Teil der Hautflora von Patienten und vom Pflegepersonal in die Klinik schmuggeln lässt, so sind die Gram-negativen

Keime als Teil der Darmflora jedes Menschen sozusagen immer dabei. Andere resistente Bakterien – aber nicht nur die – sind als Umweltkeime gewissermaßen überall.

Das wäre dann ein gutes Stichwort, um auf die nosokomialen Infektionen einzugehen, die *nichts* mit Antibiotikaresistenzen zu tun haben. Sehr stark immungeschwächte Patienten haben das große Problem, dass sie durch Mikroorganismen infiziert werden können, die von einem normalen Immunsystem mühelos in Schach gehalten werden. Besonders gefürchtet sind Pilzinfektionen, die sich generell nicht mit Antibiotika behandeln lassen, denn die wirken nur gegen Bakterien. Wir sprechen hier entweder wiederum von Pilzen, die wir häufig natürlicherweise mit uns herumschleppen (wie etwa *Candida albicans*), oder eben von solchen Pilzarten, die immer und überall zu finden sind, womit wir uns ein paar alte Bekannte ins Gedächtnis rufen sollten, nämlich die Schimmelpilze. Sie wissen ja: In der Raumluft sind stets Schimmelpilzsporen, die aber bei immungeschwächten Patienten besonders problematisch sind, vor allem, wenn die Sporen so klein sind, dass sie tief in die Lunge dringen können. Wenn das Immunsystem hier nichts macht, können die Pilzsporen das Lungengewebe infiltrieren, was für den befallenen Patienten meist tödlich endet. Glücklicherweise gilt das, um es noch mal ganz deutlich zu sagen, nur für Menschen mit extrem schwachem Immunsystem.

Zusammengefasst bleiben also verschiedene Erkenntnisse, was nosokomiale Infektionen angeht: meist sind Infektionserreger beteiligt, die entweder Teil der natürlichen menschlichen Mikroflora sind, sodass sich der Patient durch Kontakt mit Besuchern, dem Pflegepersonal oder sogar »an sich selbst« infizieren kann; oder es handelt sich um Keime, die überall in der Umwelt vorkommen, weshalb sich ein Zusammentreffen nicht vermeiden lässt. Dann spielen die erschwerten Bedingungen des Krankenhausumfeldes eine Rolle: viele kranke Menschen mit geschwächtem Immunsystem auf engem Raum. Schließlich kommt es ganz dicke, wenn es sich um Mikroorganismen handelt, die sich schlecht therapeutisch in den Griff kriegen lassen, was vor allem bei antibiotikaresistenten Bakterien und generell bei Pilzen der Fall ist.

Das richtige Mittel zur rechten Zeit

Aber kann man denn gar nichts tun? Doch, kann man, und es ist wirklich höchste Zeit für ein paar positive Nachrichten. So konnte laut einer Studie an deutschen Krankenhäusern im Zeitraum zwischen 2011 und 2016 ein Rückgang der nosokomialen Infektionsraten um 25 Prozent verzeichnet werden. Zudem werden in Deutschland Antibiotika inzwischen tendenziell vorsichtiger eingesetzt, und in den Kliniken arbeiten immer mehr Hygienefachkräfte. Damit hätten wir wieder einen wunderbaren Bogen zur segensreichen Erfindung der Hygiene und gleichsam zur Geschichte von Dr. Semmelweis am Anfang des Kapitels geschlagen. Denn Hygiene ist in der Tat die schärfste Waffe, um den gordischen Knoten der nosokomialen Infektionen zu zerschlagen. Ziemlich plump könnte man sagen: jeden Keim, den man durch hygienische Maßnahmen unschädlich gemacht hat, braucht man später nicht mehr mit Antibiotika zu bekämpfen. Zugegeben, das ist sehr stark vereinfacht, stimmt aber dennoch, denn Hygiene bedeutet schließlich, Infektionskrankheiten zu verhindern, bevor sie entstehen. Allerdings, was so simpel klingt, stellt im Alltag nicht selten eine Herausforderung dar.

Nehmen wir das Beispiel der MRSA-Infektionen. Um eine Übertragung zu vermeiden, wäre es sicher das Beste, Personen, die symptomlose Träger von MRSA sind, gar nicht erst ins Krankenhaus zu lassen. Bei den Patienten könnte man sich das noch vorstellen, obwohl das bedeutet, dass man jemanden, nachdem er ins Krankenhaus eingeliefert wurde, zunächst einmal auf MRSA untersucht – und so lange isoliert: machbar, aber leider sehr teuer. Beim Pflegepersonal gibt es eine andere Problematik, denn hier müsste man gegebenenfalls völlig gesunde Pflegekräfte für einige Zeit in Zwangsurlaub schicken, damit die Erreger zu Hause ausgerottet werden können. Eine ziemlich heikle Geschichte, wenn man bedenkt, wie chronisch unterbesetzt die Stationen in den Kliniken sind. Und schließlich kann man ja nicht jeden Besucher des Krankenhauses vorher auf MRSA testen, und Besuche komplett zu untersagen wäre sicher auch keine Lösung.

Daher geht man vielfach lieber den Weg konsequenter Hygiene, was in diesem Fall vor allem heißt: Händehygiene. Überall im Eingangsbereich von Krankenhäusern und Pflegeheimen stehen Desinfektionsmittelspender für die Besucher, und auch im Eingangsbereich jedes Patientenzimmers sollte so ein Spender hängen. In diesem Zusammenhang ist natürlich auch Aufklärung notwendig, denn die Besucher müssen wissen, dass sie Patienten potenziell gefährden können; und auch dem einen oder anderen Krankenpfleger muss man vielleicht sagen, dass die Handdesinfektion nicht nur dazu gut ist, sich vor dem Patienten zu schützen, sondern auch dazu dient, den Patienten vor den Keimen auf der Hand des Pflegers zu schützen – die Geschichte vom alten Semmelweis eben.

Ob auch eine Desinfektion aller Oberflächen im Krankenhaus notwendig ist, hängt davon ab, in welcher Weise diese Oberflächen dazu beitragen können, Infektionserreger zu übertragen, weshalb Fachleute immer noch diskutieren, welche Maßnahmen genau sinnvoll sein könnten. Tatsächlich erscheint es logisch, dass das Wissen um ein vernünftiges Verhalten seitens aller Beteiligten möglicherweise mehr bringt als ein Übermaß an Desinfektionsmitteln. Aber das ist mit der Hygiene eben wie mit vielen anderen Sachen: man muss das Richtige zur richtigen Zeit an der richtigen Stelle tun. Neben hygienischen Maßnahmen gibt es noch einen ganzen Katalog anderer Punkte, die helfen sollen, nosokomiale Infektionen zu reduzieren. Allem voran gilt ein vernünftiger Umgang mit Antibiotika als wichtigstes Mittel im Kampf gegen Resistenzen. Allerdings reicht es vermutlich nicht aus, die Antibiotikaverordnungen im medizinischen Bereich einzuschränken, denn auch in der Tierzucht werden Massen dieser Substanzen eingesetzt. Und zwar die gleichen, die man in der Humanmedizin verwendet! Niemand kann derzeit wirklich abschätzen, wie groß die Problematik ist, aber eins ist sicher: Wenn wir es nicht schaffen, bakterielle Infektionen auch in Zukunft mit Antibiotika zu bekämpfen, drohen wir ins 19. Jahrhundert zurückzufallen. Bloß gut, dass wir inzwischen Ignaz Semmelweis und seinen Vorschlägen zur Hygiene mehr Respekt zollen. Wer weiß, vielleicht ist das bald wieder überlebenswichtig ...

12
DAS WG-EXPERIMENT, ODER: SIND WIR ZU SAUBER?

Habe ich Ihnen schon von meiner Männer-WG erzählt? Nein? Dann muss ich das gleich nachholen, denn es ist eine wunderbare Überleitung zum nun folgenden Kapitel. Einerseits, um die dunklen Gedanken zu verjagen, die sich durch das Horrorszenario eines postantibiotischen Zeitalters möglicherweise ein wenig breitgemacht haben, hauptsächlich aber, um die Frage zu diskutieren, wie viel Sauberkeit denn nun wirklich notwendig ist. Und dazu diente meine WG gewissermaßen als Feldversuch.

Wie schon bei der Geschichte um das Wäschebleichen auf den Wupperwiesen erwähnt, komme ich aus Wuppertal und wohne dort heute noch, mit meiner Familie. Was man Ihnen auch immer über Wuppertal erzählt: es ist deutlich besser als sein Ruf! Sollten Sie sich selbst ein Bild machen wollen, ist es allerdings ratsam, dies nicht nur bei einer Bahnfahrt auf der Durchreise zu tun, denn das ist nun wirklich nicht die Schokoladenseite meiner Heimatstadt. Aber wenn Sie erst einmal in die Schwebebahn umgestiegen sind und dann durch die Gründerzeitviertel, den Zoo oder den Skulpturenpark spaziert sind, werden Sie gar nicht mehr wegwollen. Sicher gibt es auch hässliche Ecken, aber die gibt es in Berlin, Hamburg und Münster auch. Aber Sie wollten ja wissen, was es mit meiner WG auf sich hat.

Das ist schnell erzählt und hat damit zu tun, dass ich nicht in Wuppertal arbeite, sondern in Kleve, wo es fast genauso schön ist. Die Hochschule Rhein-Waal hat wirklich einen traumhaften Campus, der auf wundervolle Weise einige denkmalgeschützte Bauwerke des alten Klever Hafens mit der modernen Hochschularchitektur verbindet. Kommen Sie doch einfach mal vorbei – natürlich erst, nachdem Sie in Wuppertal Schwebebahn gefahren sind. Das Problem ist, dass zwischen Wuppertal und Kleve 135 Autobahn-Kilometer liegen, was für eine tägliche Fahrt zur Arbeit einfach zu weit ist. Also wohne ich unter der Woche ein paar Tage gemeinsam mit zwei Kollegen in einer Wohngemeinschaft. Diese Männer-WG unterscheidet sich in einigen Punkten von jenen WGs, die man typischerweise zu Studentenzeiten hat – wilde Partys bis in die Puppen sind in fortgeschrittenem Alter nicht mehr ganz so reizvoll wie mit Anfang zwanzig (vor allem aus der Perspektive des folgenden Morgens betrachtet). Einiges stimmt aber noch, zum Beispiel, dass man wertvolle Erfahrungen in einer WG macht; ich kann jetzt endlich eine Bierflasche mit einem Feuerzeug öffnen! Da ich meine Mitbewohner zum Stillschweigen verpflichtet habe und daher keiner das Gegenteil behaupten kann, würde ich mich vielleicht noch zu der Aussage hinreißen lassen, dass wir (wie jede normale WG) einen moderaten Alkoholkonsum pflegen, meist in Form von schottischen Gerstendestillaten, und auch in einzelnen anderen Aspekten durchaus übliche Klischees bedienen. Da es hier aber vor allem um Sauberkeit und Hygiene gehen soll, konzentriere ich mich aufs Wesentliche, auf den Klassiker schlechthin in Wohngemeinschaften: auf das Putzen!

Wie sich das gehört, gibt es bei uns natürlich eine Aufteilung der Verantwortlichkeiten. Da wir den Luxus zweier Badezimmer genießen, sieht diese folgendermaßen aus: Jeder putzt sein Zimmer; alle zusammen sind fürs Wohnzimmer und den Flur zuständig. Zudem habe ich die Küche in Ordnung zu halten, dafür reinigen meine Mitbewohner je ein Bad. Trotz dieses ausgeklügelten Gesamtkonzepts kann man davon ausgehen, dass in unserer WG weniger oft und gründlich geputzt wird als bei unseren Familien daheim. Das erklärt sich einerseits durch unsere insgesamt seltenere Anwesenheit in Kleve und möglicherweise auch durch die Tatsache, dass unsere Kinder daheim für den einen oder anderen Fleck sorgen, während wir natürlich peinlich darauf achten, dass kein Tropfen Whisky verschüttet wird. Andererseits dürften wir aber auch in gewisser Weise das Vorurteil bedienen, dass die Schmutzwahrnehmung im Laufe der Evolution eine geschlechterspezifisch unterschiedlich starke Ausprägung erfahren hat. Um politisch korrekt zu bleiben: Eine Übersetzung des letzten Satzes mit: »Männer sind eben schlampiger« ist keinesfalls zutreffend – obwohl ich eine gewisse Übereinstimmung mit der Aussage in meinem Fall nicht leugnen kann.

Es geht mir aber auch um etwas ganz anderes: Gewissermaßen stellt unser WG-Leben nämlich einen heldenhaften Selbstversuch dar, um die Hypothese zu prüfen, ob wir Deutschen vielleicht generell eher zu sauber sind. Eine Diskussion über diese Frage führe ich übrigens regelmäßig, wenn ich einen Vortrag über Hygiene im Haushalt, über Desinfektionsmittel oder Keimbekämpfungsmaßnahmen halte. Typische Beiträge sind dann:

»Zu viel Hygiene macht uns krank!«

»Ein Haushalt darf nicht steril sein.«

»Übertriebene Sauberkeit führt zu Allergien.«

»Ein bisschen Dreck hat noch keinem geschadet und stärkt das Immunsystem.«

Den letzten Satz habe ich übrigens schon in abgewandelter Form von meiner Oma gehört, die gerne mal behauptet hat, Dreck reinige den Magen. Immerhin ist sie wie erwähnt mit dieser Einstellung über neunzig geworden, wobei das kein wissenschaftlicher Beweis für die Richtigkeit dieser Behauptung ist.

Die Hygiene-Hypothese

Um zu verstehen, was dran ist an der Angst, wir seien zu sauber, sollten wir also ganz logisch an das Thema herangehen: Angefangen hat alles mit einem Artikel des britischen Wissenschaftlers David Strachan, der im Jahr 1989 eine sehr interessante Studie veröffentlicht hat. In der untersuchte er einen Zusammenhang zwischen der Häufigkeit von Heuschnupfen und dem – wie er es nannte – unhygienischen Umgang mit älteren Geschwistern. Sein Fazit war in etwa so: Als jüngeres Kind einer Familie ist man besser gegen Allergien geschützt, da man im Kontakt mit seinen älteren Geschwistern auf Keime trifft, die das eigene Immunsystem trainieren. Aus dieser Idee leitete sich im Laufe der Zeit die vereinfachte Sichtweise ab, dass ein zu hohes Maß an Hygiene die Ausbildung von Allergien fördere, weil eben dieses Immuntraining fehle.

Tatsächlich gibt es weitere Hinweise darauf, dass das Auftreten von allergischen Erkrankungen offenbar mit unserem modernen Lebensstil assoziiert ist. Den Zusammenhang mit Rohmilchkonsum hatten wir ja bereits, und auch andere Studien deuten darauf hin, dass ein Kontakt mit Mikroorganismen ein wichtiger Baustein bei der Entwicklung unseres Immunsystems ist. Aber ist es nicht etwas zu simpel, zu schlussfolgern: Wenn ich weniger putze, bekomme ich weniger Allergien? Leider ja, wenn Sie mich fragen, obwohl der Gedanke verlockend ist, durch Faulheit auch noch etwas für seine Gesundheit zu tun. Meiner Meinung nach ist das ohnehin einer der Hauptgründe für die Beliebtheit dieser sogenannten »Hygiene-Hypothese« – wo sonst bekommt man Argumente dafür, es mit dem Staubsaugen und Putzen nicht zu übertreiben, so auf dem Silbertablett serviert? Nichtsdestotrotz bleibt die Frage offen, wie man nun mit diesem Dilemma umgeht. Dazu sehen wir uns am besten mal ein paar Fakten an:

1. *Infektionen im Kindesalter schützen vor Allergien.* Das konnte durch einige Studien gezeigt werden, allerdings gibt es auch Untersuchungen, die belegen, dass das nicht immer stimmt. Wenn Kinder etwa frühzeitig in eine Tagesstätte kommen, haben sie zwar vermehrt Infekte der Atemwege, später aber dennoch nicht seltener allergisches Asthma.
2. *Bauernhofkinder bekommen seltener Heuschnupfen.* Das ist im Prinzip richtig, aber auch hier ist die Sache nicht so einfach. Zunächst einmal scheint dieser Effekt nicht allein darauf zu beruhen, dass Bauernhofkinder Rohmilch trinken oder mehr im Dreck spielen – was den Bezug zu einem verstärkten Kontakt zu Mikroorganismen herstellen würde. Vielmehr gibt es Hinweise darauf, dass auch das Zusammensein mit Stallvieh eine schützende Wirkung hat: über bestimmte Kohlenhydrate, die zum Beispiel auf den Hautzellen von Bauernhoftieren vorkommen und die das Immunsystem anscheinend zum Training nutzt. Spannend in dem Zusammenhang sind Ergebnisse einer amerikanischen Studie, die Kinder aus Familien der Amischen und der Hutterer auf ihre Allergierate untersucht hat. Die Mitglieder dieser beiden Religionsgemeinschaften leben stark abgeschirmt und weisen eine ziemlich einheitliche genetische Struktur auf. Während die Amischen aber eine Form der Landwirtschaft wie im 18. Jahrhundert betreiben, sind die Hutterer dem Fortschritt durchaus zugetan – mit dem Ergebnis, dass die Hutterer-Kinder vier- bis sechsmal häufiger an Allergien leiden als die der Amischen. Da der Lebensstil beider Gruppen ansonsten sehr ähnlich ist, führen die Autoren dieser Studie das Ergebnis auf den unterschiedlichen Gehalt an Zellwandbestandteilen von Gram-negativen Bakterien im Hausstaub zurück, was durch die andere Art der Tierhaltung zu erklären ist. Vieles weist also darauf hin, dass der Kontakt mit Hof*tieren* schützt, nicht (nur) der mit Hof*bakterien*.

3. *Wurminfektionen als Heilmittel?* Das ist jetzt ein bisschen eklig, aber trotzdem so wichtig, dass wir uns das mal ansehen sollten. Wurmerkrankungen scheinen nämlich nicht nur negative Aspekte zu haben. So konnte gezeigt werden, dass bestimmte Wurminfektionen offenbar gegen Asthma schützen, und andere Forschungsergebnisse deuten sogar darauf hin, dass Autoimmunerkrankungen wie Multiple Sklerose mit Würmern behandelt werden könnten. Klingt ziemlich abgefahren, ist aber bei näherer Betrachtung gar nicht so unlogisch, wenn man bedenkt, dass Allergien oder Autoimmunkrankheiten letztlich so etwas sind wie eine Fehl- oder Überreaktion des Immunsystems.

Das führt uns zu der interessanten Idee eines britischen Wissenschaftlers namens Graham Rook, der die landläufige Vorstellung der Hygiene-Hypothese – Allergien entstehen durch übertriebene Hygiene – aufgrund zahlreicher weiterer Erkenntnisse ein wenig zurechtgerückt hat: Zu seiner »alte-Freunde-Hypothese«, die nicht wirklich selbsterklärend ist, will ich meinen erläuternden Senf dazugeben: Unter »alten Freunden« müssen wir laut Rook Infektionserreger verstehen, die früher fast jeden Menschen geplagt haben. Auch viele relativ harmlose Mikroorganismen, denen wir in früheren Zeiten ebenfalls regelmäßig begegnet sind, gehören zu diesen Kumpels, etwa durch das Nutzvieh verbreitete Keime. Nicht zu vergessen die Bakterien, die sich in der Rohmilch finden, aber auch und vor allem Würmer, die tatsächlich früher als Krankheitserreger weit verbreitet waren. Mit »früher« ist hier übrigens jene gute, alte Zeit gemeint, in der es noch kein Wissen über hygienische Maßnahmen wie Händewaschen gab und selbstverständlich auch keine Antibiotika.

Rook postuliert nun, dass diese Erreger im Laufe der menschlichen Evolution als jene Sparringspartner auserwählt wurden, an denen unser Immunsystem quasi für den Ernstfall trainiert hat. Die »alten Freunde« sollten dafür idealerweise die Eigenschaft haben, uns nicht gleich durch die von ihnen ausgelösten Infektionen umzubringen; denn dann hätte das ganze Training ja ebenso viel Nutzen wie ein K. o. nach zwei Sekunden im Übungsboxkampf, nämlich keinen.

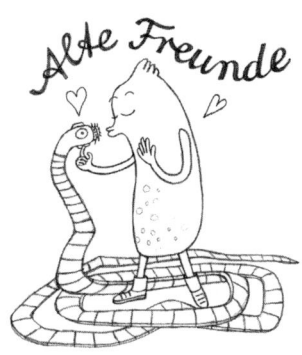

Klingt doch eigentlich ganz vernünftig, denn das erklärt auch, warum das System heute nicht mehr funktioniert: Kleine Kinder haben eben kaum noch Würmer, und der Kontakt mit Nutzvieh und Rohmilch beschränkt sich auf den Bauernhof.

Und was nun? Sollen wir unseren Säuglingen jetzt wieder Rohmilch zu trinken geben? Die Gören jeden Sommertag zum Waldbeerenessen direkt vom Strauch in den dunklen Forst schicken, in der Hoffnung, dass sie dabei recht viele Fuchsbandwürmer zu sich nehmen mögen? Und ihnen ein echtes Kälbchen zum Kuscheln ins Kinderbett legen? Keine wirklich gute Idee, denn abgesehen vom Gestank im Kinderzimmer (wobei ich mir denken könnte, dass sich das Kälbchen daran schnell gewöhnt), hat diese Strategie noch einen Haken. Ich hatte oben erwähnt, dass uns die »alten Freunde« *idealerweise* nicht umbringen, aber wie das halt so ist: ein bisschen Schwund ist immer, und so kann man sich durch den Rohmilchkonsum eben auch eine lebensgefährliche Tuberkulose zuziehen. Und so eine Wurmerkrankung ist mitunter auch keine Lappalie.

Die Antwort auf »was nun?« lautet also: Vermutlich müssen wir Heuschnupfen und Allergien als Nebenwirkungen unseres modernen Lebensstils akzeptieren, weil dadurch letztlich ein großes Übel durch ein kleineres ersetzt wurde.

Ich weiß, das hilft Eltern mit asthmageplagten Kindern nicht wirklich, aber was, wenn genau diese Kinder das »Immuntraining« früherer Zeiten nicht überlebt hätten?

Es gibt im Übrigen noch eine weitere ergänzende Hypothese, wie der fehlende Kontakt zu Mikroorganismen die Bildung von Allergien begünstigen könnte. Diese Hypothese behauptet, dass eine generelle Verarmung an Mikroorganismen verantwortlich dafür ist, dass unser Immunsystem immer häufiger allergisch reagiert. Mit anderen Worten: Es kommt nicht (unbedingt) darauf an, die richtigen Mikroorganismen für das Training zu Gesicht zu bekommen, sondern es sollten möglichst viele verschiedene sein.

Auch das passt ganz gut zu den Phänomenen, die mit unserer heutigen Lebensweise zusammenhängen und ermöglicht außerdem einen vielversprechenden Lösungsansatz: Im Gegensatz zum riskanten Spiel mit den »alten Freunden« könnte man sich nämlich durchaus vorstellen, durch entsprechende Maßnahmen wieder einen ausgedehnteren Kontakt zu unterschiedlichen und diesmal harmlosen Mikroorganismen zu vermitteln, zum Beispiel über die Gabe von Probiotika. Das heißt zwar nicht, dass simpler probiotischer Joghurt hilft, doch immerhin: das wäre denk- und sicher irgendwie machbar. Leider ist der Stand der Wissenschaft zu allen genannten Theorien immer noch sehr lückenhaft, sodass wir uns wohl noch ein wenig werden gedulden müssen, bis der Stein der Weisen gefunden ist.

Zauberformel »gezielte Hygiene«

Wie dem auch sei, wir sollten noch einmal zur Frage zurückkommen, was das alles mit unserem Putzverhalten zu tun hat. Wie kann nach allem, was wir wissen und was die oben erwähnten Theorien sagen, übertriebene Sauberkeit im Haushalt die Entstehung von Allergien fördern? Also, ich weiß nicht, wie es Ihnen geht, aber ich tue mich sehr schwer damit, mir vorzustellen, wie das funktionieren soll. Denn, was ich noch nicht erwähnt habe: das genannte Training des Immunsystems vollzieht sich offenbar überwiegend in den ersten Lebensjahren. Natürlich können wir auch später Allergien entwickeln, aber anscheinend ist die Phase als Säugling und Kleinkind entscheidend. Daher sollte sich das Problem ohnehin erledigt haben, sobald die Kinder in die Schule kommen, was aber nicht heißt, dass Sie dann erst anfangen sollen, zu putzen (oder damit aufhören können). Immerhin haben wir ja seitenweise über mögliche Infektionsgefahren und andere mikrobiologische Schadwirkungen im Haushalt philosophiert, die man ebenfalls berücksichtigen muss.

Demnach ist es wie so oft kein schwarz-weißes Bild, was in Bezug auf Reinigen, Hygiene und Abwendung von Allergie- und Infektionsrisiken zu malen ist, sondern ein recht buntes. Um es nicht zu kompliziert zu machen, könnten Sie sich aber vielleicht an einer Art Ampel orientieren, die die ganze Thematik in nur noch drei Abstufungen unterteilt:

Die Keim-Ampel

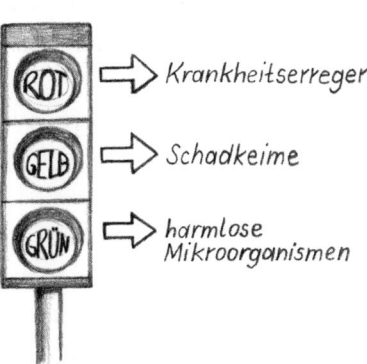

Die Zauberformel dazu heißt: »Gezielte Hygiene«, was nichts anderes bedeutet, als dass man – wie im Krankenhaus – zum richtigen Zeitpunkt und am richtigen Ort das Richtige tun sollte. Für den Haushalt bedeutet das: Wenn es ein Risiko durch »echte« Krankheitserreger gibt, also etwa beim Zubereiten von rohem Geflügelfleisch (vor allem durch Salmonellen und Campylobacter), dann gehört den infektiösen Keimen der Garaus gemacht. Zeigen Sie diesen Mikroorganismen die rote Karte, indem entsprechend verunreinigte Teile in die Spülmaschine wandern. Auch das hatten wir schon: Desinfektion heißt nicht zwangsläufig, die chemische Keule auszupacken; viele haushaltsübliche Verfahren schaffen auch spielend eine Desinfektion, vor allem bei Anwendung entsprechender Temperaturen.

Die gelbe Farbe habe ich bei Schadkeimen gewählt, die uns nicht unbedingt krank machen, aber dennoch stören, indem sie uns vielleicht einfach stinken. Natürlich müssen Sie nicht mit üblen Gerüchen in der Wäsche herumlaufen, nur weil die Verursacher Sie zwar kirre, aber nicht krank machen. Dennoch sollte man in diesen Fällen handeln, wenn es wirklich ein Problem gibt – oder durch geeignete Maßnahmen das Problem gar nicht erst zu einem solchen werden lassen. Zur Erinnerung: Ein Waschlauf bei 60 °C mit einem bleichehaltigen Vollwaschmittel sollte Gerüchen vorbeugen.

Grünes Licht bedeutet: Man kann auch mal die Kinder im Dreck spielen lassen. Wenn wir ganz jung sind, müssen wir unser Immunsystem durch den Kontakt mit Mikroorganismen trainieren, so viel steht wohl fest. Damit die Immunabwehr unserer Kinder die Chance auf solche Trainingseinheiten bekommt, ist es sicher gut, dem Nachwuchs nicht ständig mit dem Desinfektionsspray vorwegzulaufen und alle Organismen, die nicht rechtzeitig die Flucht ergreifen können, auf dem zukünftigen Weg des Sprösslings umzubringen. Vorsicht, auch hier lauern Infektionsrisiken, wo wir es vermeintlich gut meinen. Stichwort: Schnuller ablecken und Kariesübertragung. Wenn man sich einmal vernünftig überlegt, was sinnvoll ist und was nicht, ist es aber gar nicht so schwierig. Außerdem hilft es, sich immer mal wieder klarzumachen, was die Generationen vor uns so alles überlebt haben, in hygienischer Hinsicht, meine ich. Und erstaunlicherweise ist die Menschheit trotzdem noch nicht ausgestorben.

Ungeachtet dessen ist es sicher gut, wenn wir weitere wissenschaftliche Erkenntnisse über unser Zusammenspiel mit Mikroorganismen erlangen. Und damit wäre ich zurück bei meiner WG, in der wir nun schon seit einiger Zeit einen Langzeitversuch durchführen, der zeigen soll, ob weniger Putzen vielleicht auch nützlich sein kann. Ehrlich gesagt, habe ich leider noch keinen Unterschied bemerkt, denn Heuschnupfen habe ich auch in Kleve. Auf jeden Fall ist es ziemlich entspannend, den Tag statt mit einer konzertierten Reinigungsaktion bei einem gemeinsamen Gläschen zu verbringen. Und wer weiß: Vielleicht ist es ja die von innen desinfizierende Wirkung des Alkohols, die hier ihre medizinische Wirkung offenbart? Diese Idee muss ich unbedingt mit meinen Mitbewohnern besprechen, da sollten wir mal die Forschungen intensivieren ...

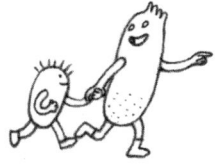

DER KEIM-KNIGGE:

Sechs goldene Regeln im Umgang mit Mikroorganismen

Das Ende ist nah! Nein, natürlich nicht, weil wir alle doch in Zukunft durch eine unheilbare Infektionskrankheit dahingerafft werden, sondern weil wir schlicht und ergreifend am Schluss des Buches angekommen sind. Allerdings nur fast, denn obwohl es wirklich eine Freude war, Sie auf den vergangenen Seiten durch mein Haus und durch unseren mikrobiologisch beeinflussten Alltag zu begleiten, waren es vielleicht an der einen oder anderen Stelle ein bisschen viel Informationen auf einmal. Daher würde ich jetzt sozusagen zum krönenden Abschluss noch einmal das Wichtigste kurz und knackig zusammenfassen, hier durchaus im wörtlichen Sinne als »Take Home Message«.

1. Mikroorganismen entstehen nicht aus dem Nichts

Mikroben, also Pilze, Bakterien und Viren, sind so klein, dass man sie in der Regel nicht mit bloßem Auge erkennen kann. Das ist der Grund dafür, dass erst vor etwa 150 Jahren überhaupt jemand auf die Idee gekommen ist, dass viele Krankheiten durch Mikroorganismen verursacht werden. Dieser Jemand war Robert Koch, der gemeinsam mit Louis Pasteur gewissermaßen als die »Blues Brothers« der Mikrobiologie in die Geschichte eingehen sollte. Pasteur verdanken wir die Einsicht, dass es keine Urzeugung gibt und demnach auch Keime nicht »einfach so« entstehen. Das hat den unschätzbaren Vorteil, dass man eine Ursache für eine mikrobielle Kontamination finden und gegebenenfalls beseitigen kann. Dummerweise gibt es aber Mikroorganismen, die quasi überall vorkommen, sei es in Pfützen, im Boden oder in der Luft. Diese Quellen »auszutrocknen« ist schwierig bis unmöglich, jedoch hilft die Erkenntnis, dass bestimmte Keime sozusagen immer da sind, trotzdem weiter. Denn das bedeutet, dass wir eigentlich ständig in Kontakt zu Mikroorganismen kommen, ohne immerfort krank zu werden. Dass Bakterien, Pilze und Viren um uns herum sind, ist normal, und unser Immunsystem kümmert sich in der ganz überwiegenden Zahl der Fälle darum. Vorsicht ist vor allem dann geboten, wenn wir in kurzer Zeit mit einer großen Zahl von mikrobiellen Zellen in Berührung kommen, etwa beim Umgang mit kranken Familienmitgliedern, zur Grippezeit in der Straßenbahn oder auch bei der Zubereitung von Hühnchenfleisch. Dann kann es notwendig sein, sich zu schützen, beziehungsweise die Quellen der potenziellen Infektionserreger zu meiden. Hier hilft auch das Wissen um die Infektionswege: »AIDS bekommt man nicht vom Küssen«, hieß es in einer Aufklärungskampagne in den späten 1980er-Jahren. Oder anders gesagt: Die Ansteckung bei sexuell übertragbaren Infektionen erfolgt auf anderen Wegen als bei einer Tröpfcheninfektion. Sicher gibt es auch Grenzfälle, aber als Anhaltspunkt hilft das schon mal weiter.

Und noch etwas steckt in der Erkenntnis, dass Mikroorganismen nicht »aus dem Nichts« entstehen: Wenn etwas steril ist, also frei von vermehrungsfähigen Keimen, dann bleibt es auch steril, solange man einen Eintrag von Mikroorganismen verhindern kann. Aber: die meisten Hygienemaßnahmen sind keine Sterilisation, sondern allenfalls eine Desinfektion, also eine Reduktion der Mikroorganismen auf ein (hoffentlich) ungefährliches Maß. So etwas hält nicht ewig, denn die restlichen verbliebenen Pilze und Bakterien könnten sich wieder vermehren.

2. Hände waschen: die wichtigste Hygienemaßnahme

Hinter diesem banalen Hinweis steckt mehr als auf den ersten Blick ersichtlich. Bei vielen Übertragungswegen benötigen die Keime nämlich ein zusätzliches Transportmittel; vor allem, um sich von ihrem Ursprung weiter auszubreiten. Dieser Transport erfolgt sehr, sehr häufig über die Hände. Das liegt natürlich daran, dass die Hände unser wichtigstes Werkzeug sind und daher eine zentrale Rolle auch bei der Verbreitung von Keimen spielen. Und das nicht nur bei Schmierinfektionen: Selbst eine Tröpfcheninfektion können Sie sich prima »per Handschlag« holen, indem Ihnen Ihr Chef herzlich die Hand schüttelt, um Ihnen etwa ein frohes neues Jahr zu wünschen – natürlich erst, nachdem er sich ebenso herzlich in die Hand genießt hat, dauererkältet, wie er ist. Wenn Sie sich nach dieser ungewohnt freundlichen Geste Ihres Vorgesetzten ungläubig die Augen reiben, haben Sie seine Erkältungsviren bereits in Ihre Schleimhäute eingerubbelt, und weiter geht es mit der Erkältungswelle. Hände waschen hätte hier geholfen, die Viren von den Händen zu entfernen. Bitte aber nicht direkt nach dem Händedruck des Chefs aufs Klo laufen, vielleicht noch mit dem Ruf: »Obacht, jetzt aber erst mal schnell die Hände gewaschen!«; das könnte karriereschädigend sein. Selbst fäkal-orale Infektionen benötigen nicht selten die Hände als Zwischenstation, sozusagen »von der Hand in den Mund«.

Man sollte aber nicht unerwähnt lassen, dass nicht gegen alle Mikroorganismen Händewaschen alleine genügt – Noroviren sind so ein Beispiel. Aber gegen die meisten wirkt es richtig gut und schaden tut es ohnehin nichts. Alkoholische Händedesinfektionsmittel sind dabei in der Regel gar nicht notwendig. Nur in besonderen Situationen, wie etwa beim Besuch im Krankenhaus, ist diese Portion »extra Hygiene« angeraten.

3. Problematische und unproblematische Lebensmittel

Eine der angenehmsten Arten, sich eine Infektionskrankheit zuzulegen, ist über das Essen. Nein, Spaß beiseite: Wenn man die Noroviren mal außen vor lässt, sind Lebensmittel schlichtweg die wichtigsten Quellen für Infektionserreger. Allen voran die Gattungen *Campylobacter* und *Salmonella*. Womit wir auch schon das kritischste Lebensmittel im Zusammenhang mit Infektionen identifiziert hätten: Geflügelfleisch!

Wenn man die Betrachtung ein wenig ausdehnt, landet man insgesamt bei den rohen Lebensmitteln tierischer Herkunft, was vor allem noch Rohmilchprodukte und rohe Eier einschließt. Die meisten Probleme beim Fleisch und den Eiern lassen sich durch ausreichendes Erhitzen einigermaßen in den Griff bekommen, wobei man nicht meinen muss, nur dadurch, dass man das Ei in die Pfanne haut, sei es schon genug durcherhitzt. Wer sein Eigelb flüssig mag, verzehrt mikrobiologisch gesehen ein rohes Produkt. Andererseits kann es durchaus sein, dass ein Lammkotelett von noch zartrosa Färbung bereits eine ordentliche Temperatur erreicht hat; also im Zweifel nachprüfen, zum Beispiel mit einem Bratenthermometer.

Glücklicherweise sind in Deutschland die Lebensmittel heutzutage so gut kontrolliert, dass das Risiko für Gesunde kalkulierbar ist – sofern man die Hinweise auf den Verpackungen genau beachtet. Hier sollte man nur wegen möglicher Kreuzkontaminationen aufpassen; also nicht den Salat auf dem gleichen Brettchen schneiden wie vorher das Huhn. Ein wenig mehr Vorsicht ist bei YOPIs geboten, weil trotz aller Qualitätskontrollen ein Restrisiko bleibt. Für Schwangere, sehr alte und sehr junge Menschen sowie für immungeschwächte Personen gilt: Finger weg von Rohmilchprodukten und nicht durchgegartem Fleisch, vor allem vom Schwein und vom Federvieh. Vielleicht war es daher ganz gut, dass Max und Moritz der alten Witwe Bolte die Hühnchen stibitzt haben, weil das Ganze nur ein Akt der mikrobiologischen Fürsorge war? Wir werden es nie erfahren ...

4. Wasser weg - Keime weg

Mikroorganismen leben nicht allein von Luft und Liebe, aber fast. Es gibt Bakterien, die in destilliertem Wasser existieren können, und auch sonst kennen wir kaum einen extremen Lebensraum, den Mikroben nicht besiedelt haben. Sehr heiß, sehr kalt, sehr salzig: kein Problem. Für die meisten Keime, die uns Schwierigkeiten machen, ist aber Wasser der limitierende Faktor, was bedeutet: Wenn Sie die Burschen loswerden wollen, müssen Sie ihnen den Hahn abdrehen. Das ist nichts Neues, denn die schier endlose Haltbarkeit von Honig und Marmelade, aber auch von Knäckebrot, Trockenobst und Pökelfleisch beruht auf diesem Prinzip. Nun sollen Sie sich natürlich nicht nur von Dörrobst ernähren, aber wenn Sie ein Schimmelproblem im Haus haben, haben Sie ziemlich sicher auch ein Feuchtigkeitsproblem. Das ist gut zu wissen, denn die Nässe muss man ohnehin beseitigen und entzieht damit auch dem Schimmelpilz die Grundlage. Nicht immer liegt dem ein Baumangel zugrunde, denn auch ständig feuchte Fugen im Badezimmer sind ein herrliches Biotop für Schimmelpilze. Also raus mit Lappen und Abzieher und ein paar Kniebeugen nach der Dusche gemacht. Aber nicht zu sehr verausgaben, sonst können Sie hinterher gleich wieder duschen.

5. Welche Mittel sinnvoll sind – und welche nicht

Manchmal muss es den Keimen einfach an den Kragen gehen, denn wenn die Biester sich in der Waschmaschine eingenistet haben und die Wäsche zum Himmel stinkt, hilft auch das frühlingsfrischeste »Nicht-nur-sauber-sondern-rein-denn-da-weiß-man-was-man-hat-Waschmittel« nicht mehr weiter. Gut, dass Sie nun nicht mehr das Regal mit den Spezialprodukten im Supermarkt leerkaufen müssen, denn Sie wissen ja jetzt, dass es andere Möglichkeiten gibt, Mikroorganismen den Garaus zu machen. Eigentlich schon unter die Regel »Wasser weg – Keime weg« gehört der Tipp, die Schublade der Einspülkammer und das Bullauge der Waschmaschine nach der Wäsche offen zu lassen (das gilt analog auch für die Tür des Geschirrspülers oder für den Wassertank der sündhaft teuren Kaffeemaschine) und die Keime auszutrocknen. Vom Kampf gegen den Zahnbelag wissen wir eigentlich alle: auch Schrubben entfernt Keime, funktioniert aber leider nicht überall in Waschmaschine, Kaffeevollautomat und Co. Was Oma noch wusste, als sie Opas Schlüpfer einer Kochwäsche unterzogen hat: einfach mal Dampf machen, sprich auch mal bei höheren Temperaturen waschen, hilft ebenfalls. Weil das Aufheizen ordentlich Energie frisst, muss man es damit nicht übertreiben, aber hin und wieder empfiehlt sich die Hitzebehandlung, wo es möglich ist, aus hygienischen Gründen einfach.

Das Tolle daran ist: Wir haben bislang noch an keiner Stelle die böse Chemie bemühen müssen, denn bereits mit der Wirkung von Temperatur, Mechanik und ein wenig Zeit lassen sich viele mikrobiologische Probleme lösen. Weil Sie aber inzwischen zu den Experten zählen, wissen Sie: Auch die Chemie gehört in den Sinnerschen Kreis und kann helfen, alles sauber und hygienisch zu bekommen. Und dabei dürfen Sie ruhig zum chemischen Florett greifen und den Säbel stecken lassen: Tenside oder Bleiche auf Sauerstoffbasis sind in Produkten wie pulverförmigen Vollwaschmitteln ohnehin enthalten und wertvolle Waffen im Gefechtseinsatz, ohne große »Ökollateralschäden« zu verursachen. Auch Hausmittel wie Alkohol können helfen, wenn man weiß, worauf man achten muss: Die richtige Einsatzkonzentration und ein Blick auf das »brennbar«-Symbol auf der Flasche seien hier als Hinweise genannt.

Die Chlorbleichlauge kann also getrost im Schrank bleiben und auf die nächste Norovirusinfektion hoffen, zu der sie dann in den heroischen Toiletteneinsatz gerufen wird, als weißer Ritter, sozusagen. Insgesamt gilt: Reinigen ist im Haushalt erst mal das Wichtigste, auch gegen Keime. Wenn Sie dann in den oben genannten Situationen noch die passenden Maßnahmen ergreifen, ist eigentlich alles wunderbar.

6. Lassen Sie sich nicht verrückt machen

Zum Schluss kommt natürlich immer der wichtigste Rat, und der lautet: *Keine Panik!* Dem amerikanischen Theologen Reinhold Niebuhr wird das folgende Zitat zugeschrieben: »Herr, gib mir die Gelassenheit, Dinge hinzunehmen, die ich nicht ändern kann, den Mut, Dinge zu ändern, die ich ändern kann, und die Weisheit, das eine vom anderen zu unterscheiden.«

Auch, wenn dieser Wunsch sicher einer der am schwierigsten zu erfüllenden sein dürfte; in Bezug auf die Fähigkeit zu unterscheiden haben Sie – wenn schon nicht die Weisheit – so doch hoffentlich wertvolle Erkenntnisse gewonnen, um Ihren Alltag mit den vielen Mikroorganismen um Sie herum einigermaßen friedlich zu verbringen.

Wir sind von Bakterien, Pilzen und Viren umgeben, und meist bedeutet das gar nichts Schlimmes! Im Gegenteil, ohne Mikroben würden wir keine Nahrung verdauen können, unsere Haut wäre schutzlos der Umwelt ausgeliefert, und überhaupt würden wir im Abfall und Unrat versinken, weil sich niemand mehr für die Umwandlung und den Abbau organischer Materie zuständig fühlen würde. Sehen wir also gelassen auf die mikrobiologische Welt um uns und in uns und nehmen die Existenz von Mikroorganismen als etwas hin, das wir nicht ändern können und auch nicht ändern sollten. Vor allem wissen wir nun, dass uns nicht allein die bloße Anwesenheit von Krankheitserregern krank macht, sondern dass wir hier vieles selbst steuern können: durch den richtigen Umgang mit Mitmenschen und Lebensmitteln und durch Hygiene als sinnvolle Maßnahme zur Vorbeugung von Infektionen.

Die Menschheit hat trotz und gerade auch wegen ihrer zahlreichen Interaktionen mit Mikroben schon erstaunlich lange überlebt, und ich wage zu behaupten, dass vermutlich nicht die Mikroorganismen schuld sein werden, wenn es mit uns irgendwann doch noch ein böses Ende nehmen sollte. Aber lassen Sie uns nicht mit so düsteren Aussichten auseinandergehen. Mir hat es großen Spaß gemacht, Sie durch die unsichtbare Welt um uns zu begleiten, und wir werden alle mikrobiologischen Herausforderungen schon irgendwie meistern. Damit ist eigentlich alles gesagt; bis auf die wichtigste Erkenntnis überhaupt, die in dem Zitat des großen Louis Pasteur wiedergegeben ist und an die wir stets denken sollten:

»Es sind die Mikroben, die das letzte Wort haben werden.«

DANKSAGUNG

Mit Danksagungen ist es ein bisschen wie mit Infektionen: es ist nicht immer klar, ob es die Richtigen trifft. Ich will es dennoch versuchen und vor allem meiner Frau Sabine und meinen Kindern Cosima und Martin für ihr Verständnis danken, wenn ich mich schreibenderweise dem Familienleben entzogen habe. Ein großes Dankeschön gilt Thomas Schmidt und der ganzen Agentur Landwehr & Cie. für die Begleitung dieses Projektes. Auch dem großartigen Team des Droemer-Knaur-Verlags, allen voran Stefan Ulrich Meyer und Christiane Bernhardt, gebührt ein herzlicher Dank für ihre wunderbare Unterstützung. Weiterhin danke ich Heike Gronemeier für die »Schleifarbeiten« am Manuskript und claire Lenkova für die fantastischen Illustrationen und den stets inspirierenden Austausch. Zuletzt möchte ich noch Britta, Jan, Laura, Marlitt, Nadine und Ralf als denjenigen Mitgliedern meiner Arbeitsgruppe danken, die nicht nur unermüdlich forschend dazu beigetragen haben, dieses Buch mit Inhalt zu füllen, sondern mir auch immer den Rücken freigehalten haben. Und natürlich gilt ein besonderes Dankeschön meinen WG-Genossen, Matthias und Joe, dafür, dass ich ein wenig aus dem Nähkästchen plaudern durfte.